NORA IMLAU & SABINE PFÜTZNER

Babybauchzeit

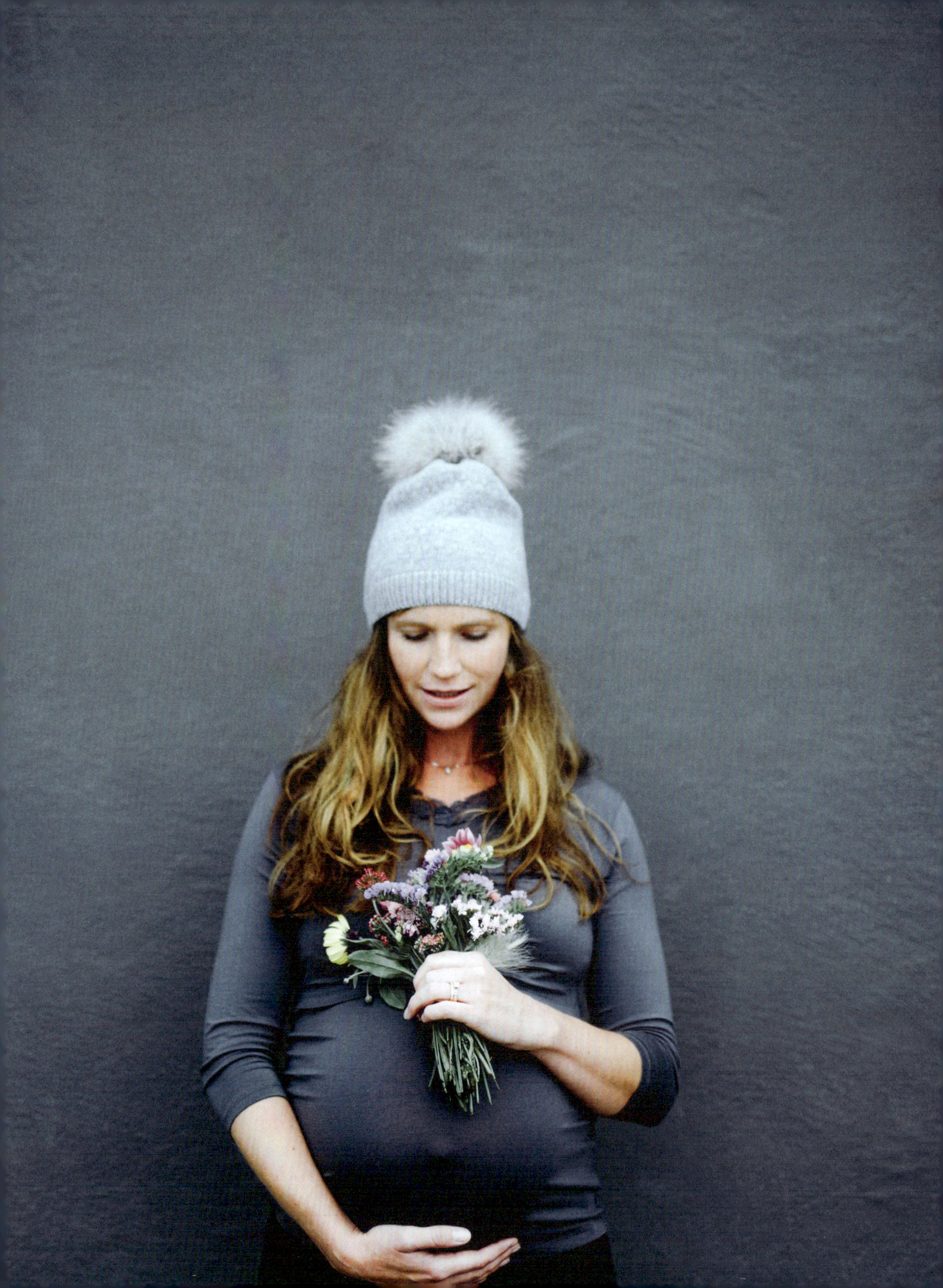

NORA IMLAU & SABINE PFÜTZNER

Babybauchzeit

Geborgen durch die Schwangerschaft
und die Zeit danach

BELTZ

Dieses Buch ist erhältlich als
ISBN 978-3-407-86750-6 Print
ISBN 978-3-407-86754-4 E-Book

MIX
Papier aus verantwortungsvollen Quellen
FSC® C089473

4. Auflage 2024

Illustrationen: Thomas Kappes, gutentag-hamburg.de
Der Verlag dankt den Betreibern der Webseiten www.SpielundLern.de und www.thielchen.net für die Bereitstellung ihrer Produktfotos.
Lektorat: Tarek Münch, Dorothea Bühler
Umschlaggestaltung: www.anjagrimmgestaltung.de (Gestaltung), www.stephanengelke.de (Beratung)
Umschlagabbildung: © Johner Images/Getty Images
Layout und Satz: www.anjagrimmgestaltung.de
Herstellung: Sonja Frank

Druck und Bindung: Beltz Grafische Betriebe, Bad Langensalza
Beltz Grafische Betriebe ist ein klimaneutrales Unternehmen (ID 15985-2104-100).
Printed in Germany

Weitere Informationen zu unseren Autor_innen und Titeln
finden Sie unter: www.beltz.de

Inhalt

Mittendrin: Das zweite Trimester

Endspurt: Das dritte Trimester

Die Geburt

Das Wochenbett

Wissen hilft gegen Angst

Anhang

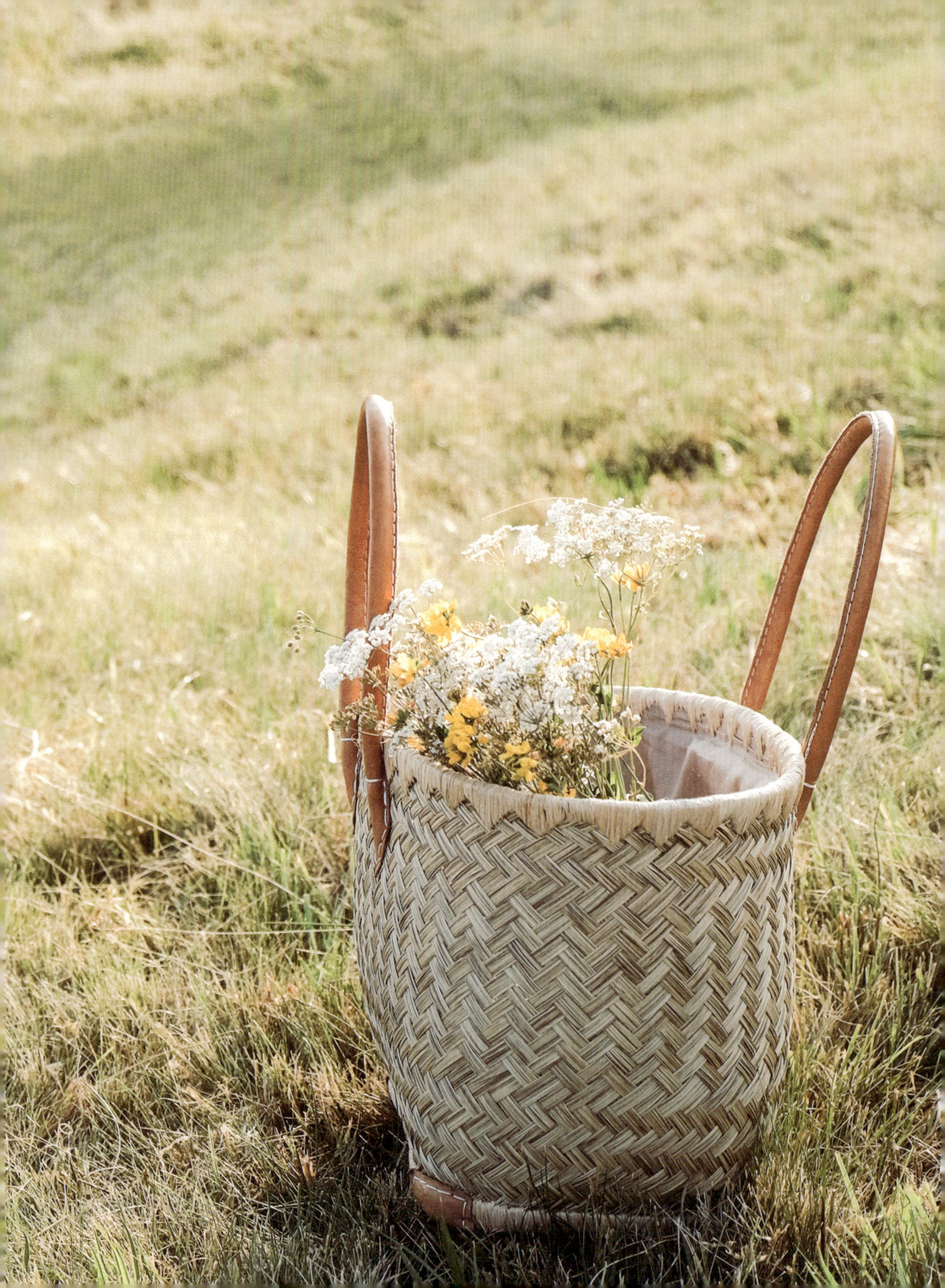

Zwei Vorworte und eine Gebrauchsanweisung

Wir hoffen, es ist okay für Dich, dass wir Du zu Dir sagen. Wir finden einfach: Die Babybauchzeit ist etwas so Persönliches, da passt ein steifes Sie nicht hin. Und wegen Deiner Schwangerschaft sind wir schließlich hier: Wir freuen uns mit Dir auf Dein Baby und bieten Dir an, Dich mit viel Wissen und noch mehr Herzenswärme beim Mamawerden zu begleiten. Eines können wir Dir nämlich jetzt schon verraten: Die kommenden Wochen und Monate werden das Abenteuer Deines Lebens! Doch bevor wir uns mitten ins Thema stürzen, wollen wir uns Dir kurz vorstellen – schließlich sollst Du wissen, mit wem Du es auf den kommenden Seiten zu tun hast.

PS: Familie ist bunt! Zum Glück leben wir heute in einer Zeit, in der gesellschaftlicher Raum ist für ganz unterschiedliche Familienmodelle sowie für verschiedene Geschlechtsidentitäten. Nicht jedes Baby hat einen Vater. Nicht jede Familie beginnt mit einem Paar. Und nicht jeder Mensch, der ein Kind erwartet, ist eine Frau. Wir sind uns dieser Pluralität bewusst und richten uns mit diesem Buch an alle werdenden Eltern, bitten jedoch um Verständnis, dass sich der leichteren Lesbarkeit wegen diese Vielfalt nicht in allen Formulierungen dieses Buches abbildet.

Hallo, ich bin Nora

Mit dem Schwangersein habe ich so einige Erfahrung: Ich bin nämlich Mama von vier Kindern, und die Babybauchzeit war für mich bei jedem einzelnen ein ganz besonderes Erlebnis. Nicht immer nur schön, nicht immer nur leicht. Aber eine wertvolle und wichtige Zeit der Vorbereitung auf das, was danach kommt. Und weil ich als Journalistin und Fachautorin für Familienthemen seit über fünfzehn Jahren darüber schreibe, was Kinder und ihre Eltern für einen gelungenen Start ins Leben brauchen, ist es mir ein Herzensanliegen, mit diesem Buch den Blick ganz auf den Zeitraum zu lenken, in dem das alles anfängt: Lieben, Verbunden sein, Familie werden. Ich wünsche Dir von Herzen eine einmalig tolle Babybauchzeit!

Deine Nora Imlau

... und ich bin Sabine

Als junge Frau machte ich eine Ausbildung zur Krankenschwester, dazu gehörte auch ein Einsatz in einer Geburtsklinik. Die Eindrücke der Geburtshilfe, wie sie in den 80er-Jahren dort üblich war, erschütterten mich zutiefst: Gekachelte Räume, Fachpersonal in Metzgerschürzen, dazwischen verschreckte Frauen, festgeschnallt auf Gebärbetten, und panische Neugeborene. Da war für mich klar: Wenn ich eines niemals werden will, dann ist das Hebamme!

Nach einiger Zeit in der Pflege wollte ich dann mehr über optimale Notfallversorgung lernen und wurde Rettungsassistentin, eine sehr abwechslungsreiche Tätigkeit vom Baby-Notarztwagen bis zum Intensivtransport. Doch ich wollte mehr tun, und so ging ich in die internationale Katastrophenhilfe und arbeitete als Krankenschwester unter schwierigsten Bedingungen in Flüchtlingslagern und im Kriegsgebiet, wo das Sterben allgegenwärtig war. Und ausgerechnet dort, mitten in Tansania und Zaire, im größten Elend, erlebte ich zum ersten Mal Geburten, die so ganz anders waren als alles, was ich aus deutschen Kreißsälen kannte. Im Mittelpunkt standen die gebärende Frau und ihr Baby, umgeben von vertrauten Menschen. Ein Ankommen in Würde. Bonding von der ersten Sekunde an.

Plötzlich fand ich mich bei jeder Gelegenheit in unserem improvisierten Kreißsaal wieder, fasziniert, verzaubert. Und mit einem Mal wurde mir klar: Das ist es. So kann, so darf, so muss man Frauen und ihre Kinder auf diesem Weg begleiten.

Also machte ich die Ausbildung zur Hebamme, mit dem klaren Ziel vor Augen, Geburtshilfe zu leisten, wie ich sie aus Afrika kannte – und zwar nicht im Krankenhaus, sondern in einer Hebammenpraxis oder bei den werdenden Eltern zu Hause. Von vielen wurde ich dafür als unverantwortlich kritisiert. Doch ich ließ mich nicht beirren und baute mein eigenes Geburtshaus auf, in dem viele Hundert Babys friedlich und geborgen zur Welt kamen. Heute arbeite ich sowohl außerklinisch als auch als Beleghebamme in einer Klinik, und erlebe so tagtäglich, dass gute Geburten keine Frage des Ortes, sondern der richtigen Begleitung sind. Dass ich in diesem Buch auch Deine und Eure Wegbegleiterin sein darf, ist für mich eine große Ehre und Freude zugleich. Herzlichen Glückwunsch zur Schwangerschaft!

Deine Sabine Pfützner

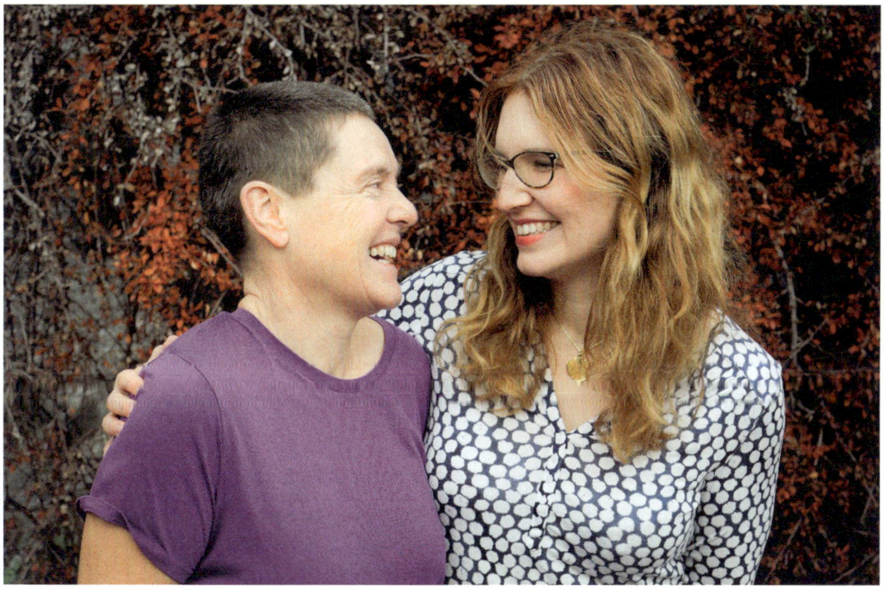

Sabine und Nora

Kleine Gebrauchsanweisung für dieses Buch

Auf den folgenden Seiten geben wir ehrliche Antworten auf Fragen, die sich viele werdende Eltern kaum zu stellen trauen. Und Rückenstärkung für Deinen individuellen Weg. Außerdem findest Du jede Menge Mutmacher für eine Schwangerschaft voller Selbstbewusstsein, Vorfreude und Vertrauen ins Leben.

Jede Schwangerschaft ist individuell, und jedes Baby ist anders. Wir haben dieses Buch deshalb so aufgebaut, dass Du in ihm in den kommenden Monaten jederzeit genau das finden kannst, was DU im Moment brauchst.

- Du wünschst Dir Informationen und Begleitung passend zu Deiner Schwangerschaftswoche? In den drei großen Kapiteln zum ersten, zweiten und dritten Trimester findest Du alles, was Du jetzt wissen willst – chronologisch sortiert, sodass Du, je nachdem, wo Du Dich im jeweiligen Trimester befindest, intuitiv die richtigen Seiten aufschlägst.
- Du willst wissen, wie es dem Baby im Bauch gerade geht? Auf den zehn »Blick in den Bauch«-Seiten kannst Du auch ohne Ultraschallgerät sehen, wie Dein Kleines gerade aussieht und sich entwickelt, und was es gerade tut und braucht.
- Du willst ganz für Dich allein oder gemeinsam mit Deinem Partner oder Deiner Partnerin mit dem Ungeborenen in Kontakt treten und Dich auf die Zeit nach der Geburt einstimmen? Auf den Mantra-Seiten findest Du dafür ganz konkrete Anregungen und Hilfestellungen.
- Du hast Fragen rund um die bevorstehende Geburt? Ab Seite 214 steht alles, was Du wissen musst.
- Du hast Fragen zu den ersten Wochen mit Deinem Baby? Ab Seite 260 haben wir für Dich die wichtigsten Informationen für ein geborgenes Wochenbett und eine kuschelige Kennenlernzeit mit Deinem Kind zusammengestellt.
- Du machst Dir große Sorgen oder hast gesundheitliche Probleme, zu denen Du Rat und Hilfe suchst? Ab Seite 308 findest Du alle Informationen zu seltenen Risiken und typischen Schwangerschaftsbeschwerden. Ein Stichwortregister dazu beginnt auf S. 371.

Dieses Buch ist Dein Buch

Du kannst es von vorne nach hinten lesen oder queerbeet immer nur das, was Dich gerade am meisten interessiert. Du kannst es alleine lesen oder gemeinsam mit anderen, Du kannst es als Nachschlagewerk nutzen oder als ganz persönlichen Begleiter. Du kannst hineinschreiben, hineinmalen, Deine eigenen Beobachtungen und Erfahrungen festhalten. Und bei allem Rat und Wissen in diesem Buch: Höre immer und vor allem auf Dein eigenes Bauchgefühl! Denn die wahre Expertin für Dein Baby und Deine Schwangerschaft bist Du selbst.

Was Dein Körper Dir sagt, stimmt.

Was Dein ungeborenes Kind Dir signalisiert, ist wahr.

Alles, was Du brauchst, um gut durch die nächsten Monate zu kommen, steckt bereits in Dir.

Vertraue Dir. Wir tun es auch.

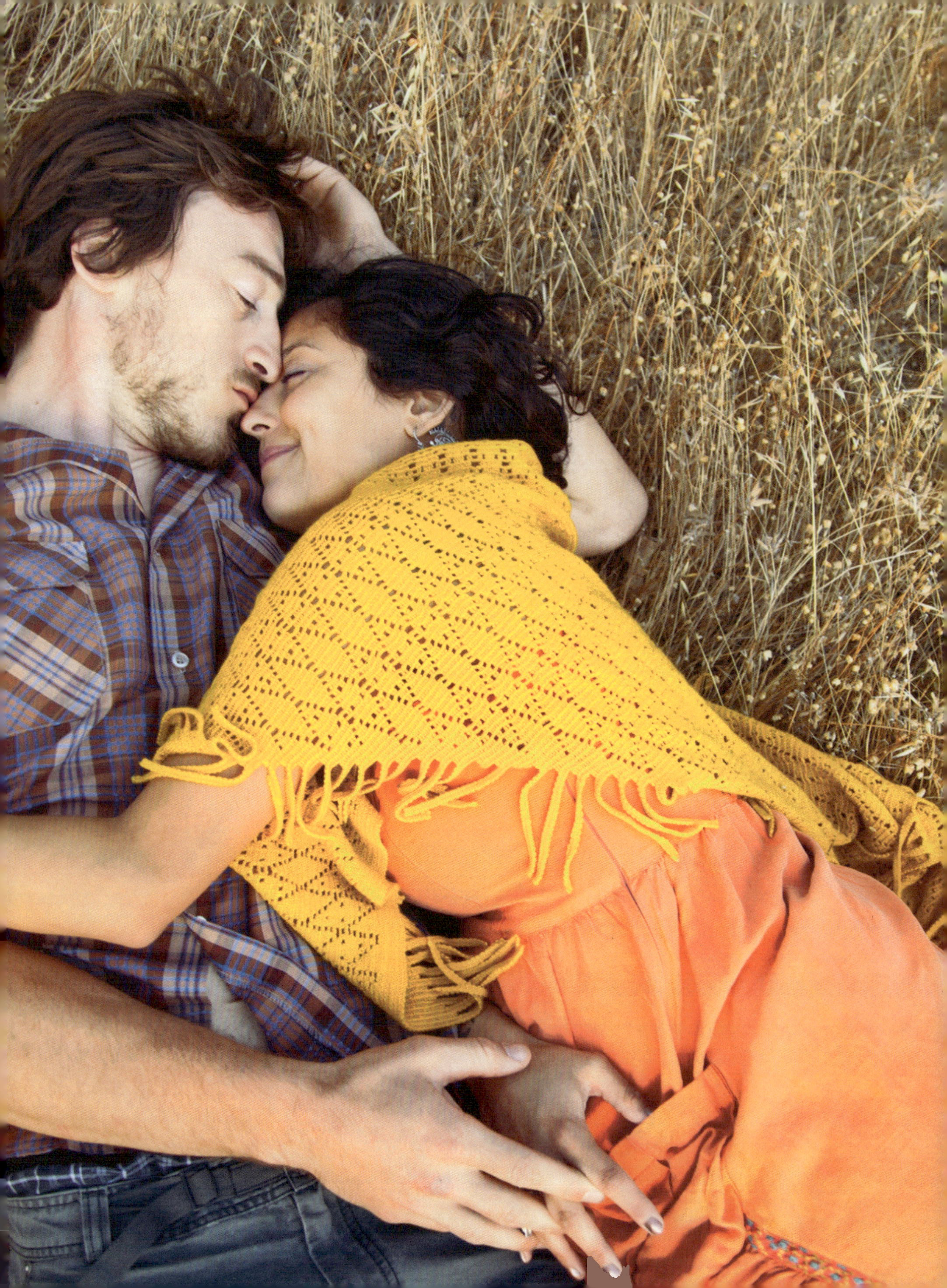

1

GANZ FRISCH SCHWANGER

Das erste Trimester

Es hat geklappt!

Schwanger. Kaum ein Wort vermag von einem Moment auf den anderen das ganze Leben so auf den Kopf zu stellen wie dieses. Ob es auf dem Display des Schwangerschaftstests erscheint oder beim lang ersehnten Anruf aus der Kinderwunschklinik erklingt: Immer fühlt es sich an, als würde die Welt für einen kleinen Moment stillstehen. Ein neues Leben hat sich auf den Weg gemacht. Oft heiß ersehnt und lang geplant, manchmal auch unverhofft und gegen jede Wahrscheinlichkeit. Und jetzt?

Ungläubiges Staunen, Freude und Erleichterung, aber auch Anspannung, Sorge und Angst: Dass insbesondere in den ersten Schwangerschaftstagen all diese Gefühle wild durcheinandergehen, ist völlig normal. Je nach individueller Lebenssituation dauert es oft eine ganze Weile, bis sich die Glücksgefühle ihren Weg durch all die Unsicherheiten und Ängste gebahnt haben – auch das ist nicht ungewöhnlich. Schließlich durchlaufen Frauen in den ersten Schwangerschaftswochen nicht nur körperlich einen krassen Veränderungsprozess. Auch seelisch betreten sie völliges Neuland. Wie seltsam sich das anfühlt, zu wissen, dass da ein winziges Wesen im eigenen Bauch heranwächst, während man von außen noch überhaupt nichts sieht! Und wie groß die Sorgen um so ein Krümelchen sein können! Wahnsinn!

Klar könnte man nun sagen: Kein Grund zur Aufregung – das alles passiert tausendfach, Tag für Tag. Und manchmal ist dieser Gedanke auch hilfreich: dass wir nicht allein sind auf dieser Reise, sondern in einer lange Reihe von Frauen stehen, die Babys empfangen und geboren haben.

Doch das heißt nicht, dass Deine Babybauchzeit keine große Sache wäre. Im Gegenteil: Sie ist eine riesige Sache! Denn so viele Babys auch schon geboren wurden: Dieses Baby, das sich Dir gerade ankündigt, das gab's noch nie. Es ist einmalig und etwas ganz Besonderes. Weil es Dein Kind ist, das da wächst.

Was muss ich jetzt machen?

Auf den positiven Test folgt oft die große Nervosität: Was muss ich jetzt tun? Doch keine Sorge: In den ersten Schwangerschaftswochen gibt es noch gar nicht viel zu erledigen. Es ist völlig okay, erst mal gar nichts zu unternehmen und sich einfach ein paar Tage lang an den Gedanken zu gewöhnen.

NORA Vom Geheimnis zum Ereignis

Da ist ein winziges Baby in meinem Bauch, und ich bin der einzige Mensch auf der Welt, der davon weiß: Diesen Moment direkt nach dem positiven Schwangerschaftstest fand ich bei jedem unserer Kinder als etwas ganz Besonderes. War die erste Überraschung dann verdaut, überlegte ich mir, wie ich meinem Mann die frohe Nachricht überbringen könnte. Bei unserem ersten Kind schenkte ich ihm winzige Babysöckchen, die er in den darauffolgenden neun Monaten in seiner Hosentasche mit sich herumtrug wie einen Talisman. Dass Baby Nummer zwei unterwegs ist, verriet die Zuckerschrift auf einem Lebkuchenherz vom Weihnachtsmarkt. Das ist zugegebenermaßen ein bisschen kitschig – mir hat es trotzdem Spaß gemacht. Wie oft im Leben hat man schon die Gelegenheit, eine so unglaubliche Neuigkeit zu überbringen?

Habe ich mein Baby aus Versehen in Gefahr gebracht?

Auf die große Überraschung folgt häufig der große Schreck: Habe ich in den vergangenen Wochen dem Mini-Baby in meinem Bauch möglicherweise versehentlich geschadet? Vor allem, wenn die Schwangerschaft nicht geplant war, ist das gefühlte Sündenregister oft lang: durchfeierte Nächte mit viel Alkohol, massenhaft Zigaretten – kann da ein gesundes Baby herauskommen? Ja, kann es. Denn in den allerersten Schwangerschaftstagen gilt das sogenannte »Alles oder nichts«-Prinzip: Ist das Erbgut des entstehenden Lebens aus irgendeinem Grund beschädigt, beendet der mütterliche Körper die Schwangerschaft, bevor sie überhaupt richtig begonnen hat, zum normalen Zeitpunkt der einsetzenden Periode. Ist der Schwangerschaftstest nach diesem Zeitraum positiv, heißt das: Was auch immer in den allerersten Tagen nach der Empfängnis passiert ist, es hat dem kleinen Wesen im Bauch offensichtlich nicht geschadet – sonst wäre es jetzt nämlich nicht mehr da. Also: Durchatmen! Und, statt ein schlechtes Gewissen für Vergangenes zu haben, lieber an die Zukunft denken: Ab jetzt beginnt tatsächlich die Zeit, in der Alkohol und Nikotin dem kleinen Kämpfer im Bauch schaden können.

Schwanger in einer Pandemie
Während der Corona-Pandemie schwanger zu sein, geht leider oft mit zusätzlichen Ängsten einher. Es gibt jedoch keinen Grund zur Panik. Informiere Dich einfach regelmäßig bei seriösen Quellen über die aktuellen Erkenntnisse und Empfehlungen rund um eine Infektion mit dem SARS-CoV-2-Virus sowie möglichen Schutzmaßnahmen und sprich mit Deinen medizinisch ausgebildeten Begleitenden, wenn Du Sorgen oder offene Fragen hast. Hilfreiche Seiten im Internet speziell für Schwangere sind zum Beispiel:
www.gesund-ins-leben.de/fuer-familien/wissenswertes-zum-corona virus/ oder **https://mother-hood.de/aktuelles/corona-informationen-fuer-schwangerschaft-und-geburt/#Corona-Gefahr**.
Ob Du Deinen Partner zur Geburt ins Geburtshaus oder in die Klinik mitnehmen kannst, wird von den aktuellen Bestimmungen abhängen. Die guten Nachrichten: In den allermeisten Fällen darfst Du eine Person zu Deiner Begleitung mitnehmen, Deinen Mund-Nasen-Schutz bei Wehentätigkeit abnehmen und Dein Kind wie geplant gebären.

Wen weihen wir ein?

Die Babybauchzeit ist eine spannende Sache. Nicht nur für die werdenden Eltern selbst, sondern auch für die Menschen um sie herum. Sich gemeinsam auf das Baby zu freuen, kann eine wunderbare, verbindende Erfahrung sein. Doch je mehr Menschen von der Schwangerschaft wissen, desto mehr Meinungen prasseln auf die werdende Familie ein. Insbesondere wenn die Schwangerschaft noch ganz frisch ist, fragen sich viele Schwangere deshalb: Wen weihe ich am besten ein?

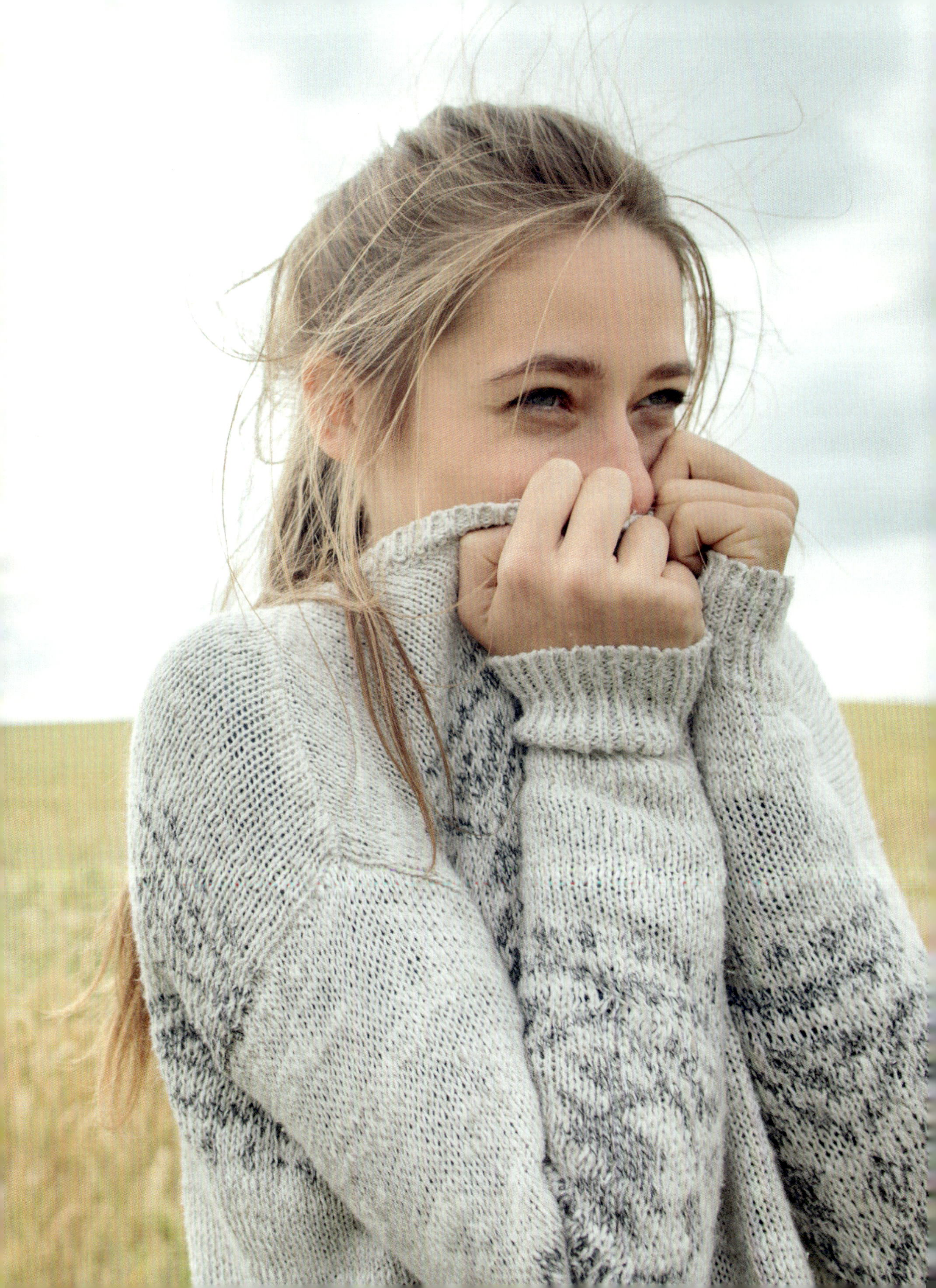

Eine klassische Empfehlung lautet: Bis zur 12. Woche nur den allerengsten Kreis, danach den Rest der Welt. Hintergedanke dabei ist, dass die Schwangerschaft zu diesem Zeitpunkt als besonders »sicher« gilt – das Risiko, dass jetzt noch etwas schiefgeht, liegt bei unter einem Prozent. Es geht also darum, sich zu schützen: vor blöden Kommentaren und unsensiblen Fragen, wenn die Schwangerschaft traurigerweise vorzeitig endet. Das kann durchaus eine sinnvolle Überlegung sein – schließlich ist der frühe Verlust einer Schwangerschaft eine intime und aufwühlende Erfahrung. Doch die 12-Wochen-Regel lenkt den gedanklichen Fokus werdender Eltern ein Drittel der gesamten Schwangerschaft auf ein angstvolles »Was wäre, wenn?«– und das, obwohl die Wahrscheinlichkeit für eine frühe Fehlgeburt bereits mit einem schlagenden Herzchen in der 7. Schwangerschaftswoche auf drei bis vier Prozent sinkt. Dazu kommt, dass auch im unwahrscheinlichen Fall eines frühen Verlustes enge Freunde und Familienmitglieder eine wertvolle Stütze sein können. Es ist schwer genug, um ein Kind zu trauern, das nur so kurz da war – oft wird es noch schwerer, wenn niemand von ihm wusste. Werdende Eltern dürfen ihr Baby-Geheimnis also guten Gewissens auch bereits im ersten Schwangerschaftsdrittel lüften – insbesondere Menschen gegenüber, von denen sie wissen, dass sie bei ihnen in jedem Fall eine einfühlsame Begleitung finden werden.

Gleichzeitig ist es selbstverständlich auch legitim, es wochen- oder gar monatelang auszukosten, als Elternpaar ganz allein von der Schwangerschaft zu wissen und sich gemeinsam vorzufreuen, während alle anderen noch nichts ahnen. Und natürlich gibt es auch nach der 12. Woche keine Auskunftspflicht. Von einer Schwangerschaft zu erfahren ist kein Recht, sondern ein Privileg. Und wie in allen anderen Schwangerschaftsfragen auch ist die letzte Instanz das subjektive Empfinden der werdenden Mutter, der werdenden Familie: Was sich für sie richtig anfühlt, ist richtig. Und was sich falsch anfühlt, ist falsch.

Wie weit bin ich überhaupt?

Wie alt ist das Baby in meinem Bauch? Manche Schwangere wissen das ganz genau. Weil sie ahnen, wann das Kleine entstanden ist, weil sie sich an ihren Eisprung erinnern – oder weil sie den Termin der Implantation in der Kinderwunschklinik noch in ihrem Kalender stehen haben. Zum Zeitpunkt des positiven Tests ist das meist etwa zwei Wochen her. Also ist das Kleine etwa zwei Wochen alt, oder? Tatsächlich berechnen Hebammen und Ärzte die Dauer einer Schwangerschaft anders – nämlich nicht vom Zeitpunkt der Empfängnis her, sondern vom Startdatum der letzten Periode. Das heißt: In den ersten zwei Schwangerschaftswochen war da noch gar kein Baby, sondern nur eine heranreifende Eizelle, die irgendwann ungefähr in der Mitte des Zyklus befruchtet wurde. Zum Zeitpunkt des positiven Tests sind Schwangere also meist bereits in der 5. oder 6. Woche – auch wenn es einen Monat zuvor noch nicht einmal die Ahnung eines Babys gab. Zugegeben: Das ist eine ziemlich verwirrende Art zu rechnen. Im Internet findest Du verschiedene Rechner, mit denen Du ganz einfach selbst ausrechnen kannst, in welcher Schwangerschaftswoche Du Dich befindest – entweder vom Zeitpunkt der letzten Periode oder von der Empfängnis aus berechnet.

Ich habe keine Ahnung, wie weit ich bin!

Das Datum der letzten Periode, der Zeitpunkt des Eisprungs – längst nicht alle Schwangeren wissen das so genau. Wer führt schon Protokoll über jede Monatsblutung, besonders, wenn sie unregelmäßig kommt und das Baby sowieso eine Riesenüberraschung war? Auch wenn Sprechstundenhilfen über so wenige Daten und Fakten gerne mal die Stirn runzeln: Solche Zahlen nicht parat zu haben ist überhaupt kein Grund zur Sorge oder für ein schlechtes Gewissen. Schließlich lässt sich in den ersten zwölf Schwangerschaftswochen von der Frauenärztin nahezu taggenau herausfinden, wie weit die Schwangerschaft schon fortgeschritten ist – individuelle Entwicklungsunterschiede zeigen sich erst danach in nennenswertem Maße. Es ist also kein Problem, den voraussichtlichen Geburtstermin zu bestimmen – auch ohne den Zeitpunkt der Empfängnis oder der letzten Periode zu kennen.

SABINE Wenn exakte Termine zum Bumerang werden

Ich erlebe es oft, dass Schwangere ihren errechneten Geburtstermin stolz in der Familie und im Freundeskreis verkünden – und es neun Monate später bereuen. Denn so ein fixer Termin kann ganz schön Druck aufbauen. Vor allem, wenn das Baby sich nicht daran hält! Bedenken wir nun, dass nur vier Prozent aller Babys genau am errechneten Termin geboren werden und viele Schwangere insbesondere beim ersten Kind ihr Baby erst Tage oder gar Wochen später bekommen, heißt das: Je weniger Menschen von dem Datum wissen, desto weniger Stress, wenn der Termin verstreicht und noch kein Baby da ist. Mein Tipp ist deshalb, entweder nur einen vagen Geburtszeitraum zu nennen (»Das Baby kommt voraussichtlich im März«) oder aber den Termin um zwei Wochen nach hinten zu verschieben, um ungeduldige Nachfragen zu vermeiden.

Müdigkeit und Lust auf Gurken – die Frühschwangerschaft

Um die typischen Anzeichen einer frühen Schwangerschaft ranken sich viele Mythen. In Filmen und Fernsehserien verzehren sich schwangere Frauen meist nach absurden Lebensmittel-Kombinationen und müssen sich jeden Morgen übergeben. Im Internet stößt man auf Berichte von Frauen, die auf geradezu übersinnliche Weise vom Moment der Empfängnis an wussten, dass sich da eine kleine Seele in ihnen eingenistet hat. Angesichts solcher Vorbilder ist es kein Wunder, dass manche Frau Schwangerschaftstest um Schwangerschaftstest macht und das Ergebnis einfach nicht glauben kann, weil sie sich eigentlich ganz normal fühlt. Keine Übelkeit, kein Ziepen, kein spirituelles Erweckungserlebnis. Wie kann das sein?

Ganz einfach: Frauen sind verschieden. Babys sind verschieden. Und Schwangerschaften sind erst recht verschieden. Alle möglichen Schwangerschaftsanzeichen zu haben ist deshalb genauso normal, wie nur wenig oder auch nichts zu spüren. Schwangersein kann sich wie ein Gefühlstsunami anfühlen, wie eine schlimme Magen-Darm-Grippe, wie Dauermüdigkeit, Heißhunger, wirre Träume und Hitzewallungen. Oder ganz unauffällig und alltäglich. Und beides ist okay.

Allererste Zeichen

Ein Baby ist eingezogen! Das können die allerersten Anzeichen sein:

- **Die Periode bleibt aus.** Vor allem bei Frauen mit einem sehr regelmäßigen Zyklus ist es ein auffälliges Zeichen, wenn die Regelblutung plötzlich nicht termingerecht kommt. Aber klar: Es gibt auch andere Gründe, aus denen sich der Beginn der Periode mal nach hinten verschieben kann.
- **Es zieht im Bauch.** Blöderweise ziemlich genau so, wie es auch ziept, wenn gleich die Regelblutung losgeht. Also ein eher unsicheres Schwangerschaftsanzeichen – aber eben auch kein Grund zur Panik, wenn der Test positiv war und plötzlich dieses Mens-Gefühl einsetzt. Das kommt durch die Beanspruchung der Mutterbänder, das sind die Sehnen, welche die Gebärmutter an ihrem Platz halten und die sich nun täglich auf ein verändertes Gebärmuttergewicht einstellen müssen.
- **Die Brust fühlt sich gespannt an,** die Brustwarzen sind super empfindlich. Auch dieses Gefühl kennen viele Frauen von den Tagen, bevor die Periode einsetzt. Und auch da sind die Hormone schuld. Doch in der Frühschwangerschaft geht dieses Gefühl nicht weg, sondern wird oft von Tag zu Tag stärker. Der Grund: Schon jetzt bereitet sich das Brustgewebe aufs Stillen vor.
- **Man muss ständig aufs Klo.** Und das aus zwei Gründen. Der erste: Das Schwangerschaftshormon Progesteron regt die Blasentätigkeit an. Außerdem drückt schon jetzt die wachsende Gebärmutter auf die Blase. Der zweite: Die Sorge, die Monatsblutung könnte doch noch kommen, ist bei vielen Frauen in der Frühschwangerschaft so groß, dass sie immer wieder auf die Toilette gehen, um zu checken, ob auch wirklich immer noch kein Blut kommt.
- **Die Einnistungsblutung.** Eine leichte, helle Schmierblutung ungefähr zu dem Zeitpunkt, zu dem sonst die Regelblutung einsetzen würde. Meistverhasstes Schwangerschaftsanzeichen, weil es so viele Ängste schürt. Dabei ist die Blutung völlig harmlos und kein Anzeichen für eine drohende Fehlgeburt.

- **Glatte Haut, volles Haar.** Bei manchen Schwangeren wirkt das Schwangerschaftshormon Östrogen wie eine Beauty-Kur. Andere kriegen davon nur Pickel. Gemein.
- **Bleierne Müdigkeit.** Ein wirklich anstrengendes Schwangerschaftsanzeichen, das man sich vorher gar nicht wirklich vorstellen kann. Man könnte wirklich gleich nach dem Aufstehen wieder einschlafen!
- **Heißhungerattacken.** Ja, sie sind ein Klischee, aber nicht ohne Grund. Besonders häufig in der Frühschwangerschaft ist rasender Hunger auf stark gewürzte Speisen wie Brathähnchen und Döner. Auch sehr Scharfes und sehr Saures sind plötzlich oft sehr beliebt. Den sprichwörtlichen Schokoladenpudding mit Spreewaldgurken würden die meisten Schwangeren aber verschmähen.
- **Mir ist so schlecht!** Viele Schwangere leiden in den ersten Wochen unter Übelkeit in irgendeiner Form. Bei manchen äußert sich dieses Schwangerschaftsanzeichen nur in Form eines leichten Unwohlseins, oft gepaart mit einer gewissen Appetitlosigkeit und einem metallischen Geschmack im Mund. Anderen ist richtig, richtig schlecht, vor allem morgens nach dem Aufstehen, aber auch wenn es tagsüber irgendwo komisch riecht. Und dann gibt es noch die richtig schlimme Schwangerschaftsübelkeit, die Frauen tagsüber wie nachts quält und die sich anfühlt wie eine immerwährende schwere Magen-Darm-Grippe.

NORA — Ach, du Schreck, ich fühl mich wohl

In meiner ersten Schwangerschaft war mir nicht einen Tag schlecht. Ich fühlte mich genauso wie immer. Doch statt mein Glück zu genießen, machte ich mir Sorgen: Überall las ich, Schwangerschaftsübelkeit sei ein gutes Zeichen – war meine Nichtübelkeit dann ein schlechtes? Heute denke ich: Ich hätte meinem Körper mehr vertrauen sollen, der wusste nämlich schon, was er tat. Und brauchte keine Übelkeit, um ein kerngesundes Baby heranwachsen zu lassen.

Wenn Schwangerschaftsanzeichen plötzlich ausbleiben

»Wenn es mir schlecht geht, geht's dem Baby wenigstens gut« – daran halten sich viele Schwangere in den ersten Schwangerschaftswochen fest. Und erschrecken dementsprechend, wenn alle Schwangerschaftsanzeichen plötzlich aufhören. Das kann doch nichts Gutes bedeuten, oder? Nein: Es ist ziemlich weit verbreitet, dass der Körper zwischen der 8. und 14. Schwangerschaftswoche von einem Moment zum anderen gar keine der typischen Symptome mehr auslöst. In den meisten Fällen heißt das nichts anderes, als dass der Körper sich in seinem schwangeren Zustand sozusagen akklimatisiert hat. Dem Baby im Bauch geht es trotzdem prächtig. Puh.

SABINE Kaum wahrnehmbar und schon so wirksam

Nicht viel größer als ein Sonnenblumenkern ist Dein Baby jetzt: Ein winzig kleiner Mensch, der nur dank Dir leben kann. Und trotzdem hat er schon so viel Macht! Hast Du mal beobachtet, was passiert, wenn ein kleiner Stein in einen großen See fällt? Er bringt die ganze Wasseroberfäche in Wallung, zieht Kreise, die viele Meter weit reichen – obwohl er selbst so winzig ist. Genauso verhält es sich mit Deinem Baby: Obwohl es noch so mini ist, beeinflusst es bereits das ganze System, in dem Du lebst: Dich. Deine Beziehung. Deine Freunde. Deine Familie. Manche Schwangere nehmen diesen Einfluss kaum wahr, andere spüren ihn sehr bewusst. Aber er ist immer da. Wundere Dich deshalb nicht, wenn sich Dinge in Deinem Leben plötzlich neu sortieren. Wenn sich manche Menschen eher zurückziehen und andere Dir näher rücken. Das macht das Baby. Es wirkt wie ein Steinchen, das ins Wasser fällt. Schon jetzt. Es zieht Kreise in Deinem Leben, so wie Du auch sein Leben prägst. So fest seid ihr verbunden.

Frisch eingezogen. Zieht ein winziges Baby in die Gebärmutter ein, sondert die befruchtete Eizelle das Schwangerschaftshormon HCG ab, das von der Gebärmutterwand aufgenommen und erkannt wird. In der Folge macht sich die Gebärmutter nicht nur für die Veränderungen der kommenden Monate bereit, sondern sorgt ihrerseits mit einem speziellen Hormon-Mix dafür, dass die befruchtete Eizelle nicht zu tief in die Gebärmutterwand eindringt, sondern nur locker aufliegt, sodass sie perfekt wachsen kann. Im Zuge dieses »Andockens« kann es zu der sogenannten Einnistungsblutung, kommen – das ist nicht schlimm, sondern ganz natürlich!

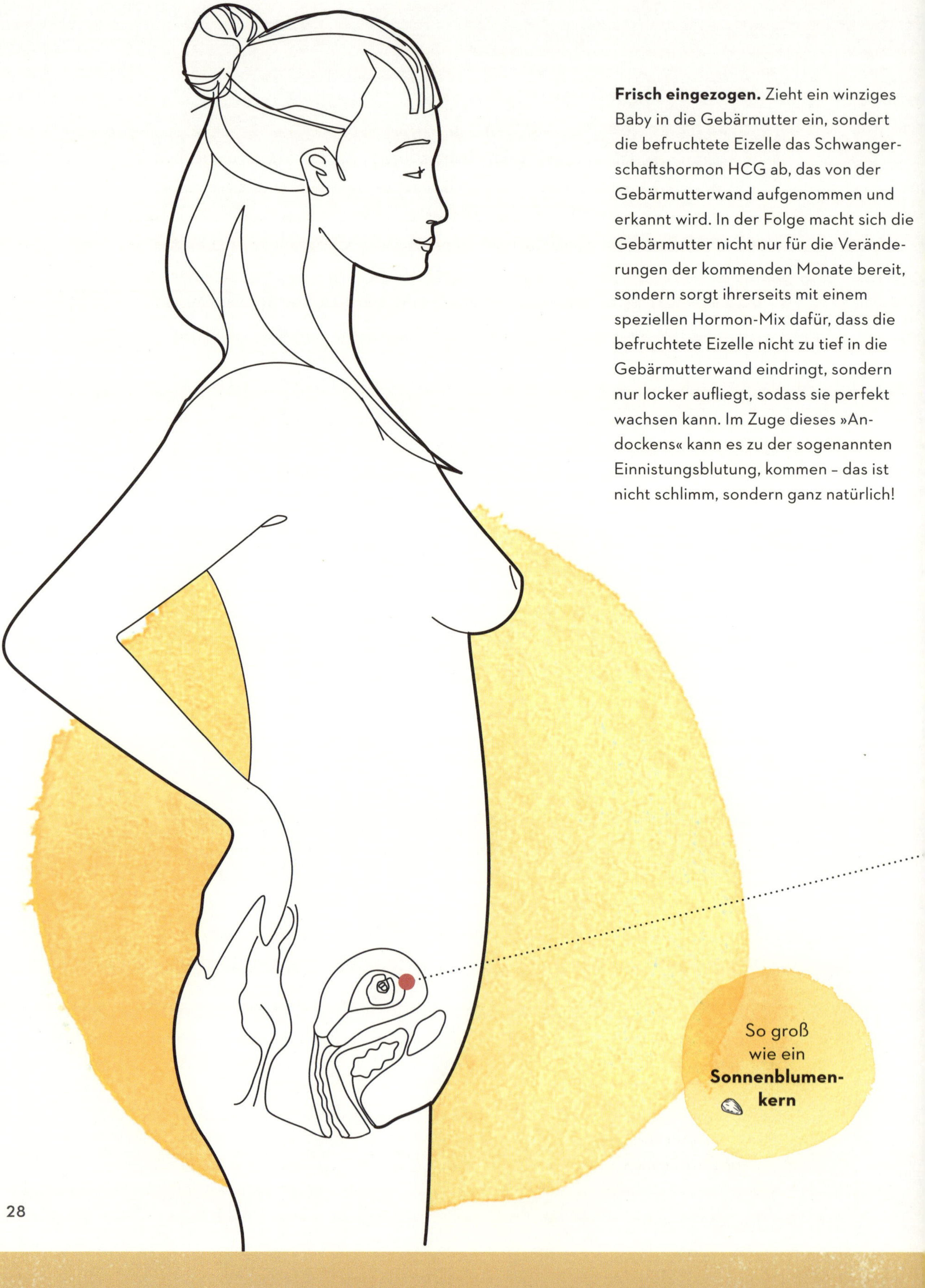

So groß wie ein **Sonnenblumenkern**

Was passiert im 1. Monat?

Angekommen. Vier Tage ist Dein Baby als befruchtete Eizelle durch die Eileiter bis in Deine Gebärmutter gewandert. Am Ende seiner Reise ist es dann etwa zwei Tage lang wie ein kleiner Astronaut in Deiner Gebärmutter herumgeschwebt, bis es sich an Tag 6 nach der Befruchtung an der Innenwand angedockt hat. Am achten Tag nach der Befruchtung entstehen die Fruchtblase und die Plazenta, die Dein Baby von nun an umhüllen und versorgen.

Ein eigener Blutkreislauf. Bereits 20 Tage nach der Befruchtung zirkuliert im Körper Deines Babys sein eigenes Blut – inklusive eigener Blutgruppe, die eine ganz andere sein kann als Deine. Die sogenannte Plazentaschranke sorgt dafür, dass Eure beiden Blutkreisläufe nicht in Kontakt miteinander kommen. Das ist vor allem für Rhesus-negative Mütter wichtig (Siehe S. 69).

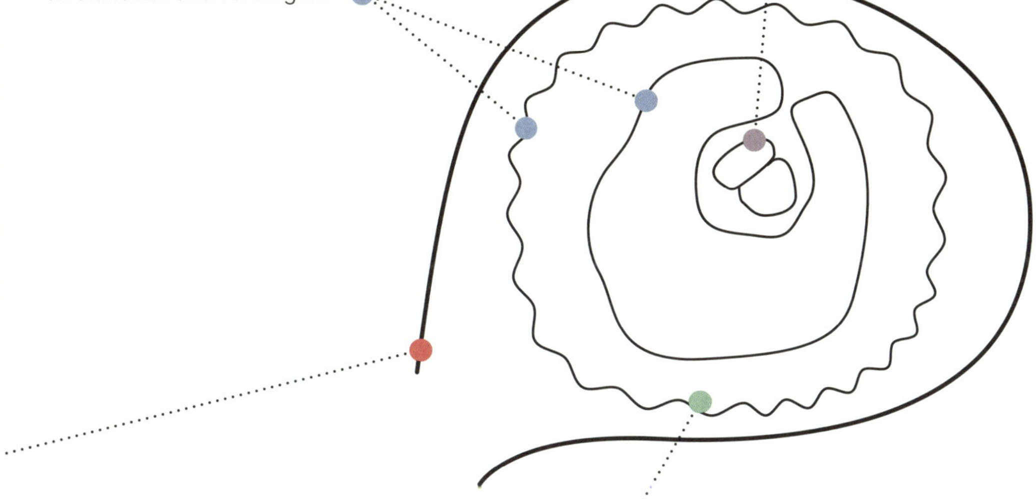

Verschiedene Menschen zählen unterschiedlich, wie weit eine Schwangerschaft schon fortgeschritten ist. Dein Gynäkologe rechnet zum Beispiel vom Datum Deiner letzten Periode an, eigentlich beginnt Deine Schwangerschaft aber erst etwa zwei Wochen später mit der Befruchtung. Deshalb kann es immer kleine Unterschiede geben, wenn Du hörst oder liest, wie weit Dein Baby in welchem Schwangerschaftsmonat entwickelt ist.

Eine schützende Grenze. Jedes ungeborene Baby bringt seine eigene Versorgungsquelle mit – die Plazenta, die sich in der Gebärmutterschleimhaut festsetzt und das Ungeborene durch die Nabelschnur mit allem versorgt, was es zum Wachsen braucht. Die Energie dafür zieht die Plazenta aus dem mütterlichen Blutkreislauf, mit dem sie ab dem 18. Tag nach der Befruchtung verbunden ist. Die Plazenta filtert aus dem mütterlichen Blut, was dem Baby gefährlich werden könnte – etwa Krankheitserreger oder Schadstoffe. Nikotin und Alkohol können die Plazentaschranke allerdings durchdringen.

Du bist die Expertin Deiner Schwangerschaft

Wir haben es im Vorwort gesagt und tun es hier noch einmal: Folge in der Babybauchzeit Deiner Intuition. Gleichzeitig wirst Du in den kommenden Wochen und Monaten mit unzähligen Empfehlungen anderer Experten konfrontiert werden. Sie sagen Dir, was Du jetzt essen musst, wie Du es mit dem Sport, dem Sex und dem Reisen halten solltest, und geben Dir einen Fahrplan für Deine Vorsorgeuntersuchungen an die Hand. Doch wie kommen all diese Richtlinien eigentlich zustande?

Um offizielle Empfehlungen für Schwangere zu entwickeln, treffen sich meist bestimmte Expertengruppen, die sich intensiv mit einem Thema beschäftigen und dann ein gemeinsames Papier herausgeben: die sogenannten Schwangerschaftsleitlinien. Diese sollen allen Beteiligten Orientierung geben: Ärztinnen und Ärzten, Hebammen und anderen Menschen in Gesundheitsberufen, aber auch Dir als schwangerer Frau. Das Ziel ist, Euch eine wissenschaftlich fundierte, praxistaugliche Entscheidungshilfe an die Hand zu geben, die Dich und Deine Begleiter dabei unterstützen soll, gut und sicher durch die Babybauchzeit zu navigieren. Im Idealfall unterliegen solche medizinische Leitlinien einem systematischen und transparenten Entwicklungsprozess. Gleichzeitig ist es natürlich nicht auszuschließen, dass sich auch bestimmte Glaubenssätze einzelner Berufsgruppen sowie kulturelle Prägungen darin widerspiegeln. Sie sollten sich aber stets auf die Ergebnisse wissenschaftlicher Studien stützen und sind um größtmögliche Neutralität bemüht.

Für Deine medizinischen Wegbegleiter sind die Leitlinien nicht nur Hilfestellungen, sie sind auch aus rechtlichen Gründen gut beraten, sich in Deiner Schwangerschaftsbegleitung an den offiziellen Leitlinien zu orientieren. Denn im unwahrscheinlichen Fall eines Gerichtsverfahrens orientiert sich die Rechtsprechung auch daran, ob medizinische Fachpersonen sich in der Begleitung und Behandlung ihrer Patienten an die aktuellen Leitlinien gehalten haben. Gleichzeitig stellen die Leitlinien immer nur einen Ratschlag dar. Die konkrete Umsetzung muss immer individuell entschieden werden, und dabei spielen Deine eigenen Vorstellungen und Wünsche eine zentrale Rolle.

Zwischen Meinung und Studie – Leitlinien unterscheiden

Angesichts der unzähligen verschiedenen Empfehlungen fragen sich viele Schwangeren: Sind die wirklich alle gleich wichtig und fundiert? Diese Frage hat sich auch die Arbeitsgemeinschaft der wissenschaftlich-medizinischen Fachgesellschaften (AWMF) gestellt und ein System erarbeitet, mit dem medizinische Leitlinien nach wissenschaftlichen Qualitätskriterien eingeteilt werden. Dabei wird zwischen **vier Klassifikationen** unterschieden.

- Leitlinien, die in die **Klassifikation S1** fallen, beruhen hauptsächlich auf Erfahrungswissen. Das heißt: Die Mitglieder des Expertengremiums kommen gemeinsam überein, ein bestimmtes Vorgehen als sinnvoll zu definieren. Eine wissenschaftliche Überprüfung dieser Annahme findet nicht statt. Deshalb stehen sie immer wieder in der Kritik.
- Leitlinien, die in die **Klassifikation S2K** fallen, beruhen ebenso vor allem auf Erfahrungswissen. Durch ein formaleres Abstimmungsprozedere wird versucht, die Ergebnisse stärker zu objektivieren.
- Leitlinien, die in die **Klassifikation S2E** fallen, basieren auf wissenschaftlichen Forschungsergebnissen. Das Expertengremium hat also sämtliche relevanten Studien zum Thema ausgewertet und in die Handlungsempfehlung einbezogen.
- Leitlinien, die der **Klassifikation S3** entsprechen, stellen den aktuellen Goldstandard einer wissenschaftlich fundierten Empfehlung dar. Sie basieren auf einer systematischen Analyse aller klinisch relevanter Studien und werden regelmäßig auf ihre Aktualität hin überprüft und auf den neusten wissenschaftlichen Stand gebracht.

Die überwiegende Mehrheit aller Leitlinien der wissenschaftlich-medizinischen Fachgesellschaften (nämlich 70 Prozent!) sind Leitlinien der Qualitätsstufe S1, also der niedrigsten Kategorie. Für Dich als Schwangere bedeutet das: Jede offizielle Empfehlung, die Dir während Deiner Schwangerschaft begegnet, ist dazu gedacht, Dich und Dein Baby zu schützen. Doch hinter vielen Empfehlungen verbirgt sich bei näherem Hinsehen trotzdem nicht mehr als ein gut gemeinter Rat, der für Dich richtig sein kann, aber nicht muss. Hier kannst Du Dir die Leitlinien und ihre Einstufung selbst ansehen: **www.awmf.org**

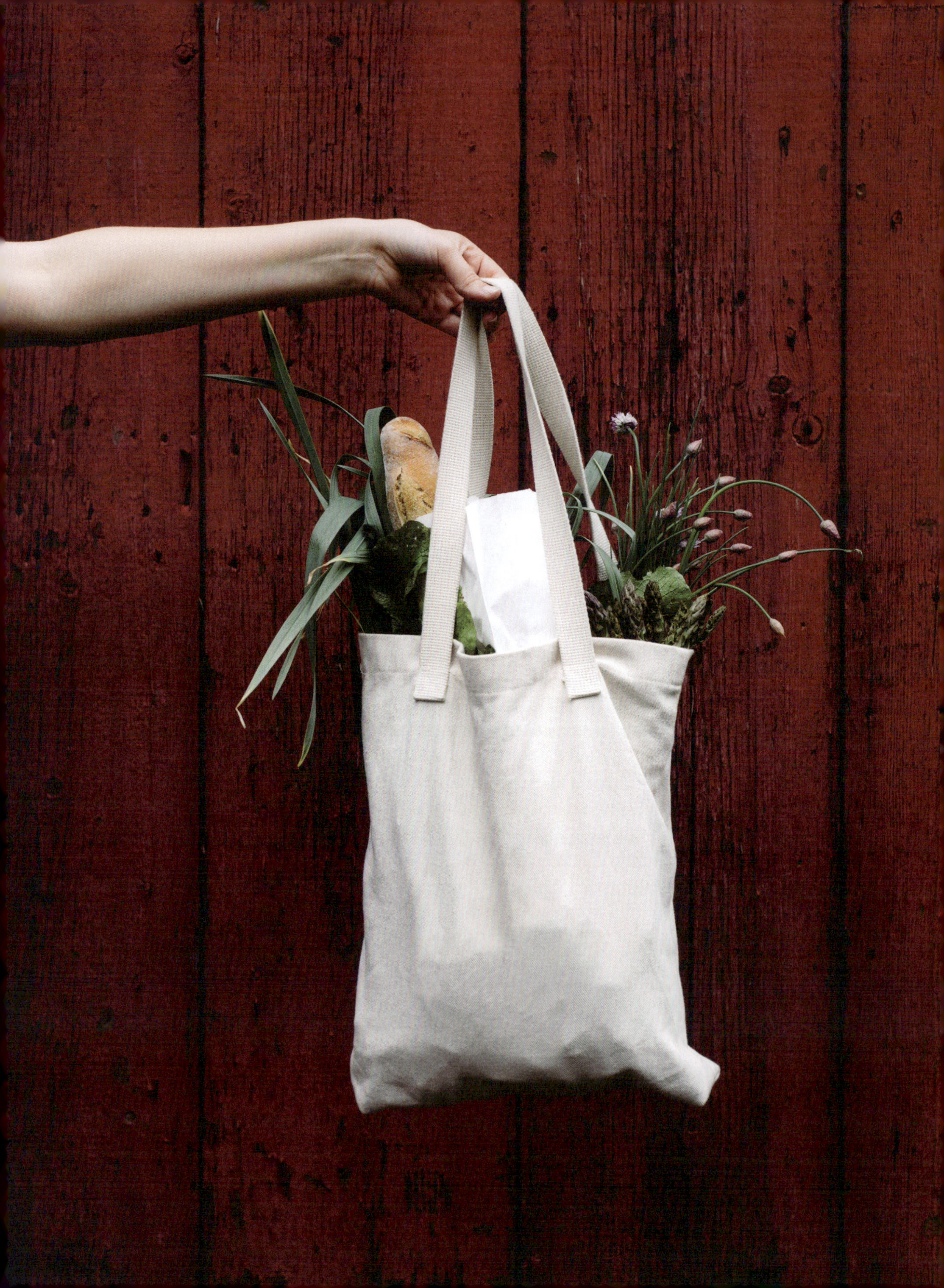

Ernährung in der Babybauchzeit

Zum Thema Essen in der Schwangerschaft fällt den meisten Menschen erst mal eine ganze Reihe von Verboten ein: Salami ist doch jetzt tabu … und Rohmilchkäse … und Tiramisu. Oder? Wir fangen lieber andersherum an: Schwangerschaft ist keine Krankheit. Und Schwangere können, dürfen und sollen sich in weiten Teilen genau so ernähren wie sonst auch. Von wenigen Ausnahmen abgesehen, ist erlaubt, was guttut und schmeckt.

Omnivore Ernährungspyramide

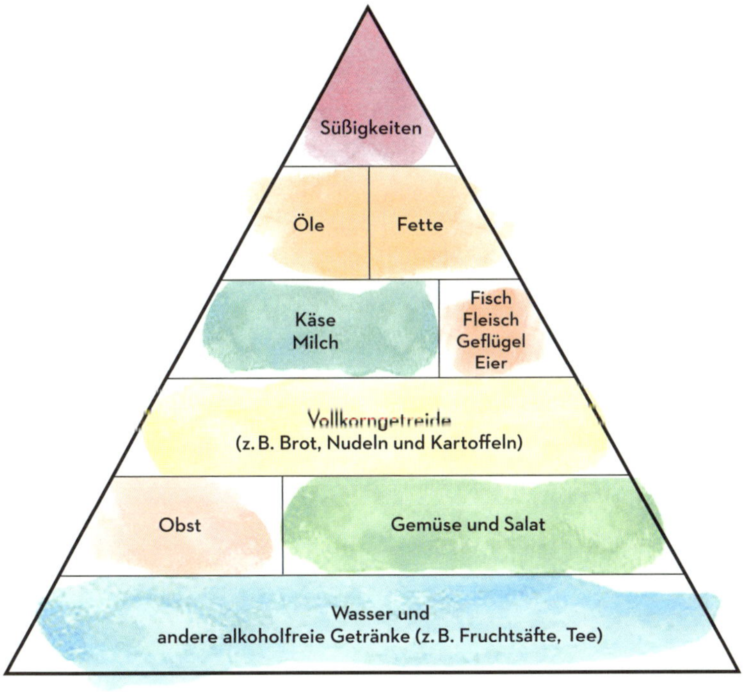

Wer selbstkritisch feststellt, dass die eigene Ernährung bis jetzt nicht gerade optimal war und viel zu oft aus Süßigkeiten und Stressessen bestand, kann die Schwangerschaft natürlich als Anstoß nehmen, um sich insgesamt gesünder und ausgewogener zu ernähren. Und zwar nicht nach Schwangerschafts-Spezialregeln, sondern entsprechend den Empfehlungen, die für alle Menschen gelten und die in dieser Ernährungspyramide übersichtlich dargestellt sind.

Die Basis stellen dabei pflanzliche Lebensmittel dar, vor allem Gemüse, aber auch Obst. Dann folgen gesunde Kohlenhydrate, also vorwiegend Vollkornprodukte und Kartoffeln. Nur einen kleinen Teil des Speiseplans sollten tierische Produkte wie Milch und Eier, Fleisch und Fisch ausmachen. Fettige Knabbereien wie Chips und gesalzene Erdnüsse und Süßigkeiten jeder Art sollten die genussvolle Ausnahme bleiben. So weit die Theorie. Dass die typische Ernährung in der Schwangerschaft oft anders aussieht, ist völlig normal und kein Grund zur Sorge. Denn so sinnvoll alle Empfehlungen zur gesunden Ernährung grundsätzlich auch sind: Um ihr Baby müssen sich Schwangere hierzulande im Normalfall auch bei weitaus weniger gesunden Ernährungsgewohnheiten keine Sorgen machen. Denn der weibliche Körper ist darauf programmiert, dem Ungeborenen im Bauch alle Nährstoffe zukommen zu lassen, die es zum Wachsen braucht. Das heißt: Selbst aus Cheeseburgern mit Pommes holt der Körper noch das heraus, was für das Baby gut ist, und lässt den Rest bei der Mutter. Das heißt: Mit einer ungesunden Ernährung in der Schwangerschaft schaden Frauen vor allem sich selbst. Das Baby ist in der Regel sonst schon gut versorgt.

Wie viele Extrakalorien brauche ich?

»Du isst ja jetzt für zwei!«, sagt die werdende Oma und schöpft noch eine zweite Portion Rotkohl mit Klößen auf den Teller. Was dabei schnell vergessen wird: Ja, werdende Mütter essen für zwei – aber die zweite Person ist winzig klein und braucht noch nicht besonders viele Kalorien zum Wachsen: In den ersten Schwangerschaftsmonaten benötigen Frauen bei einer normalen Ernährung gar keine Extrakalorien, in den letzten Schwangerschaftsmonaten sind es dann etwa 250 Kalorien pro Tag mehr, was in etwa einem Apfel und einem Joghurt entspricht.

Heißt das, dass Schwangere jetzt plötzlich anfangen müssen, Kalorien zu zählen? Nein, aber es ist sinnvoll, im Auge zu behalten, dass der Mehrbedarf an Essen in der Schwangerschaft oft überschätzt wird. Besonders gravierende Auswirkungen hat das bei Frauen, die sonst immer sehr genau auf ihr Gewicht geachtet haben und nun, da sie sowieso rund werden und ihren Bauch mit Stolz tragen, nach Herzenslust drauflosschlemmen. Das ist einerseits wunderbar, weil es zeigt, dass eine Schwangerschaft für viele Frauen mit einem deutlich verbesserten Körpergefühl einhergeht. Andererseits liegt in völlig ungehemmtem Zuschlagen nach einer langen Zeit des kontrollierten Essens die Gefahr, die eigene Sättigungsgrenze permanent zu übergehen und am Ende unglücklich zu sein mit Babypfunden, die einfach nicht mehr weggehen. Ein gesunder Mittelweg: Nach Herzenslust dem eigenen Appetit nachgeben, dabei aber zumindest grob die Gewichtsentwicklung im Auge behalten: Zehn bis 16 Kilo zuzunehmen ist in einer Einlingsschwangerschaft völlig normal, alles darüber lässt sich nicht mehr allein mit dem Baby im Bauch erklären.

Vegane und vegetarische Ernährung

»Jetzt musst Du aber wieder richtig essen, dem Baby zuliebe!« – kaum eine Aussage bekommen Vegetarierinnen und Veganerinnen in der Schwangerschaft häufiger zu hören. Von der Schwiegermutter bis zur Frauenärztin scheinen sich alle einig zu sein: Ungeborene brauchen Fleisch! Für viele Frauen erwächst aus solchen Ratschlägen ein echtes Gewissensproblem: Die ethische Problematik des Tiereessens ist durch die eigene Schwangerschaft ja keine andere geworden. Gleichzeitig wollen sie natürlich ihrem Baby im Bauch nicht schaden. Braucht es tatsächlich eine omnivore Mischkost, um sich gesund zu entwickeln?

Tatsächlich lässt sich diese Frage nicht in einem Satz beantworten. Denn: Ja, wer während der Schwangerschaft auf tierische Produkte fast ganz oder vollständig verzichtet, muss besonders auf seine Ernährung achten, damit das Baby im Bauch alles bekommt, was es braucht.

Dass die meisten medizinische Fachgesellschaften nach wie vor insbesondere von einer veganen Ernährungsweise in der Schwangerschaft abraten, hat also den

Grund, dass es schon einiges Ernährungswissen braucht, um dem Ungeborenen auch ohne tierische Produkte alle Nährstoffe zukommen zu lassen, die es für eine gesunde Entwicklung braucht. Dass werdende Mütter über dieses Wissen verfügen, halten die Expertenkommissionen, die solche Empfehlungen herausgeben, zu Recht nicht für garantiert. In der Praxis zeigt sich jedoch, dass vegetarisch lebende Menschen besser informiert sind als omnivor lebende Menschen und dass die meisten Veganer durch ihre Ernährungsweise zu regelrechten Experten für gesunde und ausgewogene pflanzliche Kost werden.

Bezogen auf die Schwangerschaft heißt das: Vegetarisch und insbesondere vegan lebende Menschen stehen in dieser Zeit in der besonderen Verantwortung, ihre Ernährung so zu gestalten, dass ihr Baby im Bauch gut versorgt ist. Das ist möglich, setzt aber ein überdurchschnittliches Maß an Ernährungswissen und einen sehr bewusst gestalteten Speiseplan voraus. Außerdem ist es für vegan lebende Schwangere unerlässlich, Vitamin B_{12} in Form von Tabletten zu supplementieren und durch regelmäßige Bluttests sicherzustellen, dass es dem eigenen Körper an nichts fehlt.

Vegetarische und vegane Ernährungspyramide

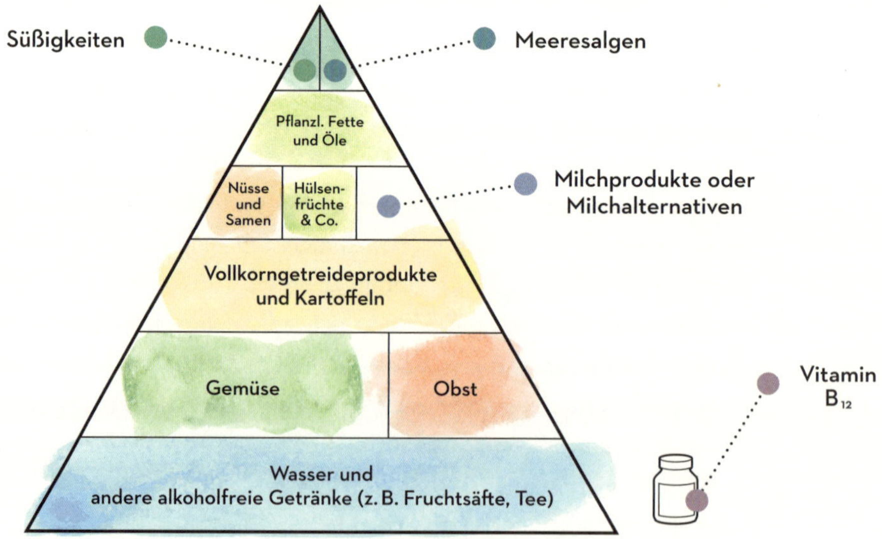

SABINE Es ist Deine Wahl

Vegetarisch oder vegan lebende Schwangere haben nach meiner Erfahrung oft besonders mit den typischen Heißhungerattacken in der Frühschwangerschaft zu kämpfen – dann nämlich, wenn sie plötzlich Gelüste auf Lebensmittel entwickeln, die im Rahmen ihrer Ernährungsweise eigentlich tabu sind. »Wenn ich plötzlich unbedingt Hackbällchen essen will – sagt mir mein Körper dann, dass ich mehr Eisen brauche?«, fragen sie mich dann. Oder: »Kann mein Baby dringend Schokoladenpudding und Würstchen brauchen?« – Ich antworte dann, dass nur ein Bluttest uns sagen kann, ob wirklich irgendwo ein Mangel besteht. Fehlt es einer Schwangeren dann tatsächlich an Eisen, kann sie sich immer überlegen, ob sie den Bedarf durch mehr Rindfleisch oder durch mehr Hülsenfrüchte decken will. Beide Entscheidungen sind legitim, aber mir ist es wichtig, dass die Frauen wissen: Ich habe immer noch die Wahl, wie ich mich in meiner Schwangerschaft ernähren will. Mein Buchtipp: *Carmen Hercegfi & Sarah Gebhardt, Vegan in anderen Umständen (Grüner Sinn Verlag 2017)*

Verbotenes Essen?

Die Deutsche Gesellschaft für Ernährung sowie verschiedene medizinische Fachverbände raten Schwangeren in Deutschland vom Verzehr bestimmter Lebensmittel ab. Grund dafür ist vor allem die Furcht vor zwei Erkrankungen: der Listeriose und der Toxoplasmose. Beide können zu Infektionskrankheiten führen, die für Kinder und Erwachsene unbedenklich sind, für ungeborene Babys jedoch ernsthaft gefährlich werden können. Da die Keime durch Hitze abgetötet werden, besteht bei gekochten und gegarten Lebensmitteln grundsätzlich keine Gefahr. Rohe Lebensmittel bergen für Schwangere jedoch grundsätzlich ein gewisses Risiko. Die offizielle Empfehlung lautet deshalb, in der Schwangerschaft keinerlei rohes Fleisch zu essen und Obst, Gemüse und Salate vor dem Verzehr besonders gründlich zu waschen. Zu den als riskant eingestuften Lebensmitteln, von deren Verzehr Schwangeren abgeraten wird, zählen:

- rohes Fleisch (Mett, Roastbeef)
- nicht ganz durchgebratenes Fleisch (Steak medium)
- Rohwurst (Salami)
- roher Fisch (Sushi)
- rohe Eier (zum Beispiel in Tiramisu, Mousse au Chocolat oder der Soße von Caesar's Salad)
- Räucherfisch
- Rohmilchkäse
- Honig

Doch so berechtigt die Warnungen vor einzelnen Lebensmitteln als potentziellen Überträgern von Keimen sein können: Umfassende »Verbote« ganzer Lebensmittelgruppen, wie sie in Deutschland üblich sind, bergen ihre eigenen Gefahren. So kommt es vor, dass Schwangere aus Angst vor Listerien gar kein frisches Obst und Gemüse mehr essen – was für eine ausgewogene Nährstoffversorgung alles andere als förderlich ist. Zudem sorgt die lange Liste von Nahrungsmitteln, vor denen gewarnt wird, häufig dafür, dass Schwangere völlig den Überblick verlieren, was jetzt noch mal erlaubt und was verboten war, und am Ende gar nicht mehr einschätzen können, welche Lebensmittel wirklich bedenklich sind und von welchen prophylaktisch aufgrund eines eher theoretischen Ansteckungsrisikos gewarnt wird.

Spannend ist zudem ein Blick über Ländergrenzen hinweg: In Japan raten die Ärzte Schwangeren beispielsweise extra zu rohem Fisch, und in Kanada wurde die Warnung vor Rohmilchprodukten aufgehoben – das Ansteckungsrisiko sei zu gering. Dafür gibt es andernorts wieder andere für uns seltsam anmutende Empfehlungen: etwa der in Italien verbreitete Rat, Salatblätter vor dem Verzehr einzeln mit Spülmittel (!) zu reinigen. Deshalb zum Schluss eine kleine Einordnung der Risiken:

- **Rohes Fleisch und roher Fisch** bergen wirklich ein verhältnismäßig hohes Toxoplasmose-Risiko und sollten deshalb unbedingt gemieden werden. (Auf Sushi müssen Schwangere trotzdem nicht verzichten, mit Gemüse oder Ente gefüllt sind die Happen überhaupt kein Problem! Bitte zur Zubereitung ein eigenes Brett und Messer verwenden.)
- **Geräucherter und roher Schinken sowie abgepackte Salami** aus dem Supermarkt stellen zwar nur ein sehr kleines Risiko dar, sollten aber sicherheitshal-

ber nur durcherhitzt verspeist werden – zum Beispiel auf einer leckeren Pizza.

- Von **rohen Eiern** geht keine Gefahr für das Baby aus. Weshalb sie trotzdem auf dem Index stehen: Im blödesten Fall können sich Schwangere mit Salmonellen infizieren – und heftiger Brechdurchfall ist gerade in der Schwangerschaft nicht witzig. Im Extremfall löst er sogar Wehen aus.
- **Ganz normaler Käse** aus dem Supermarkt ist völlig unbedenklich (auch helle Weichkäse wie zum Beispiel Mozzarella). Rohmilchkäse, den Schwangere sicherheitshalber meiden sollten, muss in Deutschland extra gekennzeichnet sein. Meistens gibt's ihn ohnehin nur in Hofläden und Biomärkten.
- **Salat, Obst und Gemüse** unter fließendem Wasser zu waschen reicht als Schutzmaßnahme völlig aus. Kartoffeln am besten von anderen Gemüsesorten getrennt lagern und vor dem Kochen sorgfältig von Erdresten befreien, danach: Hände waschen. Was Sie wirklich möglichst meiden sollten, sind offene Salatbuffets: Wer weiß, wie lange die Sachen da schon stehen …

Weitere Informationen zu **Toxoplasmose** und **Listeriose** findest Du ab S. 315.

Und was ist mit Getränken?

Vielen Frauen fällt es in der Frühschwangerschaft schwer, überhaupt zu trinken, vor allem wenn die Übelkeit stark ist. Gleichzeitig wäre es eigentlich gut, jeden Tag 2,5 Liter Flüssigkeit zu sich zu nehmen. Was tun? Zunächst: Sich selbst mit Gewalt zu zwingen, große Mengen auf einmal zu trinken, ist weder angebracht noch notwendig. Besser: Über den Tag verteilt immer wieder so viel Flüssigkeit zu sich nehmen, wie gerade erträglich ist. Bei der Auswahl der Getränke solltest Du Folgendes beachten:

Wasser

Ist das perfekte Getränk in der Schwangerschaft, und zwar ganz gleich, ob aus der Flasche oder aus der Leitung. Manchen Schwangeren hilft es, mehr zu trinken, wenn sie ihr Wasser geschmacklich etwas aufpeppen, zum Beispiel mit einer frischen Zitronenscheibe im Glas.

Säfte und Schorlen

Orangensaft zum Frühstück, Apfelschorle gegen den Durst: Fruchtsäfte sind bei vielen Schwangeren beliebt und gesundheitlich unbedenklich. Da sie jedoch viel natürlichen Fruchtzucker enthalten, sollten sie nicht den Großteil der konsumierten Getränke ausmachen, sondern die leckere Ausnahme sein.

Tee und Kaffee

Früchtetee und Kräutertee kann in der Schwangerschaft unbegrenzt getrunken werden. Bei Kaffee sowie Grün- und Schwarztee sollten Schwangere ein Auge auf die Mengen haben, da diese Koffein enthalten, das in höheren Dosen für das Ungeborene gefährlich werden kann. Die Weltgesundheitsorganisation (WHO) rät deshalb dazu, in der Schwangerschaft nicht mehr als 300 mg Koffein pro Tag zu sich zu nehmen. Das entspricht etwa drei Tassen Kaffee, schwarzem oder grünem Tee.

Cola und Energy-Drinks

Auch Cola enthält Koffein, allerdings weniger als Kaffee oder Tee: Um den von der WHO in der Schwangerschaft als unbedenklich eingestuften Koffeinkonsum von 300 mg zu überschreiten, müssten Schwangere mehr als einen Liter davon trinken. Anders sieht es bei Energy-Drinks aus: Ihr Koffeingehalt ist so hoch, dass Schwangere darauf ganz verzichten sollten.

Alkoholische Getränke

Kein Alkohol in der Schwangerschaft: So lautet die weltweite Empfehlung zum Schutz des Ungeborenen, der wir uns hundertprozentig anschließen. Zwar wurden in den vergangenen Jahren einige Studien durchgeführt, die zum Ergebnis hatten, dass sich nach moderatem Alkoholkonsum in der Schwangerschaft keine Spätfolgen für die kindliche Entwicklung nachweisen lassen. Doch gleichzeitig weiß eben auch niemand ganz genau, wo der Schwellenwert für unbedenklichen Alkoholkonsum liegt – denn dass Alkohol verheerende Folgen für das Ungeborene haben kann, ist unbestritten. Deshalb finden wir es wichtig, zwar natürlich vorkommenden Alkohol in naturbelassenen Lebensmitteln zu haben, aber alkoholische Getränke während der Schwangerschaft tatsächlich komplett zu vermeiden.

Gesunde Ernährung – gutes Geburtsgewicht

Es ist ganz normal, dass manche Babys leicht und zart und andere größer und kräftiger zur Welt kommen. Doch dass Neugeborene in westlichen Industrienationen wie Deutschland oder den USA heute so schwer zur Welt kommen wie nie zuvor, hat nichts mit dieser normalen genetischen Varianz zu tun, sondern ist die Folge unseres Lebensstils: Wir essen zu viel und bewegen uns zu wenig – und das hat auch Einfluss auf das Baby im Bauch. Schwangere können also viel dafür tun, dass ihr Baby mit dem Geburtsgewicht zur Welt kommt, das von der Natur vorgesehen ist. Wenn zuckerhaltige Speisen und Getränke sowie Fast Food und Fertigprodukte in ihrer Ernährung die Ausnahme darstellen, und sie stattdessen auf unverarbeitete Lebensmittel, viel frisches Gemüse und Vollkornprodukte setzen, wird das Ungeborene nicht moppeliger, als es sein genetischer Bauplan vorsieht. Angenehmer Nebeneffekt: So tut es sich in ein paar Monaten auch leichter damit, durch den Geburtskanal zu flutschen.

Und was ist mit dem Rauchen?

Zigarettenrauch ist für das ungeborene Baby im Bauch gefährlich – und zwar sowohl wenn seine Mama selbst raucht als auch wenn sie den Rauch anderer einatmet. Werdende Eltern sollten deshalb am besten gemeinsam mit dem Rauchen aufhören – und zwar sobald sie von der Schwangerschaft wissen. In vielen Menschen setzt eine Schwangerschaft einen ungeahnten Veränderungswillen frei: Für ihr Baby schaffen sie, was sie vorher nie für möglich gehalten hätten. Unter **www.rauchfrei-info.de** finden Interessierte konkrete Informationen zu Rauchentwöhnungsprogrammen, die wirklich helfen.

Supplemente

Nur weil ich schwanger bin, Tabletten schlucken? Das ist vielen Frauen zuwider. Dabei ist es durchaus sinnvoll, durch gezielte Supplemente in der Schwangerschaft sicherzustellen, dass das Baby im Bauch alles bekommt, was es braucht. Denn auch wenn eine normale, ausgewogene Ernährung das Kleine mit fast allen wichtigen Nährstoffen versorgt, gibt es doch Ausnahmen. So ist es beispielsweise in unseren Breiten nahezu unmöglich, den Bedarf an Folsäure und Jod allein durch die eigene Ernährung zu decken – zumal der Bedarf an Folsäure in der Schwangerschaft um 50 Prozent steigt. Gleichzeitig ist nachgewiesen, dass ein ausreichend gefüllter Folsäure-Speicher das Fehlbildungsrisiko für Ungeborene um bis zu 70 Prozent senkt, weshalb Frauen heute empfohlen wird, möglichst bereits in der Kinderwunschzeit Folsäure in Tablettenform zu sich zu nehmen. Dafür ist es jetzt zu spät, doch die Einnahme ist immer noch sinnvoll, ebenso wie die von Jod-Tabletten, die Schwangeren in Deutschland empfohlen wird. Die Supplemente sind in der Apotheke entweder einzeln oder in Kombination erhältlich, etwa in Form spezieller Schwangerschafts-Supplemente, die neben Folsäure und Jod auch noch Vitamine und Eisen enthalten, das in der Schwangerschaft ebenfalls oft knapp wird.

SABINE Das Baby holt sich, was es braucht

Wenn ich mit werdenden Eltern über gesunde Ernährung in der Schwangerschaft spreche, begegnet mir dabei oft ganz viel Angst ums Baby: Wenn ich vor Übelkeit kaum essen kann, wird dann mein Kleines mangelernährt? Fehlt ihm etwas, wenn ich zu wenig trinke? Ich sage dann immer: »Das Baby holt sich, was es braucht – ich mache mir viel mehr Sorgen um Dich, Du bist doch genauso wichtig!« Der weibliche Körper ist nämlich tatsächlich darauf programmiert, eher selbst in den Mangel zu gehen, als es dem Ungeborenen an etwas fehlen zu lassen. In der Schwangerschaft gut zu essen und zu trinken ist also etwas, was Schwangere vor allem für sich selbst tun sollten – schließlich sind ihre eigene Gesundheit und ihr eigenes Wohlergehen nicht weniger wichtig als das ihres Babys!

Es ist o. k.!

Es ist o. k., wenn Du erst eine ganze Reihe positiver Tests brauchst, bis Du wirklich glauben kannst, dass Du schwanger bist.

•

Es ist o. k., wenn Du Dich von Anfang an riesig auf Dein Baby freust – schließlich ist es ja da!

•

Es ist o. k., wenn Du Dich manchmal erschrocken fragst, ob das alles wirklich so eine gute Idee war – viele Schwangere haben zwischendurch diesen Gedanken, das ist völlig normal.

•

Es ist o. k., wenn Du nach dem positiven Test erstmal einfach weitermachst wie zuvor. Du braucht weder besonders auf Deine Ernährung achten, noch Dein Haustier oder Deine Hobbys aufgeben.

•

Es ist o. k., wenn Du jetzt aus Sorge um Dein Baby manchmal übervorsichtig bist. Du willst eben kein Risiko eingehen für Deinen kleinen Bauchbewohner!

•

Es ist o. k., wenn Du Euer Geheimnis erstmal für Dich behältst.

•

Es ist o. k., wenn Du allen freudestrahlend die tolle Nachricht erzählst.

•

Es ist o. k., wenn Du einfach weinst.

•

Es ist o. k., wenn Du auf ein Mädchen hoffst.

•

Es ist o. k., wenn Du auf einen Jungen hoffst.

Begleiter durch die Schwangerschaft

Ein Baby in sich heranwachsen zu lassen ist ein bisschen wie eine Himalaja-Wanderung: Aufregend und besonders und manchmal geradezu atemberaubend schön – gleichzeitig aber auch irre anstrengend und herausfordernd, ungewohnt und fremd, oft auch ein bisschen unheimlich. Deshalb ist es beim Schwangersein wie beim Bergwandern so wichtig, nicht alleine loszuziehen. Sondern sich eine Crew zusammenzustellen, die mitkommt auf den mal schönen, mal beschwerlichen Weg. Das sollten Menschen sein, die uns etwas zutrauen, uns aber auch vor Gefahren warnen. Die uns helfen, unsere Ängste zu überwinden. Die uns Mut zusprechen, bei steilen Klippen die Hand entgegenstrecken, mit uns das große Ziel im Auge behalten – und für uns den Rucksack mit dem Wasser, der wärmenden Decke und der Nervennahrung tragen.

Zu diesem Schwangerschaftsteam können ganz unterschiedliche Menschen gehören: die Partnerin oder der Partner, die eigenen Eltern und Großeltern, die Schwiegereltern, unsere Geschwister. Aber auch Freunde und Bekannte vor Ort oder im Internet, Kolleginnen und Kollegen bei der Arbeit oder professionelle Vertraute wie der Yoga-Lehrer oder die Therapeutin. Zur persönlichen Unterstützer-Crew kommen noch die professionellen Schwangerschaftsbegleiter dazu, die dafür ausgebildet sind, Dich und Dein Baby gesund und sicher durch Schwangerschaft, Geburt und Wochenbett zu lotsen.

An sich bedeutet das: Um ein Baby zu bekommen, braucht eine Frau weder Hebamme noch Arzt. Doch die meisten werdenden Mütter fühlen sich sicherer und wohler, wenn sie erfahrene und kompetente medizinische Begleiter an ihrer Seite wissen.

Wie genau Dein professionelles Schwangerschaftsteam aussehen soll, entscheidest Du. Dabei hast Du ein Recht auf Wahlfreiheit: Du kannst Dich ausschließlich von einer Hebamme oder ausschließlich von einer Ärztin oder einem Arzt begleiten lassen oder gleich beide ins Boot holen. Auch die Gewichtung zwischen ärztlicher und hebammengeleiteter Vorsorge ist Dir überlassen – zumindest theoretisch. In der Praxis sieht es leider so aus, dass die Wahlfreiheit schwangerer Frauen vielerorts bereits stark eingeschränkt ist. Manche finden gar keine Hebamme mehr, andere nur eine Frauenarztpraxis, die darauf besteht, eine bestimmte Anzahl an Vorsorgen selbst durchzuführen. Das führt dazu, dass sich Schwangere immer häufiger von ihrer Lieblings-Betreuungsvorstellung verabschieden und teils schmerzhafte Kompromisse schließen müssen, um überhaupt Begleitung zu bekommen. Das ist ungerecht und gemein und ein echtes Armutszeugnis für unser Gesundheitssystem, das den Anspruch erhebt, eines der besten der Welt zu sein – und dennoch die Wahlfreiheit werdender Mütter nicht zu schützen vermag. Trotzdem solltest Du Dir Deine Schwangerschaft nicht von solchen politischen und gesellschaftlichen Fehlleistungen vermiesen lassen. Ja, es ist Mist, dass nicht jede Frau die Begleitung bekommt, die sie sich wünscht. Aber Deine Schwangerschaft ist zu besonders, zu einmalig und zu kostbar, um sie deshalb nicht zu genießen. Und auch mit einer Schwangerschaftsbegleitung, die von Deiner Wunschbegleitung abweicht, kannst Du eine wunderschöne Babybauchzeit erleben!

Also: Hol Dir die besten Schwangerschaftsbegleiter, die Du kriegen kannst. Lies Bücher, die Dir guttun. Und vertrau darauf, dass Du und Dein Baby, so gerüstet, diese unglaubliche Reise gut packen werdet – nicht allein, sondern gemeinsam.

NORA — Jetzt schon eine Hebamme? — **SABINE**

Wenn ich schwangeren Freundinnen erzähle, dass ich quasi mit dem positiven Test in der Hand auf Hebammensuche gegangen bin, höre ich oft: »Aber warum denn so früh? Die brauche ich doch jetzt noch gar nicht!«

Viele Frauen wissen leider nicht, wie weit das Betreuungsspektrum von uns Hebammen reicht: Wir können Frauen und Familien von der Kinderwunschzeit bis zum Ende der Stillzeit begleiten. Ich freue mich jedenfalls immer sehr, wenn sich eine Frau schon ganz früh in der Schwangerschaft bei mir meldet – so wie Du damals!

Weil Du später in der Schwangerschaft keine Kapazitäten mehr frei hast?

Fast noch wichtiger ist mir, die Frau oder das Paar frühzeitig kennenzulernen. Schließlich haben wir einen langen gemeinsamen Weg vor uns und brauchen Zeit, um herauszufinden, ob wir da in unseren Vorstellungen und Wünschen zusammenpassen.

Und wenn nicht?

Das kommt zum Glück sehr selten vor. Schließlich gehört es für mich als Profi dazu, mich auf ganz unterschiedliche Menschen einzulassen. Wenn aber beide Seiten merken, dass die Chemie wirklich gar nicht stimmt, ist am Anfang der Schwangerschaft eben immer noch gut ein Wechsel möglich.

Für mich war noch ein anderer Aspekt ganz wichtig: Ich wollte einfach von Anfang an eine Ansprechpartnerin für alle meine Fragen haben, die sowohl mein körperliches als auch mein seelisches Wohlergehen im Blick hat.

Das ist für mich tatsächlich der Kern meiner Tätigkeit als Hebamme: die emotionalen und sozialen Bedürfnisse der Familie genauso im Blick zu behalten wie die Gesundheit von Mutter und Kind. Und das gelingt umso besser, je früher ich involviert bin.

Meine Hebamme, meine Ärztin und ich

Hebammen können wunderbare Wegbegleiterinnen für die Schwangerschaft sein. Ärzte auch. Und jede Schwangere darf für sich entscheiden, wie viel Hebammenbegleitung und wie viel ärztliche Betreuung sie zu welchem Zeitpunkt ihrer Babybauchzeit gerne hätte. Dabei stehen Dir als werdender Mutter zumindest theoretisch alle Wege offen:

- Du kannst Dich ausschließlich von Deiner Frauenärztin oder Deinem Frauenarzt begleiten lassen.
- Du kannst die Schwangerschaftsvorsorgen im Wechsel von Deiner Hebamme und Deinem Frauenarzt übernehmen lassen.
- Du kannst Dich anfangs hauptsächlich von Deiner Ärztin oder Deinem Arzt und später nur noch von Deiner Hebamme betreuen lassen – oder umgekehrt.
- Du kannst Dich für eine reine Hebammenvorsorge entscheiden und nur zu den Ultraschalluntersuchungen in die gynäkologische Praxis gehen.
- Oder Du kannst ganz ohne Vorsorgen durch Deine Babybauchzeit gehen.

Für all diese individuellen Entscheidungen kann es gute Gründe geben, und keine Form der Betreuung ist per se besser als die andere. Entscheidend ist, womit Du Dich gut und sicher fühlst. Und wenn sich das im Lauf der Schwangerschaft ändert, kann auch die Schwangerschaftsbegleitung jederzeit diesem Wandel der Bedürfnisse angepasst werden.

Die erste Vorsorge vereinbaren

»Ich bin schwanger – dann rufe ich jetzt am besten gleich mal bei meiner Frauenärztin an« – So kommen die meisten schwangeren Frauen an ihren ersten Vorsorgetermin. Denn, klar: Wer als Schwangere in einer gynäkologischen Praxis anruft, darf meist nach kurzer Zeit vorbeikommen. Weniger bekannt ist, dass auch Hebammen die Vorsorgeuntersuchungen in der Schwangerschaft übernehmen – und zwar von der allerersten Vorsorge an. Schwangere Frauen haben also die Wahl: Sie können zu ihrer Frauenärztin oder ihrem Frauenarzt gehen und dort die Schwangerschaft ganz offiziell feststellen lassen. Oder sie können schon jetzt eine Hebamme suchen, die sie von Anfang an durch die Schwangerschaft begleitet.

Vorteile der ärztlichen Vorsorge

Viele Schwangere kennen ihre Frauenärztin oder ihren Frauenarzt schon lange und haben daher bereits ein Vertrauensverhältnis zu ihm oder ihr. Außerdem können sämtliche Untersuchungsgeräte von Ultraschall bis CTG vor Ort stattfinden. Gute Ärztinnen und Ärzte nehmen sich außerdem gerade für die erste Schwangerschaftsvorsorge mehr Zeit als sonst und klären erst alle offenen Fragen, bevor es ans Untersuchen geht. Allerdings sieht es der Praxisalltag nicht vor, bei jeder Schwangerschaftsvorsorge erst mal eine halbe Stunde oder länger über sämtliche Ängste und Zweifel zu sprechen – der Fokus liegt ganz klar auf den medizinischen Untersuchungen.

Vorteile der Hebammenvorsorge

Viele Schwangere empfinden die Atmosphäre bei Hebammenvorsorgen als besonders angenehm. Statt vor allem nach möglichen Problemen zu suchen, fokussieren sich Hebammen auf die natürlichen und gesunden Aspekte der Schwangerschaft. Im Mittelpunkt steht nicht allein die körperliche Gesundheit von Mutter und Kind, sondern das individuelle Wohlbefinden der gesamten werdenden Familie. Hebammen sind dafür ausgebildet und qualifiziert, normale und gesunde Schwangerschaften und Geburten zu begleiten. Treten medizinische Probleme auf, ziehen sie die Gynäkologin oder den Gynäkologen der Schwangeren in ihrer Betreuung hinzu. Eine typische Hebammenvorsorge findet entweder im Geburtshaus oder der Hebammenpraxis oder auch zu Hause bei den werdenden Eltern statt. Die meisten Hebammen sind Frauen, die Berufsbezeichnung umfasst jedoch Menschen aller Geschlechter.

Wie finde ich eine Frauenarztpraxis, die zu mir passt?
Die meisten Frauen haben bereits eine Frauenärztin oder einen Frauenarzt, bevor die erste Schwangerschaftsvorsorge ansteht. Andere müssen erst jemanden suchen – zum Beispiel nach einem Umzug. Und für manche werdenden Mütter ist ihre Schwangerschaft auch ein Anlass, ihre bisherige gynäkologische Praxis zu verlassen und eine andere Begleitung zu finden, die ihnen eher entspricht. Wie dem auch sei – mit dieser Checkliste können Schwangere herausfinden, ob eine Frauenarztpraxis zu ihnen und ihren Bedürfnissen passt:

- Vor der eigentlichen Untersuchung nimmt sich die Ärztin oder der Arzt Zeit für Deine Sorgen und Fragen.
- Die Ärztin oder der Arzt informiert Dich sachlich zu den zahlungspflichtigen individuellen Gesundheitsleistungen (Igel-Leistungen), ohne Dich emotional unter Druck zu setzen (»Sie wollen doch ein gesundes Kind«).
- Eine kostenpflichtige Ultraschall-Flatrate anzubieten ist ein wenig vertrauenswürdiges Geschäftsgebaren – die DEGUM empfiehlt ganz klar, das diagnostische Instrument der Ultraschalluntersuchung nicht zum Babyfernsehen werden zu lassen und nicht häufiger zu schallen als medizinisch sinnvoll. Dies findet sich auch in einer Änderung der Strahlenschutzverordnung aus 2021 wieder. Hiernach ist Babyfernsehen nicht zulässig. Ultraschall soll nur eingesetzt werden, wenn er

medizinisch erforderlich ist.

- Die Ärztin oder der Arzt rät bei der ersten Vorsorge dazu, sich bald auf die Suche nach einer Hebamme zu machen, und arbeitet sowohl vor als auch nach der Geburt wertschätzend mit Hebammen zusammen.

Wie finde ich eine Hebamme, die zu mir passt?

Sich eine Hebamme zu suchen ist für die meisten Erstschwangeren völliges Neuland – wo fängt man da überhaupt an? Nun: Kontaktdaten von Hebammen in Deiner Region bekommst Du unter anderem beim Deutschen Hebammenverband (online unter: **www.ammely.de**) oder beim örtlichen Gesundheitsamt.

Als Erstes vereinbarst Du telefonisch einen ersten Kennenlerntermin und stellst all die Fragen, die Dir auf der Seele brennen. Dabei kannst Du Dich an folgenden Punkten orientierten:

- Welches Leistungsspektrum bietet die Hebamme an: Begleitet sie Dich auch vor der Geburt, oder bietet sie nur Wochenbettbetreuung an? Gibt sie Geburtsvorbereitungskurse? Leistet sie Geburtshilfe? Bietet sie auch online Beratung und Betreuung an?
- Wenn die Hebamme auch Geburten betreut: Findet ihre Geburtsbegleitung nur außerhalb der Klinik statt, oder kommt sie als sogenannte Beleghebamme auch zur Geburt mit ins Krankenhaus?
- Arbeitet die Hebamme alleine oder im Team? Wer vertritt sie, wenn sie einmal krank oder im Urlaub ist?
- Wie ist die Hebamme erreichbar? Kannst Du im Notfall auch nachts oder am Wochenende anrufen?
- Findet die Betreuung durch ein Hebammenteam im Wechsel statt, oder bekommt jede Schwangere ihre persönliche Hebamme zur Seite gestellt?
- Spricht die Hebamme respektvoll von ihren ärztlichen Kolleginnen und Kollegen in der Geburtshilfe und arbeitet eng mit ihnen zusammen? Oder vertritt sie eher ein Weltbild, bei dem auf der einen Seite die »bösen« Ärzte und »furchtbaren« Klinikgeburten – und auf der anderen Seite die »guten« Hebammen und »natürlichen« außerklinischen Geburten stehen?

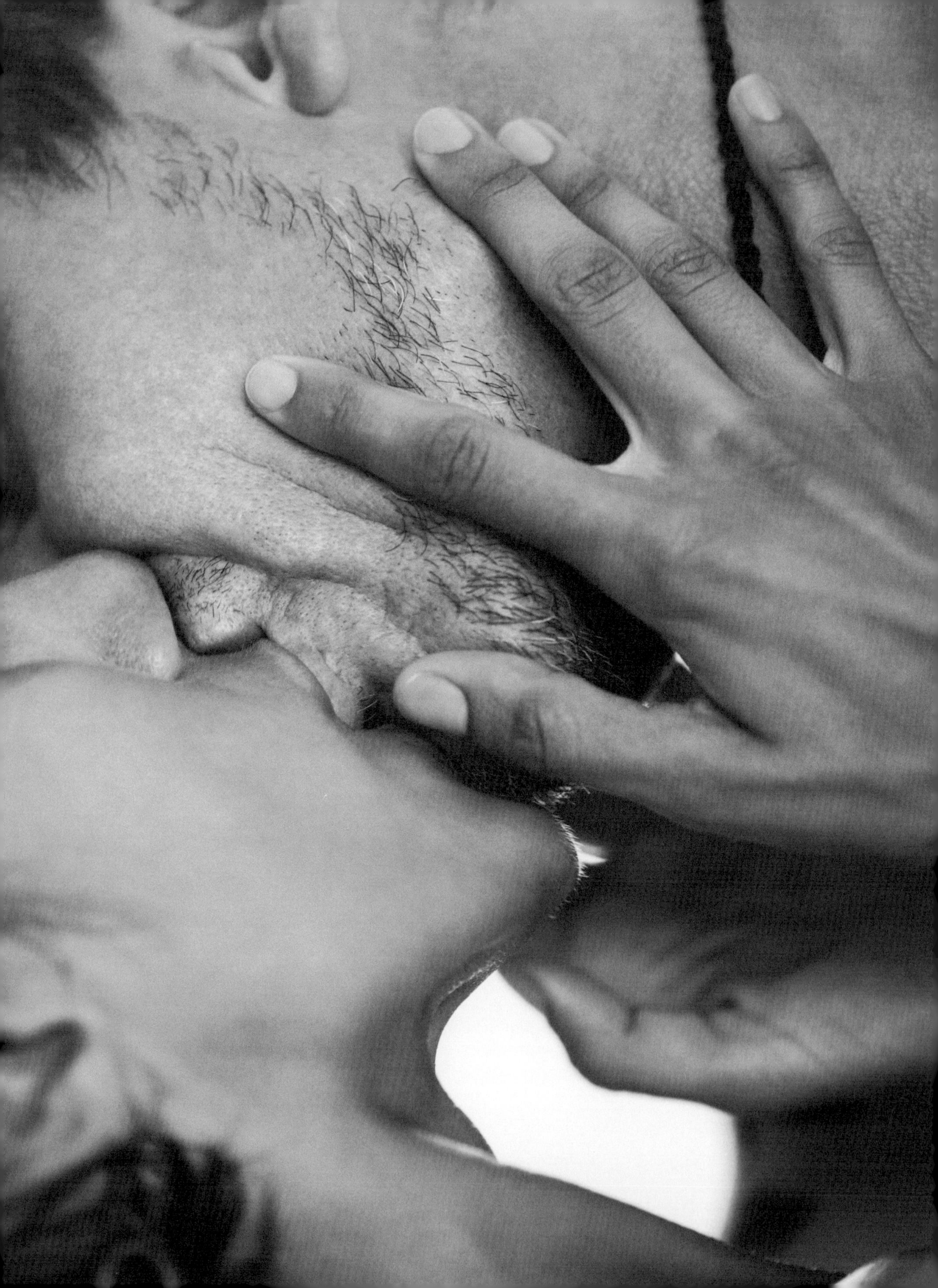

Was müssen wir beim Sex beachten?

Miteinander schlafen und dabei irgendwie zu dritt sein: Klar ist das erst mal eine seltsame Vorstellung! Dazu kommt – vor allem bei werdenden Vätern – oft die Sorge ums Baby: Kann das Kleine irgendwie verletzt werden? Heißt es nicht immer, Sex könne sogar vorzeitige Wehen auslösen?

Deshalb an dieser Stelle der ganz deutliche Hinweis: Kein Mensch muss in der Frühschwangerschaft Sex haben. Aber jeder darf es. Sex in der Frühschwangerschaft ist weder gefährlich noch unangemessen, solange es der werdenden Mutter dabei gut geht. Alles, was sich richtig anfühlt, ist richtig. Und alles, was sich falsch anfühlt, ist falsch.

Wichtig zu wissen: Nach dem Sex kann sich der Bauch ungewöhnlich hart und fest anfühlen. Das ist überhaupt nicht schlimm und kein Grund zur Sorge: Die Gebärmutter zieht sich beim Orgasmus nur genauso zusammen wie alle anderen Muskeln auch. Was auch vorkommt: eine sogenannte Kontaktblutung nach dem Geschlechtsverkehr. Normalerweise harmlos, trotzdem unheimlich. Meist steckt eine völlig unbedenkliche Schleimhautverletzung dahinter. Wird die Blutung nicht schwächer oder ist die Sorge sehr groß: bei der Hebamme oder in der Frauenarztpraxis anrufen.

Ein Sicherheitshinweis zum Schluss: In verschiedenen Broschüren für Schwangere findet sich die Empfehlung, beim Geschlechtsverkehr während der Schwangerschaft sicherheitshalber immer ein Kondom zu verwenden. Dabei geht es logischerweise nicht um Verhütung, sondern um den Schutz vor Geschlechtskrankheiten, die auch dem Ungeborenen gefährlich werden können. Für werdende Eltern, die Sex mit wechselnden Partnern haben, ist diese Empfehlung deshalb sinnvoll. Für alle anderen gilt: Waren der Clamydien- und der LSR-Test bei der ersten Schwangerschaftsvorsorge negativ und leben die werdenden Eltern in einer monogamen Zweierbeziehung, können sie auf Kondome getrost verzichten.

SABINE Auch Sex ist ein Hebammen-Thema

Fast alle werdenden Eltern haben irgendeine Frage zum Thema Sex – aber die meisten tun sich erst mal schwer damit, mich da um Rat zu fragen. Dabei gehören Sorgen rund um die Sexualität vor und nach einer Geburt selbstverständlich zu meinem Arbeitsbereich als Hebamme. Ich höre zu, weiß Rat, lindere Ängste, wie bei allen anderen Themen auch. Deshalb kann ich schwangere Frauen und ihre Partner nur dazu ermutigen, sich auch bei diesem Thema vertrauensvoll an ihre Hebamme zu wenden.

NORA Ist das normal?

Nachdem ich in der »Eltern« mal einen Artikel zum Thema »Sexualität in der Schwangerschaft« veröffentlicht hatte, fühlte ich mich monatelang wie das Dr.-Sommer-Team für Schwangere. Denn plötzlich trudelten in meinem Postfach lauter Nachrichten ein mit der besorgten Frage »Ist das normal?«: Dass ich seit dem positiven Test überhaupt keine Lust mehr habe? Dass ich von meinem Partner gerade gar nicht genug bekomme? Dass ich plötzlich manche Berührungen nicht mehr mag? Dass sich der Sex plötzlich anders anfühlt, obwohl mein Bauch noch gar nicht rund ist? Dass mein Freund echte Probleme damit hat, mit mir zu schlafen, seit ich schwanger bin? Dass er mich schwanger so sexy findet wie selten zuvor? … Meine Antwort lautete jedes Mal: Ja, das ist alles völlig normal. Schließlich ist Sex in der Schwangerschaft so verschieden wie wir Menschen selbst.

Seelische Herausforderungen

Was passiert gerade mit mir? Warum bin ich so komisch? Ich erkenne mich ja selbst nicht wieder! Für viele Schwangere sind die ersten Schwangerschaftswochen eine emotional turbulente Zeit. Die Schwangerschaftshormone lassen sie sensibler und verletzlicher werden, das permanente Nach-innen-Hören (»Bist Du noch da? Geht es Dir auch gut?«) ist ungewohnt und anstrengend. Vor allem aber ist die Frühschwangerschaft für viele Frauen eine Zeit großer Einsamkeit: Ihre eigene Welt steht kopf, doch für den Rest der Menschheit geht alles weiter wie zuvor. Und das schließt oft auch den werdenden Papa ein: Klar beschäftigt die Schwangerschaft auch ihn, doch noch ist der Gedanke an das Baby so abstrakt, dass er sich immer wieder auch gut zur Seite schieben lässt. Der ganz normale Alltag mit Arbeit und Hobbys läuft ja weiter.

SABINE Dein Gefühlschaos ist ganz normal

Ganz viele Frauen erschrecken in der Frühschwangerschaft total darüber, wie wütend auf ihren Partner sie oft plötzlich sind: Wie sorglos der mit Freunden feiern geht, wo er doch bald Papa wird! Wie selbstverständlich er sich nach Hause kutschieren lässt, weil ich ja eh nichts trinken kann! Wie wenig Interesse er an meinen Schwangerschaftsbüchern hat! Soll das jetzt etwa so bleiben: Ich werde Mama mit Haut und Haar, und er guckt gemütlich zu? Es ist ganz wichtig, über solche Gefühle zu reden – möglichst ohne Vorwürfe und in klaren Botschaften: Ich fühle mich allein. Ich wünsche mir mehr Anteilnahme. Kannst Du bitte auch nichts trinken, wenn ich nichts trinken darf? Als Hebamme fungiere ich in solchen Gesprächen manchmal auch als Übersetzerin und Vermittlerin – auch das gehört für mich zur Fürsorge für die werdende Familie.

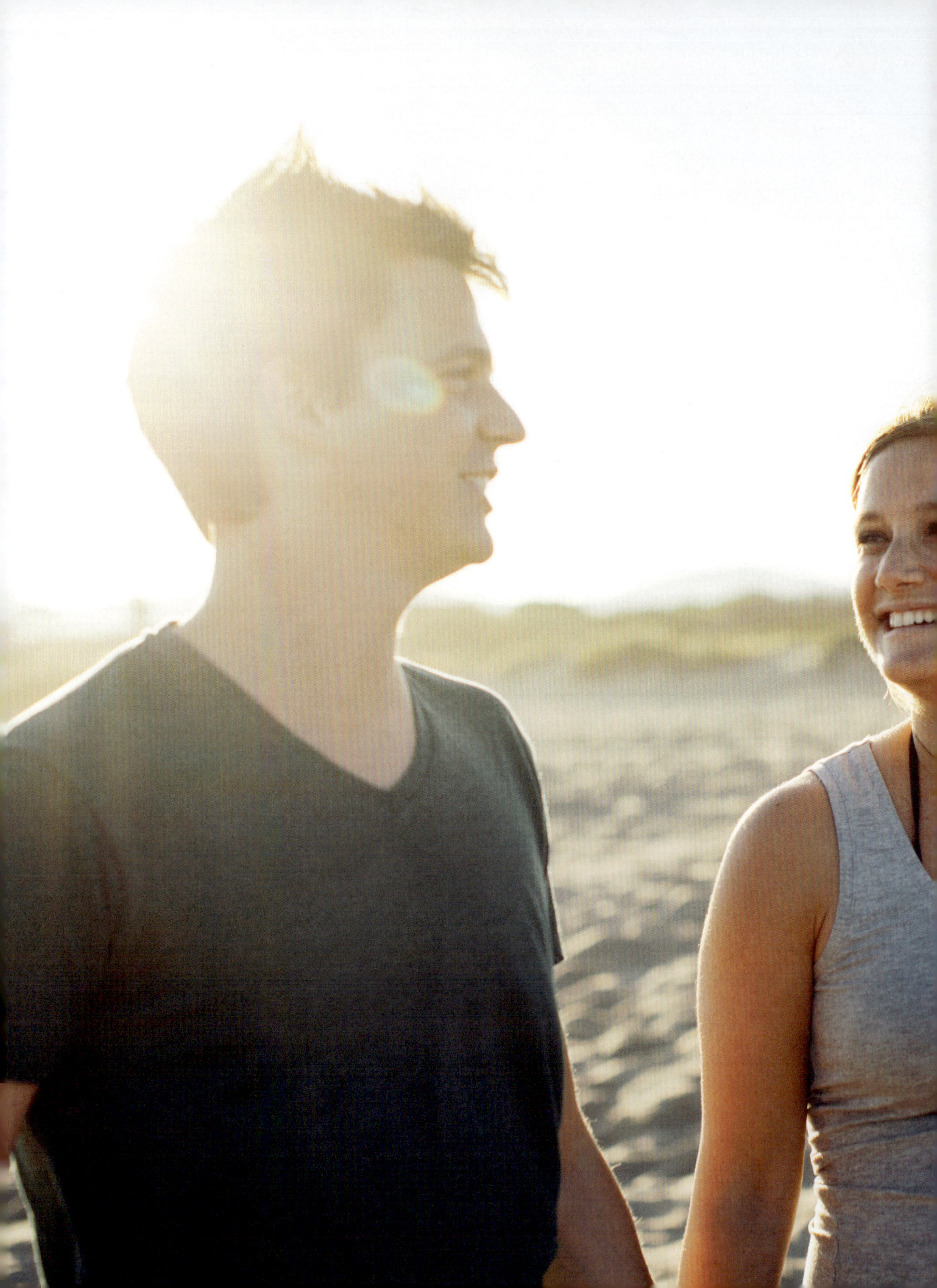

Hey, Du wirst ja Papa!

Ist ein Baby unterwegs, scheint sich manchmal alles nur noch um die werdende Mama und ihren Bauch zu drehen – dabei bist Du nicht weniger wichtig: Ja, genau Du, der Vater dieses kleinen Bauchzergs, der gerade Euer Leben durcheinander wirbelt. Auch wenn es sich manchmal nicht so anfühlen mag: Du spielst in der Babybauchzeit einen ganz entscheidenden Part! Du bist Geheimnishüter und Mutzusprecher, Beschützer und Versorger, Zuhörer und Wegbegleiter und noch vieles mehr. Vor allem aber bist Du vermutlich schon total gespannt auf Euer Baby! Gleichzeitig fühlt sich gerade zu Beginn der Schwangerschaft der Gedanke ans Papawerden für Dich vielleicht noch eher surreal an. Du kannst Dir einfach nicht vorstellen, dass da tatsächlich ein kleiner Mensch drin sein soll. Keine Sorge: Das ist ganz normal. Schließlich siehst und spürst Du ja noch nichts. Doch Du kannst Dir sicher sein: Dass Du da bist, Dich mitsorgst und Dich mitfreust, macht schon jetzt einen riesigen Unterschied. Für Deine Partnerin. Und für Euer winzig kleines, und trotzdem schon ganz und gar reales gemeinsames Kind.

Dunkle Gefühle

Die werdende Mutter selbst kann den Gedanken an das Baby hingegen so gut wie nie zur Seite schieben. Sie hat es ja überall dabei: im Büro, beim Einkaufen, bei jedem Treffen mit Freunden. Immer muss sie mitdenken: Darf ich das jetzt essen, kann ich das jetzt trinken? Jedes Ziehen im Bauch versetzt sie in Sorge, egal, wo sie gerade ist. Eine Auszeit vom Schwangersein? Gibt es nicht. Nie. Dazu kommen die widersprüchlichen Gefühle, für die es oft an Verständnis mangelt. »Aber Du wolltest doch so gerne ein Baby!«, meint so mancher Partner hilflos seine aufgelöste Freundin trösten zu müssen, die plötzlich überzeugt ist, die schlechteste Mutter der Welt zu werden. Und die beste Freundin fragt: »Kannst Du nicht einfach glücklich sein?«

Wohin mit meinen Zweifeln? Diese Frage schwebt für viele Frauen wie eine dunkle Wolke über den ersten Schwangerschaftswochen, in denen alles so neu und anders ist, auch wenn es von außen nicht so scheint. Die Antwort auf diese Frage kann ganz vielfältig aussehen: Eine Hebamme kann eine gute Ansprechpartnerin sein, um etwas Ordnung in das Gefühlsdurcheinander zu bringen. Eine erfahrene Mama-Freundin erinnert sich vielleicht selbst noch an das Tohuwabohu der Frühschwangerschaft. Auch sich mit anderen Schwangeren im Internet zusammenzufinden kann eine beruhigende Erfahrung sein: Ich bin mit all meinen Gefühlen ja gar nicht allein!

Am wichtigsten ist jedoch, sich selbst all die widersprüchlichen Emotionen der ersten Zeit zuzugestehen, anstatt gegen sie anzukämpfen. Das ist ein bisschen wie später bei der Geburt: Wer sich mit aller Macht gegen die Kraft der Wehen stellt, wird sich in diesem Kampf die Zähne ausbeißen. Gelingt es jedoch, sich der Wehenmacht zu stellen und sie widerstandslos durch sich hindurchfließen zu lassen, können sie auch einfach wieder vergehen. Mit den dunklen Gefühlen in der Frühschwangerschaft ist es ähnlich: Sie wegschieben und verdrängen zu wollen lässt sie nur machtvoller und stärker zurückkehren. Sie anzunehmen, anzuschauen und weiterziehen zu lassen lässt sie irgendwann am Horizont verschwinden.

SABINE

Darf ich mich schon freuen?

NORA

In meiner täglichen Arbeit erlebe ich häufig, dass Frauen sich in den ersten Schwangerschaftswochen kaum auf ihr ungeborenes Kind einlassen können, aus Angst vor einer Fehlgeburt.

Oh ja, daran erinnere ich mich noch gut. Ich habe auch immer wieder die Wahrscheinlichkeiten dafür gegoogelt und war froh um jeden Tag, der mich der magischen 12-Wochen-Grenze näher brachte.

Das verstehe ich. Und trotzdem finde ich es schade, wenn diese Angst der Grund dafür ist, dass werdende Eltern sich lange gar nicht auf ihr Baby freuen können. Ich denke einfach: Ob es geht oder bleibt – dieses Kind ist Dein Kind.

Und trotzdem ist da dieser Impuls, sich zu schützen: Schmerzt so eine Fehlgeburt nicht weniger, wenn ich mich eher verhalten gefreut habe?

Meiner Erfahrung nach nicht. Eine Fehlgeburt tut weh, und sie darf wehtun – immer. Schließlich trauerst Du um Dein ungeborenes Kind, das bereits ein Teil Deiner Familie war, und zwar sobald Du von ihm wusstest. Ich glaube nicht, dass man sich vor diesem Schmerz schützen kann – oder sollte.

Und wie kriege ich meine Angst in den Griff?

Indem Du Dir Menschen suchst, mit denen Du offen über Deine Gefühle sprechen kannst. Das mag Dein Partner sein, eine gute Freundin oder Deine Hebamme Und dann: Nimm Kontakt auf mit Deinem Kind. Leg Dir die Hand auf den Bauch, denke an Dein Baby und erzähle ihm von Deinen Ängsten. Viele Frauen berichten mir, dass ihnen das sehr geholfen hat.

Reiselust

Der Urlaub ist schon gebucht, und plötzlich ist der Schwangerschaftstest positiv: Viele Schwangere haben da erst mal den Impuls, die Reise abzusagen. Und klar, das kann eine gute Entscheidung sein: wenn die Schwangerschaftsübelkeit zuschlägt, wenn die Müdigkeit groß ist, wenn die Prioritäten jetzt anders liegen. Schade wäre es jedoch, sich das Urlaubsvergnügen aus Angst um das Ungeborene entgehen zu lassen, denn eigentlich sind die ersten zwei Drittel einer Schwangerschaft eine tolle Zeit, um noch einmal zu verreisen. Deshalb gilt auch hier: Erlaubt ist, was gefällt! Mit Mini-Baby im Bauch zu verreisen kann eine wunderbare Sache sein, und es gibt keine Hinweise darauf, dass selbst eine längere Flugreise für das Baby schädlich sein könnte. Also bitte nicht aus Angst vor der Strahlenbelastung beim Fliegen die Flitterwochen canceln.

Reisen in der Frühschwangerschaft

Deine Reise ist gebucht und nun bist Du schwanger. Hier ein paar Reiseinformationen:

- Wenn Dein Reiseziel Dir und Deinem Partner nicht zu gefährlich erscheint und Deine persönliche Situation es erlaubt, kannst Du selbstverständlich reisen.
- Deine Aktivitäten kannst Du ja entsprechend anpassen, Bungeespringen wäre sicher nicht so gut.
- Die Strahlenbelastung beim Fliegen ist nicht so hoch, dass Dich dies von einer Urlaubsflugreise abhalten sollte. Wenn Du jedoch mehrere Langstreckenflüge im Verlauf der Schwangerschaft zu absolvieren hast, solltest Du Dir hierzu die »Information für Schwangere« des Bundesamtes für Strahlenschutz ansehen: **www.bfs.de**
- Es gibt sehr unterschiedliche Vorgaben der Fluggesellschaften bis zu welchem Zeitpunkt sie Schwangere mitnehmen, oftmals wird auch

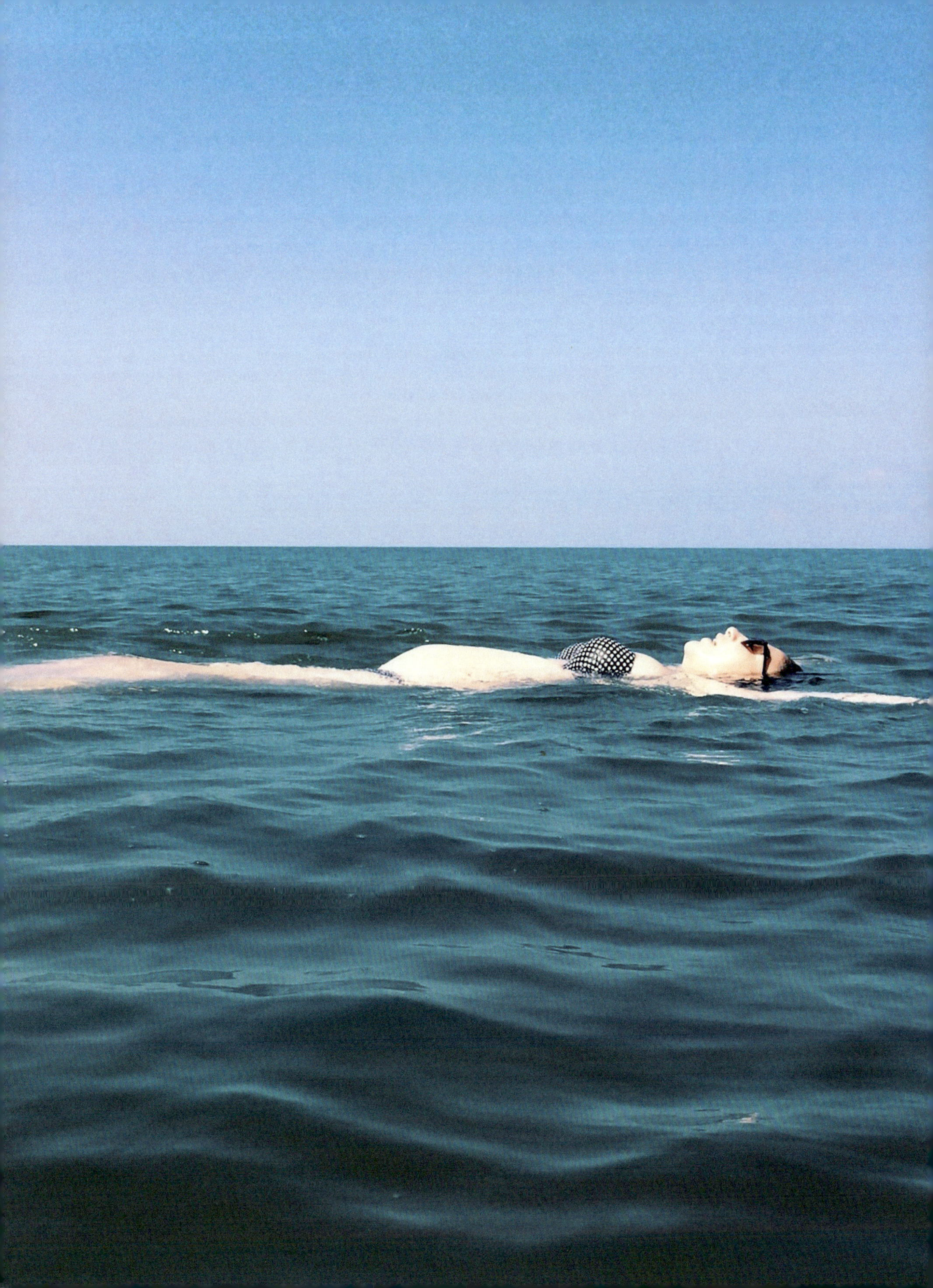

eine ärztliche Unbedenklichkeitsbescheinigung verlangt. Erkundige Dich rechtzeitig sonst wird es eventuell nichts mit dem Fliegen.

- Während des Fluges solltest Du ausreichend trinken, Dich, wenn möglich, bewegen oder Beingymnastik absolvieren. Auch das Tragen von Kompressionsstrümpfen kann sinnvoll sein, da hierdurch das Thromboserisiko verringert werden kann.

Und eine gute Nachricht zum Schluss: Im Gegensatz zu Dir wird Dein Kind keine Probleme mit den Ohren bei Start und Landung bekommen. Da sich sämtliche Nebenhöhlen erst nach der Geburt ausbilden, muss es noch keinen Druckausgleich machen.

NORA – Beim zweiten Mal ist alles anders

Jeden Morgen in Ruhe den wachsenden Bauch eincremen. Nachmittags die Füße hochlegen. Ein Schwangerschaftstagebuch führen. Noch einmal eine schöne Reise machen. Hach, war das schön in der ersten Schwangerschaft! Von so viel Zeit für Selbstfürsorge konnte ich, als mein zweites Baby unterwegs war, nur träumen. Ehrlich gesagt lief diese Schwangerschaft größtenteils nebenher. Kein Wunder im Alltag mit einer aufgeweckten Zweijährigen, die nicht viel von Ruhepausen für Mama zu halten schien! Ein Stück weit muss man beim zweiten Kind, glaube ich, einfach akzeptieren, die Erfahrung der Schwangerschaft nicht mehr ganz so intensiv zu erleben wie beim ersten Mal. Gleichzeitig habe ich versucht, wann immer es ging, Zeitinseln für mich und das Ungeborene zu schaffen. Während der ersten Schwangerschaftsübelkeit kam zum Beispiel mein Bruder häufiger als sonst vorbei und spielte mit unserer Tochter, damit ich mich ausruhen und ein bisschen mit dem Bauchbaby reden konnte. Später in der Schwangerschaft ging ich mit meiner Tochter oft ins Schwimmbad: Im warmen Wasser fühlte sich mein Bauch viel weniger schwer an, und ich konnte mein großes Mädchen im Kinderbecken auf dem Arm tragen, was an Land gar nicht mehr ging. Dabei stellte ich mir vor, wie mein Baby gerade genauso schwimmt wie wir – im Fruchtwasser eben. Um uns auch als Paar auf das nächste Baby einzustimmen, haben mein Mann und ich außerdem ein zweites Mal den Geburtsvorbereitungskurs bei Sabine besucht – dafür haben wir unsere große Tochter extra an eine Babysitterin gewöhnt. So hatten wir zumindest zwei Stunden pro Woche nur für uns und unser zweites Kind.

Die größte Angst: Frühe Fehlgeburten

Mit dem Wissen kommt die Sorge: Je genauer sich Schwangere über den exakten Ablauf der ersten Schwangerschaftswochen informieren, desto mehr erfahren sie natürlich auch darüber, was in dieser Zeit alles schiefgehen kann. So passiert es nicht selten, dass Schwangere in den Weiten des Internets auf der Suche nach verlässlichen Angaben zur statistischen Wahrscheinlichkeit für eine Fehlgeburt bei erschreckend hohen Zahlen landen – und fortan natürlich noch mehr Angst haben: Wird auch alles gut gehen? Tatsache ist: Frühe Fehlgeburten sind nicht selten, jede zweite Frau erlebt im Laufe ihres Lebens mindestens einmal so einen frühen Verlust. Gleichzeitig sinkt das Risiko mit jedem Tag, den die Schwangerschaft länger andauert. Und: Der mit Abstand wahrscheinlichste Ausgang einer Schwangerschaft, die mit einem ganz normalen Urintest aus dem Drogeriemarkt nachgewiesen werden kann, ist immer noch ein gesundes Baby!

Blut! Und jetzt?

Wenn in der frühen Schwangerschaft plötzlich Blutungen einsetzen, macht sich jede werdende Mutter Sorgen – völlig verständlicherweise. Schließlich kann jede Blutung ein Warnzeichen sein, dass mit dem Baby im Bauch irgendwas nicht

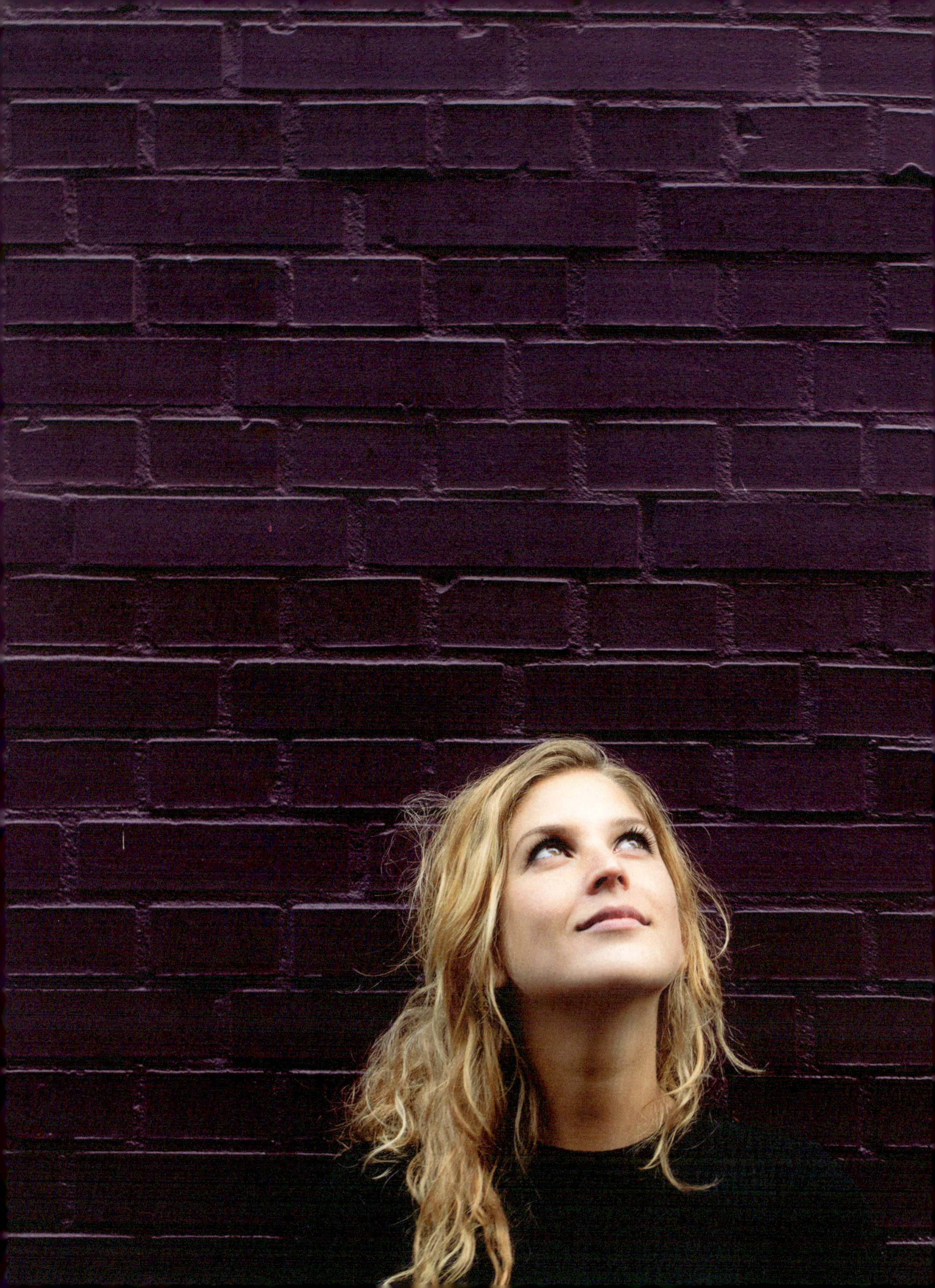

stimmt. Gleichzeitig kann es für Blutungen auch ganz harmlose Erklärungen geben. Was Schwangere jetzt wissen müssen:

- Jede Blutung in der Schwangerschaft sollte ernst genommen und abgeklärt werden – es gibt jedoch Unterschiede in der Dringlichkeit. Sehr leichte, helle Schmierblutungen sind weniger besorgniserregend als periodenstarke Blutungen, die mit Bauchkrämpfen einhergehen.
- Erste Notfallmaßnahme bei Blutungen: sich ins Bett legen, schonen, gute Gedanken zum Baby schicken und die Hebamme anrufen.
- Im ersten Schwangerschaftsdrittel gibt es leider nichts, was Ärztinnen und Ärzte im Krankenhaus für einen Erhalt der Schwangerschaft tun könnten. Das heißt aber auch: Einsetzende Blutungen sind kein Grund dafür, panisch einen Krankenwagen zu rufen oder sofort in die Klinik zu fahren.
- Viele Schwangere fühlen sich nicht wohl damit, nach Blutungen in der Frühschwangerschaft längere Zeit alleine zu Hause zu sein. Es ist wichtig, auf diesen Impuls zu hören: Vielleicht kann der Partner erst mal ausnahmsweise im Home Office arbeiten?
- Wie es dem Baby im Bauch geht, lässt sich am präzisesten durch eine Ultraschalluntersuchung ermitteln. Unbedingt eine Begleitperson mitnehmen!

Das Zappeln beginnt. Schwebte Dein kleiner Astronaut im ersten Schwangerschaftsmonat weitgehend reglos durch die Gebärmutter, fängt das Baby nun an, sich zu bewegen. Noch ist sein Zappeln eher ein unkontrolliertes Zucken, das von den sich rasant weiterentwickelnden Nervenbahnen ausgeht. Das ist aber erst die Vorbereitung dafür, dass vom Gehirn des Babys aus bald gezielte Bewegungssignale ausgesandt werden können. Dass Du die Bewegungen Deines Babys jetzt schon spüren kannst, ist unwahrscheinlich: Dafür ist es einfach noch zu klein.

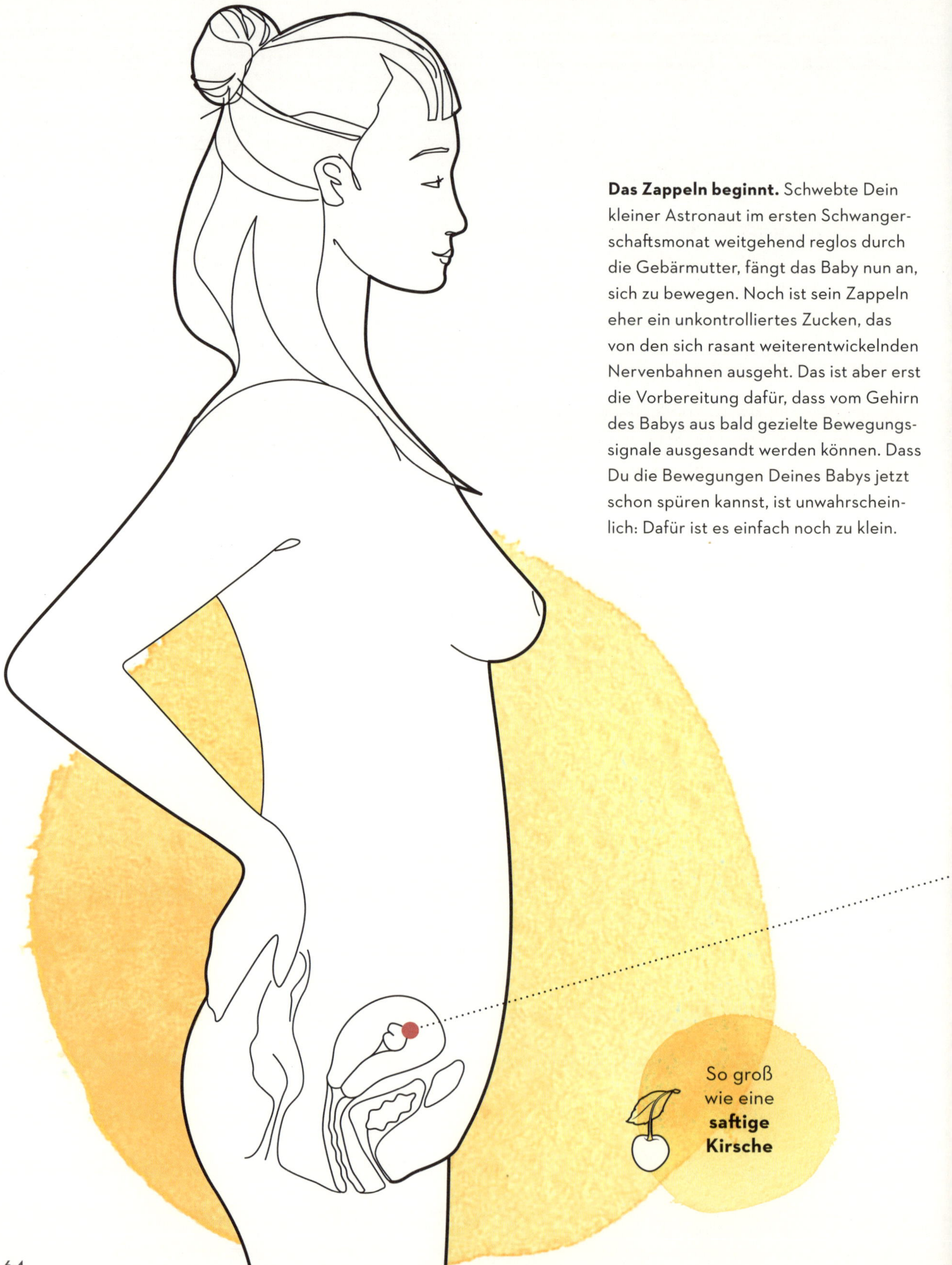

Was passiert im 2. Monat?

Ein richtiger kleiner Mensch. Hatte Dein Baby bislang bisher nur einen Kopf und einen Rumpf, bilden sich jetzt vier kleine Knubbel an seinem Körper, aus denen im Lauf des 2. Monats zwei Ärmchen und zwei Beinchen heranwachsen. Der Schwanz, den das Kleine im 1. Monat noch hatte, ist verschwunden – puh!

Im Bauch tut sich was. Speiseröhre, Magen und Darm entstehen und verbinden sich mit den Nervenzellen des wachsenden Gehirns.

Kleiner Kopffüßler. Im zweiten Schwangerschaftsmonat wächst Dein Baby jeden Tag um etwa einen Millimeter. Am Ende des Monats ist es dann etwa 2,5 Zentimeter groß – ein Drittel Kopf, zwei Drittel Körper!

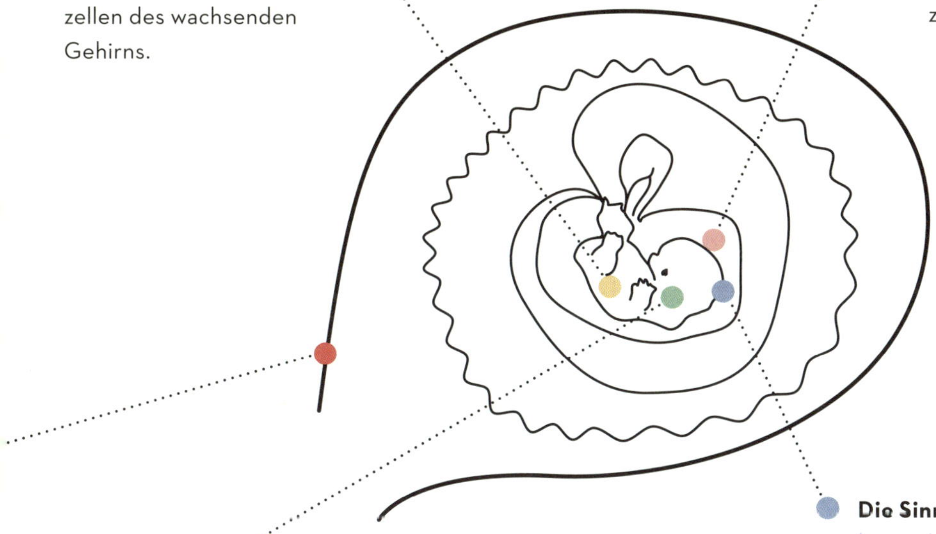

Die Sinne entwickeln sich. Im zweiten Lebensmonat entstehen die Augen Deines Babys, seine Zunge inklusive Geschmacksknospen sowie die besonders empfindlichen Zellen, aus denen später die Fingerspitzen und die Zehen Deines Babys werden. Außerdem formen sich jetzt zwei kleine Hautfalten am Köpfchen zu Ohrmuscheln. Hören und schmecken können sie aber noch nichts.

Zeit für Details. Schon jetzt entstehen einige der Besonderheiten, die Dein Baby unverwechselbar machen – es hat bereits seine spätere Augenfarbe und seine ganz individuelle Mimik.

Alles durchgecheckt

Mögliche Termine im **ersten Trimester** – Du hast die Wahl!

Erster Kennenlerntermin mit Deiner Hebamme

Wann? 5. bis 10. Schwangerschaftswoche

Wo? in der Hebammenpraxis, im Geburtshaus oder zu Hause

Worum geht's? kennenlernen, herausfinden, ob die Chemie stimmt

Besonders wichtig: das genaue Leistungsspektrum abklären:
Was bietet diese Hebamme genau an, wofür muss ich zu einer Kollegin?

Erste Schwangerschaftsvorsorge

Wann? 9. bis 12. Schwangerschaftswoche

Wo? in der Praxis meiner Frauenärztin oder meines Frauenarztes, in der Hebammenpraxis oder im Geburtshaus oder mit meiner Hebamme bei mir zu Hause

Worum geht's? die Schwangerschaft offiziell festzustellen und mich einmal gründlich von oben bis unten durchzuchecken, damit einer gesunden Schwangerschaft nichts im Weg steht

Besonders wichtig: auf die richtige Berechnung des Geburtstermins achten – passt er zu den eigenen Berechnungen?

Der erste Basis-Ultraschall

Wann? 9. bis 12. Schwangerschaftswoche

Wo? bei meiner Gynäkologin oder meinem Gynäkologen

Worum geht's? mithilfe eines Ultraschallstabes, der in die Vagina eingeführt wird, macht sich die Ärztin oder der Arzt ein Bild davon, wie es dem Baby im Bauch geht.

Besonders wichtig: Der erste Ultraschall schließt meist auch die erste pränataldiagnostische Untersuchung ein, bei dem das Baby auf Merkmale möglicher Behinderungen hin untersucht wird. Deshalb unbedingt vorher besprechen, was Du überhaupt wissen willst!

Die erste Vorsorgeuntersuchung

Zwischen der 8. und der 12. Schwangerschaftswoche sollte die erste Vorsorgeuntersuchung stattfinden – so steht es zumindest in den Richtlinien, die Hebammen und Gynäkologen dazu an die Hand gegeben werden. Hauptgrund für diese Empfehlung: Zu diesem Zeitpunkt lässt sich eine intakte Schwangerschaft problemlos im Ultraschall darstellen – inklusive schlagenden Herzchens. Frühere Ultraschalluntersuchungen gleichen hingegen oft einem großen Rätselraten. Zwar lassen sich oft eine dick aufgebaute Gebärmutterschleimhaut sowie eine kleine Eihülle erkennen, doch ob darin alles gut ist, können Ärztinnen und Ärzte selbst mit den modernsten Geräten in so einem frühen Stadium nicht feststellen.

Allen Empfehlungen zum Trotz sieht die Realität jedoch anders aus: Die meisten Schwangeren haben heute ihre erste Vorsorge bereits in der 5. oder 6. Schwangerschaftswoche. Ein Grund dafür: So eine Schwangerschaft ist eine aufregende Sache, und viele werdende Mütter können es dementsprechend kaum abwarten, ihr Baby das erste Mal im Ultraschall zu sehen und von der Ärztin oder dem Arzt zu hören. Und die Mediziner? Spüren diese Erwartung und wollen ihre Patientinnen gerne glücklich machen – was ja auch völlig verständlich ist.

Die Folge dieser Entwicklung ist, dass Schwangere heute oft bereits drei Wochen nach der Empfängnis ihr erstes »Babyfoto« in den Händen halten – die verwaschenen hellen Umrisse einer millimetergroßen Fruchthülle auf schwarzem Grund. Ein solches Bild kann ungemein beruhigen und dabei helfen, das Unglaubliche greifbar zu machen. Wie schön! Doch die Schattenseite dieser ganz frühen Untersuchungen ist die Unsicherheit, die sie schüren, wenn sich eben keine perfekt entwickelte Fruchthülle darstellen lässt oder eine rechnerisch zu kleine. Ein solches Untersuchungsergebnis kann nämlich alles oder nichts bedeuten: Vielleicht war nur der Eisprung etwas später oder der Zyklus etwas länger, und alles ist wunderbar in Ordnung. Vielleicht hat sich die befruchtete Eizelle aber auch nicht weiterentwickelt, oder die Fruchthülle war von Anfang an leer.

Bevor Schwangere ihren ersten Vorsorgetermin vereinbaren, sollten sie deshalb mit diesem Wissen im Hinterkopf für sich persönlich abwägen: Möchte ich so schnell wie möglich einen Ultraschall, auch auf die Gefahr hin, dass man noch gar nichts sehen kann? Oder kann ich es auch aushalten, zwei Wochen länger zu warten, sodass man auf jeden Fall etwas erkennen kann? Es gibt dabei keine richtige oder falsche Entscheidung. Wichtig ist nur, sich darüber bewusst zu sein, dass keine Untersuchung der Welt eine Frühschwangerschaft sicherer oder unsicherer macht. Was passiert, passiert. Ob mit oder ohne Ultraschall.

Das wird im ersten Schwangerschaftsdrittel untersucht

Bei Dir

- Dein allgemeiner Gesundheitszustand wird erhoben, und medizinisch relevante Fakten werden in Deinen Mutterpass eingetragen. Dazu zählen neben Deinem Alter und Deinem Gewicht zum Beispiel bestimmte Vorerkrankungen, aber auch vorangegangene Schwangerschaften.
- Eine Urinprobe, die Du in einen Becher abgibst, wird vor Ort mit einem Schnelltest auf Zucker, Protein und Infektionsmarker hin überprüft.
- Dir wird Blut abgenommen und in ein Labor geschickt, wo Deine Blutgruppe bestimmt und ein großes Blutbild gemacht wird. So erfährst Du nicht nur den genauen Wert des Schwangerschaftshormons HCG in Deinem Blut, sondern auch Deinen Eisenspiegel, Deine Antikörperwerte und Deinen Immunschutz gegen Krankheiten wie Röteln, die dem Ungeborenen gefährlich werden können. Außerdem werden ein Blutzuckertest und ein HIV-Test gemacht.

Bei Deinem Baby

- Der erste Ultraschall zeigt, wo genau das Baby im Bauch gelandet ist. Nämlich hoffentlich in der Gebärmutter, wo es hingehört, und nicht im Eileiter oder irgendwo in der Bauchhöhle.
- Außerdem schaut die Ärztin oder der Arzt danach, ob das Kleine normal entwickelt ist: Schlägt sein Herz? Ist das Ungeborene so groß, wie es in dieser Schwangerschaftswoche sein sollte?
- Werden Zwillinge oder gar Drillinge entdeckt, wird genau überprüft, wie die Babys zueinander stehen: Teilen sie sich eine Fruchthülle, oder haben sie zwei? Und bekommen alle, was sie brauchen?

NORA

Rhesus-negativ – der Panikfaktor

Ich hatte keine Ahnung, dass ich zu den zwölf Prozent der Weltbevölkerung gehöre, die Rhesus-negativ sind – bis Sabine mit mir die Laborwerte meiner ersten Blutuntersuchung durchging. Als ich ganz arglos meinen Eltern davon erzählte, kamen die schrecklichsten Familiengeschichten ans Licht, von Rhesus-negativen Müttern und ihren vielen Totgeburten. Nicht nur mir jagten diese Erzählungen ziemlich viel Angst ein, auch meiner Familie stand die Sorge um mich und mein Baby ins Gesicht geschrieben. Es brauchte ein paar Gespräche mit Sabine, bis wir alle wieder ruhig schlafen konnten. Mit dem Wissen: Ja, ein negativer Rhesusfaktor war früher wirklich eine große Gefahr, und es sind Babys daran gestorben. Doch heute, mit den modernen Rhesus-Immunglobulinen, stellt meine Blutgruppe zum Glück keine Gefahr mehr dar.

Der Rhesusfaktor

Spätestens nach der ersten Schwangerschaftsvorsorge kennt jede Frau ihre Blutgruppe: Die wird gleich als erste Vorsorgemaßnahme im Labor bestimmt. Welche Blutgruppe dabei herauskommt – A, B, AB oder 0 –, ist im Prinzip egal. Entscheidend ist der sogenannte Rhesusfaktor, der eine Eigenschaft der roten Blutkörperchen beschreibt. Bei 88 Prozent aller Menschen weltweit ist dieser Faktor positiv und damit für den weiteren Verlauf der Schwangerschaft nicht relevant.

Hat eine Schwangere jedoch einen negativen Rhesusfaktor, fehlt ihren roten Blutkörperchen also ein als »D« bezeichnetes Merkmal, merken Hebammen und Ärzte auf. Der Grund: Bekommt eine Rhesus-negative Mutter ein Rhesus-positives Baby, kann dies während Schwangerschaft und Geburt zu Problemen führen. Gelangt nämlich kindliches Blut in den Blutkreislauf der Mutter, setzt bei Rhesus-negativen Frauen eine Immunreaktion ein, die dazu führt, dass Anti-D-Antikörper gebildet werden. Diese Antikörper können dafür sorgen, dass im Körper der Mutter eine Abwehrreaktion gegen ihr eigenes Ungeborenes in Gang tritt. Ist eine Frau zum ersten Mal schwanger, ist ihr Baby normalerweise nicht in Gefahr.

Selbst wenn kindliches Blut in ihren Blutkreislauf gerät, geht die Antikörperbildung so langsam vonstatten, dass sie dem Kind im Bauch nicht gefährlich werden kann. Problematisch wird eine solche Antikörperbildung im mütterlichen Blut jedoch in Hinblick auf weitere Schwangerschaften. Wird eine Frau nämlich dann erneut mit einem Rhesus-positiven Kind schwanger, können bereits Antikörper vorhanden sein, die sich mit dem Eintritt der nächsten Schwangerschaft dann schnell vervielfältigen, sodass sie diesem Baby tatsächlich gefährlich werden können. Aus diesem Grund wird im Laufe der Schwangerschaft sicherheitshalber bei jeder Frau zweimal ein Antikörper-Suchtest durchgeführt, um eine mögliche Antikörperbildung schnell zu bemerken: einmal ganz zu Beginn der Schwangerschaft und einmal zwischen der 24. und der 27. Schwangerschaftswoche.

In den allermeisten Fällen fallen diese Tests zum Glück negativ aus, da die Blutkreisläufe von Mutter und Kind gut getrennt sind. Trotzdem erhalten alle Rhesus-negativen Schwangeren in der 28. bis 30. Schwangerschaftswoche ein Anti-D-Immunglobulin gespritzt, das eine Antikörperbildung auch im Fall einer Blutdurchmischung verhindern soll. Treten während der Schwangerschaft Blutungen auf, erleidet eine Frau eine Fehlgeburt, lässt sie zur Pränataldiagnostik einen invasiven Eingriff vornehmen oder entscheidet sie sich für einen Schwangerschaftsabbruch, sollte danach innerhalb von drei Tagen ebenfalls eine Anti-D-Immunglobulin-Gabe erfolgen. Stellt sich nach der Geburt durch eine schmerzfreie Blutentnahme aus der kindlichen Nabelschnur heraus, dass das Baby tatsächlich Rhesus-positiv ist, bekommt die Mutter innerhalb von 72 Stunden eine weitere Standarddosis Anti-D-Immunglobulin, um sicherzustellen, dass die durch einen möglichen Blutkontakt während der Geburt ausgelöste Antikörperbildung schnell eingedämmt wird, um zukünftige Schwangerschaften nicht zu gefährden.

Seit 2021 gibt es zusätzlich die Möglichkeit, freiwillig und nach erfolgter Aufklärung, einen Gentest durchführen zu lassen, den sogenannten NIPT-RhD. Hierfür wird bei Rhesus-negativen Schwangeren ihr Blut auf das Erbmaterial des Kindes hin untersucht. Stellt sich hierbei heraus, dass das ungeborene Kind Rhesus negativ ist, ist eine Anti-D-Immunglobuline in der Schwangerschaft nicht erforderlich. Dieser Test kann ab der 12. Schwangerschaftswoche durchgeführt werden. Falls dies bis zur 30. Schwangerschaftswoche nicht geschehen ist, soll eine Anti-D-Prophylaxe durchgeführt werden.

Um die selten vorkommenden falsch negativen Tests abzusichern, wird auf jeden Fall nach der Geburt Nabelschnurblut entnommen und der Rhesusfaktor des Kindes überprüft. Stellt sich nun heraus, dass das Kind Rhesus-positiv ist, erhält die Frau innerhalb von 72 Stunden nach der Geburt eine Standarddosis Anti-D-Immunglobuline.

SABINE Wenn beide Eltern Rhesus-negativ sind

Wenn mich Frauen, deren Partner ebenfalls Rhesus-negativ ist, fragen, ob sie auf das Medikament auch verzichten können, schaue ich sie fragend an. Dann stelle ich die entscheidende Frage: »Sind Sie sich hundertprozentig sicher, dass das der Vater Ihres Kindes ist?« Denn wenn sie diese Frage mit einem klaren Ja beantworten, ist das tatsächlich der einzige verantwortbare Grund, auf die Spritze zur Rhesus-Prophylaxe zu verzichten. Aus juristischer Sicht werden sich die meisten Gynäkologen und Geburtshelfer eine so potenziell folgenreiche Entscheidung wie die Ablehnung der Rhesus-D-Immunglobulin-Gabe einer Rhesus-negativen Schwangeren und die entsprechende Aufklärung dazu jedoch schriftlich bestätigen lassen.

Achtung kalt: Geräte, die Dir begegnen werden

Das Pinard-Rohr

Lange Zeit haben Hebammen und andere Schwangerschafts- und Geburtsbegleiter einfach ein Ohr an den Bauch der schwangeren Frau gelegt, um die kindlichen Herztöne zu hören. Dies kann man natürlich auch heute noch tun – ist allerdings etwas umständlich. Für Deinen Partner bleibt es jedoch eine wunderbare Sache! Schon im 19. Jahrhundert versuchte man ein Gerät zur Herztonerfassung zu erfinden, um ein wenig »auf Abstand« zu kommen. Herausgekommen ist das Pinard-Rohr: ein noch heute gebräuchliches Holzrohr, mit dem die Herztöne gut

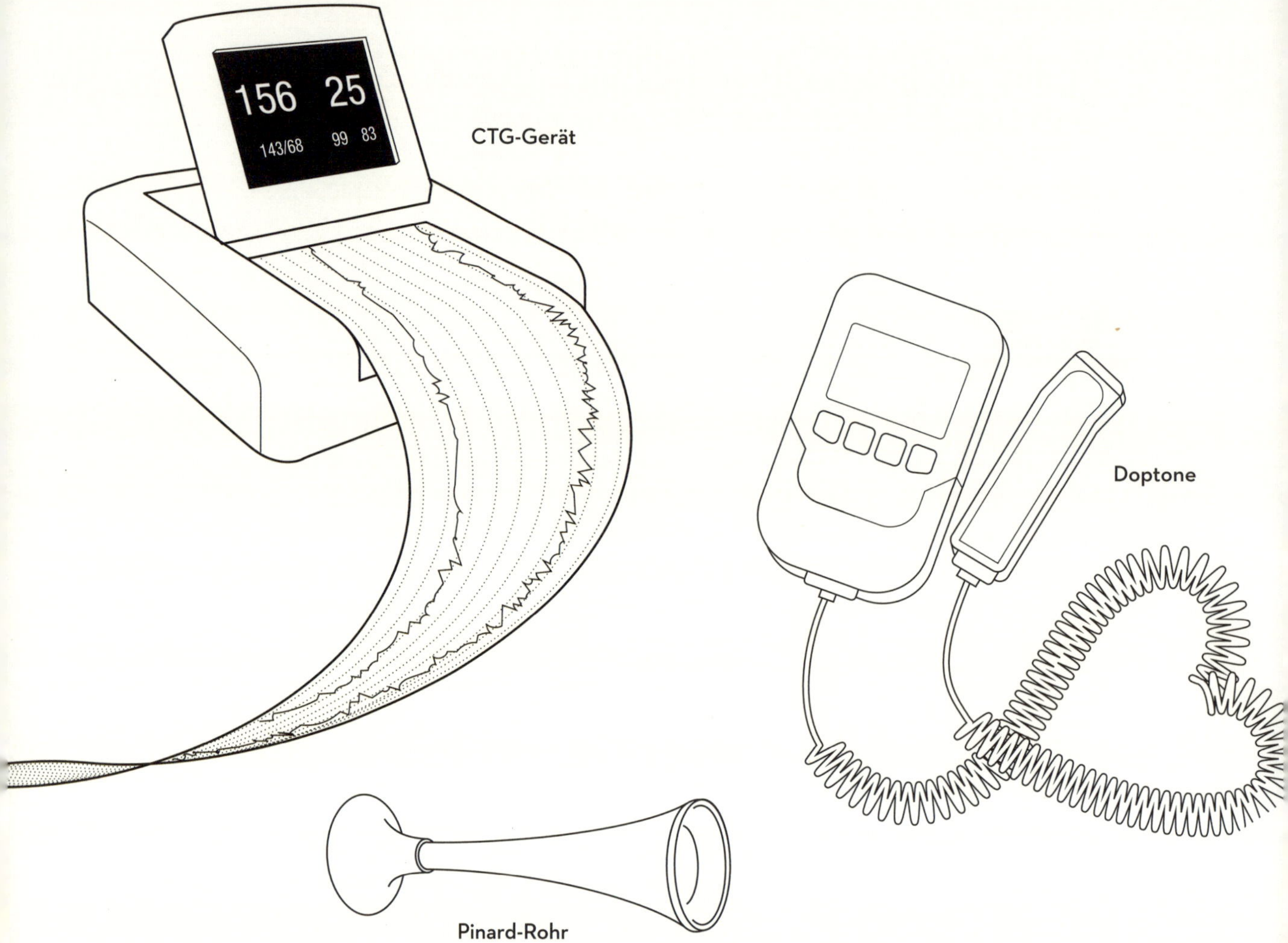
156 25
143/68 99 83
CTG-Gerät
Doptone
Pinard-Rohr

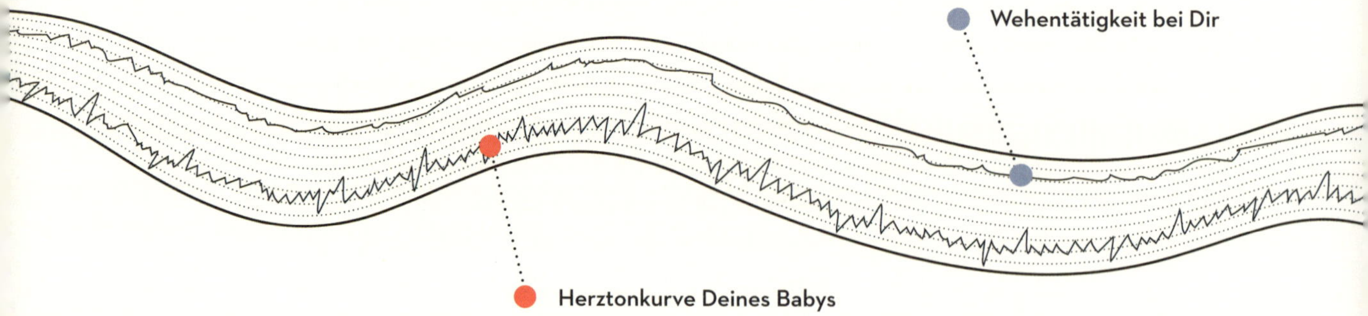
Wehentätigkeit bei Dir
Herztonkurve Deines Babys

vernommen werden können. Es braucht etwas Übung, um damit hören zu können, hat jedoch den immensen Vorteil, dass es überall einsetzbar ist.

Das Doptone/der Fetaldoppler

Moderne Version eines mobilen Herztonerfassungsgerätes. Genutzt wird hierbei Ultraschall-Dopplertechnik, um mittels einer Sonde, die am Bauch unter Verwendung von Ultraschallgel angehalten wird, die kindlichen Herztöne zu erfassen und hörbar zu machen. Hierfür sucht die Untersuchende mittels Schallkopf ein kindliches Blutgefäß bzw. das Herz – der Doppler macht den Blutfluss »hörbar«.

Es gibt diverse Modelle, unter anderem auch solche, die für die Verwendung bei einer Wassergeburt geeignet sind. Zudem können die Modelle der neuesten Generation auch an den Computer angeschlossen werden. Sie zeigen Herztonkurven an, unterscheiden zwischen mütterlichen und kindlichen Herztönen. Die so gewonnenen Daten können auch ausgedruckt werden. Ein enormer Vorteil dieser Untersuchungsvariante ist der flexible Einsatz, der Deine Bewegungsfreiheit nicht beeinträchtigt.

Das CTG

Diese Abkürzung steht für »Cardiotocograf«, ein Gerät zur Aufzeichnung der Herztonaktivität des Kindes (Cardio) und der mütterlichen Wehentätigkeit (Toco). Aus der Verbindung der beiden Werte lassen sich zusätzliche Informationen zur Schwangerschaft herauslesen.

Die Technik der Herztonaufzeichnung erfolgt bei der indirekten Variante analog dem Doptone. Eine weitere Herztonableitungsvariante, die nur unter Geburt, u. a. bei schlechter Ableitungsqualität, gewählt werden kann, ist die Anbringung einer Elektrode direkt am kindlichen Kopf, hierfür muss die Fruchtblase geöffnet sein. Die Wehenaufzeichnung erfolgt mittels eines Druckaufnehmers, welcher – wie auch der Herztonknopf – mittels eines Gurtes oder Bandes auf dem Bauch der schwangeren Frau befestigt wird. Die Störanfälligkeit des Tocogramms ist

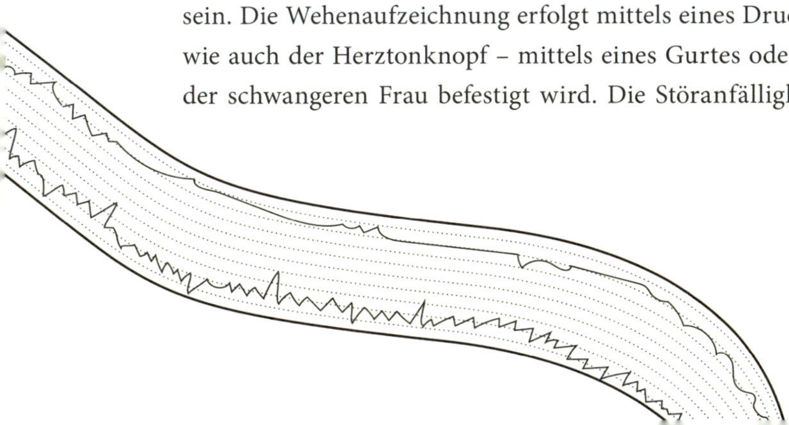

nicht unerheblich, da neben der tatsächlichen Wehentätigkeit je nach Gerät auch Atembewegungen, Husten etc. aufgezeichnet werden. Zudem spielen die Lage des Aufnehmers und die Bauchdeckendicke eine nicht unerhebliche Rolle.

Gemäß Mutterschaftsrichtlinien wird bei einer gesunden Schwangerschaft ein CTG nicht durchgeführt. Nur beim Auftreten von Besonderheiten soll eine Aufzeichnung erfolgen. Für das Fachpersonal ist das CTG unter Geburt ein Standardverfahren, welches in den vergangenen Jahren wegen seiner möglichen Missinterpretation und der damit einhergehenden Folgen – zum Beispiel: Durchführung eines unnötigen Kaiserschnittes – durchaus kritisch hinterfragt wird. Für Dich bedeutet das CTG zudem eine Bewegungseinschränkung bei der Geburt, falls kein telemetrisches Gerät zur Verfügung steht, bei dem die Daten per Funk übertragen werden können.

Der Stempel »risikoschwanger«

Ist mein Kleines auch gesund? Wird wohl alles gut gehen? Angesichts solcher banger Fragen hilft es nicht gerade, wenn dann auch noch der Vermerk »Risikoschwangerschaft« im Mutterpass steht. Denn allein das Wort »Risiko« lässt alle Alarmglocken schrillen: Achtung, Gefahr!

Blöderweise wird der Stempel »risikoschwanger« recht freigiebig vergeben, und längst nicht nur bei den Ausnahmeschwangerschaften, bei denen Mutter und Kind wirklich ernsthaft in Gefahr sind. Es reicht, über 35 Jahre alt zu sein oder Diabetes oder Bluthochdruck in der Familiengeschichte zu haben, und schon ist das Label da. Doch das bedeutet nicht, dass diese Schwangerschaft insgesamt problematisch oder gefährlich wäre. Fast jede Frau hat ein bis drei Risikofaktoren. Umso wichtiger ist es, dass Frauen sich von dem medizinischen Fachbegriff »Risikoschwangerschaft« nicht verunsichern lassen, sondern ihn als das verstehen, was er ist: eine Erinnerung für Arzt oder Hebamme, an manchen Stellen besonders genau hinzuschauen, und als einen Auftrag an die Krankenkasse, manche Untersuchungen zu bezahlen, die andere Schwangere selbst bezahlen müssen.

NORA

Babyfernsehen

SABINE

Kein Ultraschall vor der 8. Woche – in der Theorie macht das für mich total Sinn. In der Praxis habe ich es in zwei von drei Schwangerschaften nicht durchgehalten – beim dritten Kind saß ich bereits in der 5. Woche bei meiner Gynäkologin und wollte mein Baby sehen.

Damit stehst Du nicht alleine da. Ich würde meinen, jede zweite Schwangere macht das so. Und ich kann das so gut verstehen!

Aber sagst Du nicht immer, wenn der Bauch zum Reinschauen da wäre, hätte er eine Glasdecke?

Das ist auch für mich die Theorie. Gleichzeitig sind die technischen Möglichkeiten heute so allgegenwärtig, dass viele Frauen einfach diesen tiefen inneren Wunsch spüren, die Schwangerschaft im Ultraschallbild bestätigt zu sehen. Viele können erst dann glauben, dass sie wirklich schwanger sind.

Findest Du das schade, dieses Sichentfernen vom Bauchgefühl?

Das eine schließt das andere ja nicht aus. Ich finde es zu einfach gedacht, Frauen zu unterstellen, sie hätten keine intuitive Verbindung zu ihrem Baby, nur weil sie gerne ein Bild von ihm hätten. Außerdem ist mittlerweile tatsächlich nachgewiesen, dass Ultraschall-Aufnahmen dem Partner helfen, eine emotionale Verbindung zum Baby aufzubauen.

Im Fernsehen ist das ja auch immer so ein ikonischer Moment: Der Schallkopf auf dem Bauch, das Baby auf dem Bildschirm …

Oh je. Wer das erwartet, erlebt beim ersten Ultraschall oft eine herbe Enttäuschung. Zum einen findet er vaginal statt, das ist für viele Frauen schon mal ein Schreck. Zum anderen kann es sein, dass man beim ersten Schall gerade mal eine Fruchthülle sieht, aber weder Baby noch Herzschlag.

Und das heißt dann was?

Vermutlich, dass alles gut ist. Eine sichere Aussage lässt sich aber eben erst treffen, wenn sich auch ein Herzschlag darstellen lässt – und das ist nun mal erst deutlich später der Fall.

Also weiß ich nach einem so frühen Ultraschall im Grunde genauso viel wie vorher?

Das hast Du jetzt gesagt.

Pränataldiagnostik: Wie viel wollen wir wissen?

Als unsere Großmütter Mütter wurden, war ihr schwangerer Bauch ein geheimnisvoller, weitgehend unbekannter Ort. Was das Baby darin genau machte, wie es aussah, welches Geschlecht es hatte? Es gab keinen Weg, das herauszufinden – außer, sich auf das eigene Gefühl zu verlassen.

Heute ist das anders: Unsere modernen Ultraschallgeräte sind so weit entwickelt, dass manche Medizintechnikhersteller durchaus mit einem gewissen Stolz von der »gläsernen Gebärmutter« heutiger Schwangerer sprechen: alles sichtbar, in hoch aufgelösten 3- und 4-D-Aufnahmen, die schon wie richtige Babybilder aussehen. Zusätzliche Erkenntnisse über Geschlecht und Gesundheit des Bauchbabys versprechen Bluttests und Fruchtwasseruntersuchungen. Es ist nicht ungewöhnlich, dass Schwangere heute 500 bis 1000 Euro für Untersuchungen ausgeben, die die Krankenkasse nicht übernimmt – von der Ultraschall-Flatrate bis zum Gentest.

Umso wichtiger finden wir es, dass sich werdende Eltern angesichts der Fülle pränataldiagnostischer Angebote fragen: Was können wir alles über unser Baby herausfinden? Und was wollen wir alles über unser Baby herausfinden?

Das Recht auf Wissen und das Recht auf Nichtwissen

Alle Eltern wünschen sich ein gesundes Kind. Und für die allermeisten Schwangeren wird dieser Wunsch auch Wirklichkeit: 97 Prozent aller Neugeborenen kommen körperlich und geistig gesund zur Welt.

Trotzdem ist die Angst vor möglichen Krankheiten, Behinderungen und Fehlbildungen groß – nicht nur bei werdenden Eltern, sondern auch bei Ärztinnen und Ärzten, die Schwangerschaften und Geburten begleiten. Schließlich hat es in Deutschland bereits mehrere Gerichtsurteile gegeben, nach denen Mediziner hohe Schadensersatzzahlungen an Eltern leisten mussten, weil sie eine Behinderung im Mutterleib nicht erkannt hatten. Denn: Schwangere haben das Recht, zu erfahren, wenn ihr Kind vermutlich krank zur Welt kommen wird – auch, um sich im Zweifelsfall für einen Schwangerschaftsabbruch entscheiden zu können. Das erklärt, warum jeder Frauenarzt und jede Frauenärztin heute mit großer Vehemenz auf die angebotenen pränataldiagnostischen Verfahren hinweisen wird.

Was darüber jedoch oft in den Hintergrund gerät, ist die Aufklärung über das »Recht auf Nichtwissen«, das Schwangeren ebenso zusteht wie pränataldiagnostische Untersuchungen. Dieses Recht auf Nichtwissen besagt, dass keine Schwangere gegen ihren ausdrücklichen Willen in eine Situation gebracht werden darf, in der sie sich unter der Last einer Diagnose entscheiden muss, ob sie die Schwangerschaft fortführen will oder nicht. Und genau auf diese Entscheidung läuft ein auffälliges Ergebnis pränataler Diagnostik in den meisten Fällen hinaus.

Bevor werdende Eltern also zur Nackenfaltenmessung, zum Bluttest oder zum Organscreening gehen, »einfach um sicherzugehen, dass alles in Ordnung ist«, sollten sie sich einmal überlegen, was sie tun, wenn das Ergebnis der Untersuchung nicht so ausfällt wie erhofft. Können sie, wollen sie darüber entscheiden, ob diese Schwangerschaft weitergehen darf oder nicht? Oder ist für sie klar, dass ein Schwangerschaftsabbruch für sie keine Option darstellt? Die individuelle Antwort auf diese Fragen entscheidet nämlich maßgeblich darüber, welche Untersuchungen für werdende Eltern überhaupt sinnvoll sind – und welche sie sich guten Gewissens sparen können.

Worüber Paare vor dem ersten Ultraschall reden sollten

Wahrscheinlich wird beim ersten Ultraschall alles unauffällig sein. Trotzdem ist es sinnvoll, sich vorher bereits mit den folgenden Fragen auseinanderzusetzen:

- Was wäre, wenn jetzt ein auffälliges Ergebnis herauskäme: Würde ich mehr wissen wollen? Wäre ich dafür auch zu invasiven Untersuchungen bereit?
- Kann ich mir vorstellen, ein behindertes Kind zu haben? Welcher Grad von Behinderung würde mir Probleme bereiten?

- Habe ich das Gefühl, ich könnte mit einer möglichen Behinderung meines Kindes besser leben, wenn ich mich emotional darauf vorbereiten kann? Oder wäre es mir lieber, erst davon zu erfahren, wenn mein Kind auf der Welt ist?
- Wie geht es mir mit dem Gedanken an einen Schwangerschaftsabbruch: Wäre das für mich ein gangbarer Weg? Habe ich eine innere Grenze, bis zu welcher Schwangerschaftswoche ich mir einen Abbruch vorstellen könnte?
- Wie steht meine Partnerin/mein Partner zum Thema Behinderung? Und wie zum Thema Schwangerschaftsabbruch? Sind wir da auf einer Linie?

Was Pränataldiagnostik kann – und was sie nicht kann

Es gibt kaum etwas, was sich über ein ungeborenes Kind heute nicht mit umfangreichen Untersuchungen herausfinden ließe – von seiner Blutgruppe über sein Geschlecht bis hin zu Details seines genetischen Bauplans. Trotzdem bleiben die Ergebnisse der Untersuchung für werdende Eltern meist ziemlich abstrakt: Da stehen plötzlich Zahlen und Wahrscheinlichkeiten im Raum, die ein bestimmtes Risiko ausdrücken, aber erst mal mehr Fragen aufwerfen als beantworten. Umso wichtiger ist es, dass Eltern sich durch die pränataldiagnostischen Untersuchungen gut begleiten lassen: Im Vorfeld durch ein ausführliches Aufklärungsgespräch mit ihrer Ärztin und ihrer Hebamme, während der Untersuchung durch die behandelnde Ärztin oder den Arzt. Und sollte ein Befund irgendwie auffällig sein, ist eine Schwangerschaftskonfliktberatungsstelle immer ein guter Anlaufpunkt für ergebnisoffene, wertschätzende und vorurteilsfreie Begleitung in dieser schwierigen Situation.

Denn das Schwierige an der pränatalen Diagnostik ist, dass die werdenden Eltern fast nichts darüber aussagt, wie ihr Leben mit dem Kind tatsächlich aussehen könnte. Denn wie sich tatsächlich ganz konkret das Leben gestaltet mit einem Kind mit gesundheitlichen Einschränkungen – das verrät Müttern und Vätern kein Test, kein Wert, keine Zahl. Sondern nur das Gespräch mit anderen Menschen, die solche Befunde und die Geschichten dazu kennen. Die zuhören und Trost spenden und wertfrei in alle Richtungen denken und Eltern so dabei helfen, für sich einen Umgang mit der wohl schwersten aller Fragen zu beantworten, die pränatale Diagnostik aufwerfen, aber nicht beantworten kann.

Schwangerenkonfliktberatungsstellen

Viele werdende Eltern haben große Angst vor dem Leben mit einem behinderten Kind, ohne genau sagen zu können, wovor. Umso wichtiger ist es, sich ein möglich klares Bild von der Behinderung zu machen:

- Welche Beeinträchtigungen bringt sie ganz konkret mit sich?
- Welche Therapiemöglichkeiten gibt es?
- Wie ist die Lebensqualität von Betroffenen und ihren Angehörigen?

Auf Grundlage dieser Erkenntnisse sind werdende Eltern besser in der Lage, eine für sie stimmige Entscheidung zu treffen, als aus dem ersten Schock heraus.

Professionelle, wertschätzende und ergebnisoffene Beratung und Begleitung bekommen Schwangere und ihre Partner unter anderem bei den folgenden Beratungsstellen:

- Arbeiterwohlfahrt
- pro familia
- Der paritätische Wohlfahrtsverband
- Deutsches Rotes Kreuz
- donum vitae

All diese Angebote sind kostenlos, die Mitarbeiterinnen und Mitarbeiter unterliegen der Schweigepflicht. Wer die wichtige Arbeit der Beratungsstellen unterstützen möchte, kann dies durch eine Spende tun.

Die Schwangerschaft trotz Diagnose fortsetzen
Unterstützung und Bestärkung für Eltern, die die Schwangerschaft auch nach einer schwerwiegenden Diagnose fortsetzen wollen, gibt es hier: **www.bfvek.de** und **www.weitertragen-verein.net**
Buchtipp: *Carolin Erhardt-Seidl & Kathrin Fezer Schadt, Weitertragen. Wege nach pränataler Diagnostik (Edition Riedenburg 2018)*

Welche Möglichkeiten haben wir? Ein Überblick zur Pränataldiagnostik

Das Angebot pränataldiagnostischer Untersuchungen wird ständig größer und unübersichtlicher – und es kann gut sein, dass in nur wenigen Monaten bereits Tests und Screenings angeboten werden, von denen wir heute noch keine Vorstellung haben. Unsere Auflistung der gängigsten pränataldiagnostischen Möglichkeiten kann deshalb nur eine Momentaufnahme des aktuellen Stands darstellen – über Weiterentwicklungen und neue technische Möglichkeiten informierst Du Dich am besten bei Deiner Ärztin oder Deinem Arzt.

Auch wenn die meisten Frauenärzte viel öfter schallen: Um sicherzustellen, dass das Baby im Bauch sich gut eingenistet hat und sich gesund entwickelt, reicht der sogenannte Basis-Ultraschall, der aus drei Untersuchungen besteht: eine um die 10., eine um die 20. und eine um die 30. Woche.

Wichtig zu wissen: Bei keiner anderen Untersuchung werden mehr Auffälligkeiten entdeckt als beim Routine-Ultraschall. Schwangere, die von ihrem Recht auf Nichtwissen Gebrauch machen wollen, sollten deshalb ihren Arzt bereits beim ersten Termin darauf hinweisen.

Und die Kosten? Trägt die Krankenkasse.

Der Ersttrimester-Test

Bei dieser Untersuchung werden zunächst zwischen der 12. und 14. Schwangerschaftswoche die Hormon- und Eiweißwerte in einem Bluttest bestimmt, anschließend sucht der Arzt per Ultraschall gezielt nach mehreren Merkmalen, die auf eine Chromosomenanomalie wie etwa die Trisomie 21 hinweisen könnten, wie etwa eine verdickte Nackenfalte.

Wichtig zu wissen: Dieser Test ist beliebt, weil er keine invasiven Untersuchungsmethoden verwendet – dafür schürt er oft unnötige Ängste: 95 bis 97 Prozent der Babys, bei denen eine verdickte Nackenfalte entdeckt wird, kommen kerngesund zur Welt.

Und die Kosten? Zwischen 150 und 250 Euro, die ohne Indikation privat bezahlt werden müssen, da es sich lediglich um eine Risikoschätzung handelt.

Der Bluttest auf Chromosomen-Abweichungen

Bei diesem Test werden kindliche Chromosomen aus dem mütterlichen Blut herausgefiltert und untersucht. So lässt sich ab der 10. Schwangerschaftswoche feststellen, wie hoch die Wahrscheinlichkeit für eine Trisomie 21 (Down-Syndrom), Trisomie 18 (Edwards-Syndrom) oder Trisomie 13 (Pätau-Syndrom) ist.

Wichtig zu wissen: Bei diesem Bluttest kommen keine Diagnosen heraus, sondern immer nur individuelle Risikoeinstufungen, die im Zweifelsfall durch eine Fruchtwasseruntersuchung bestätigt werden.

Und die Kosten? 500 bis 800 Euro für den normalen Bluttest, über 1000 Euro für den Schnelltest, die ohne Indikation aus eigener Tasche bezahlt werden müssen.

Die Fruchtwasseruntersuchung

Bei dieser Untersuchung entnimmt der Arzt zwischen der 14. und der 20. Schwangerschaftswoche mit einer Hohlnadel durch die Bauchdecke etwa 15 Milliliter Fruchtwasser, die dann auf Chromosomenabweichungen beziehungsweise bestimmte genetische Krankheiten hin untersucht werden. Ein Schnelltest bringt nach 1 bis 2 Tagen erste Ergebnisse, nach 2 bis 3 Wochen gibt's den endgültigen Befund, der als sehr zuverlässig gilt.

Wichtig zu wissen: Fruchtwasseruntersuchungen gelten heute als sehr sicher, sind aber nicht völlig ohne Risiko für Mutter und Kind. Das Fehlgeburtsrisiko liegt bei etwa 0,5 Prozent.

Und die Kosten? Trägt bei Schwangeren über 35 Jahren sowie bei bestimmten Risikofaktoren die Krankenkasse. Ansonsten müssen die etwa 1200 Euro privat bezahlt werden.

Nabelschnurpunktion, Genanalyse & Co.

Mithilfe von Ultraschalluntersuchungen, Bluttests und im Zweifelsfall einer Fruchtwasseruntersuchung lassen sich die meisten Fehlbildungen erkennen beziehungsweise ausschließen. Trotzdem gibt es noch eine ganze Reihe weiterer pränataldiagnostischer Untersuchungen, die etwa bei einer bekannten Erbkrankheit in der Familie sinnvoll sein können.

Wichtig zu wissen: Humangenetische Beratungsstellen helfen Schwangeren und ihren Partnern, sich körperlich und emotional auf diese Untersuchungen und ihr mögliches Ergebnis vorzubereiten.

Und die Kosten? Trägt bei entsprechender Indikation die Krankenkasse.

Wie geht es weiter, wenn ein Befund auffällig ist?

Ein leichtes Stirnrunzeln, ein besorgter Blick: Jedes kleine Anzeichen, dass etwas nicht in Ordnung sein könnte, versetzt Schwangere und ihre Partner bei pränataldiagnostischen Untersuchungen schnell in höchste Alarmbereitschaft. Dabei steckt oft nur Konzentration hinter dieser angespannten Mimik. Erscheint der Untersuchenden tatsächlich etwas auffällig, kann es gut sein, dass sie Dich an einen Spezialisten verweist. Manchmal kann es auch sein, dass Dir in der Praxis selbst weitere Untersuchungen angeraten werden.

Klar ist das unheimlich – umso wichtiger, sich klarzumachen: Mediziner sind dafür ausgebildet, bei Hufgetrappel an Zebras zu denken – und nicht an Pferde, obwohl das viel wahrscheinlicher ist. Ihr Job ist es, auch seltene und unwahrscheinliche Pathologien zu erkennen. Deshalb untersuchen sie lieber einmal zu oft als zu selten. Im Klartext: Die Wahrscheinlichkeit ist hoch, dass auch nach einem abklärungsbedürftigen Befund zu irgendeinem Zeitpunkt der Schwangerschaft am Ende ein kerngesundes Baby zur Welt kommt. Versuche also, die Angst nicht überhandnehmen zu lassen, sondern darauf zu vertrauen, dass Deine Ärztin oder Dein Arzt einfach ganz besonders sichergehen will.

Wenn es tatsächlich eine Diagnose gibt

Kommt bei einer Untersuchung tatsächlich heraus, dass Dein Baby nicht ganz gesund ist, wird die Ärztin oder der Arzt in jedem Fall in Ruhe mit Dir darüber sprechen. Es ist ganz normal, sich in diesem Moment sprachlos und völlig überfordert zu fühlen und sich die ganzen Informationen kaum merken zu können. Deshalb bekommst Du die Untersuchungsergebnisse auch noch einmal schriftlich mit – oft mit einer Überweisung für weiterführende Tests. Wichtig ist, sich in diesem Moment zu erinnern: Auch wenn Deine Welt gerade kopfsteht, Du Angst hast und in großer Sorge bist – das Baby in Deinem Bauch ist kein anderes als das, das da die ganze Zeit schon in Deinem Bauch herumgeschwommen ist. Das Kleine hat sich nicht verändert. Der einzige Unterschied zu gestern ist, dass Du nun etwas Neues über Dein Kind weißt.

SABINE Lass Dir Zeit!

Wie erschreckend eine pränatale Diagnose auch sein mag: Du hast immer noch die Wahl, was Du nun tust, wie es jetzt weitergehen soll. Es ist Dein Bauch. Und Dein Baby. Nimm Dir alle Beratung und Begleitung, die Du kriegen kannst. Wenn es einen Zeitpunkt im Leben gibt, an dem Du wirklich zuallererst nur an Dich denken solltest, dann ist dieser Zeitpunkt jetzt da. Nimm Dir ein paar Tage, den Schock zu verarbeiten. Sammle Informationen. Sprich mit Menschen, die Dir guttun und die Dich weiterbringen. Lass Dich nicht unter Druck setzen. Gib Dir Zeit, um zu trauern um das Kind, von dem Du geträumt hattest. Du darfst weinen, schreien, die Ungerechtigkeit dieser Welt anprangern. Halte Dein Gedanken- und Gefühlschaos in einem Tagebuch fest. Und dann: Geh Deinen Weg, wie immer er auch aussehen mag. Er wird der richtige sein.

Die Diagnose Trisomie 21

Eine der Auffälligkeiten, die vorgeburtlich festgestellt werden könnte, ist die sogenannte Trisomie 21. Diese Kinder haben ein Chromosom in dreifacher Ausführung (statt in zweifacher) und kommen deshalb mit einigen Besonderheiten zur Welt: Sie sind meist etwas kleiner und leichter als gleichaltrige Neugeborene, ihr Körperbau ist meist etwas stämmiger, ihr Kopf oft runder, ihre Augen sind häufig groß und mandelförmig, und ihr Lachen besonders ansteckend. Ihre geistigen Fähigkeiten sind individuell sehr verschieden: Manche Kinder sind in ihrer Intelligenz und Sprachentwicklung merklich eingeschränkt, andere kaum oder gar nicht. Grundsätzlich gilt, dass Kinder mit Down-Syndrom genau wie alle anderen Kinder Lesen, Rechnen und Schreiben lernen können – sie brauchen dazu meist nur etwas länger. Wie stark sich das zusätzliche Chromosom auf die körperliche und geistige Verfassung eines Kindes genau auswirken wird, kann keine pränataldiagnostische Untersuchung sagen. Was wir hingegen wissen, ist, dass Menschen mit Trisomie 21 heute viele Möglichkeiten haben, ein schönes, weitgehend selbstbestimmtes Leben zu führen. Ihre Lebenserwartung liegt nach heutigem Stand bei gut 60 Jahren. Trotzdem ist die Angst vor dem Leben mit einem besonderen Kind groß und weit verbreitet: Neun von zehn Elternpaaren entscheiden sich nach einer Diagnose in der Schwangerschaft für eine Abtreibung.

Der neue Trisomie 21-Test

Dass eine Trisomie 21 in der Schwangerschaft nicht erkannt wird, kommt nur noch selten vor – dafür wird die Diagnostik viel zu intensiv beworben. So bieten momentan viele Frauenarztpraxen einen Schnelltest für Selbstzahler an, der Partikel der kindlichen DNA im mütterlichen Blut auf auffällige Marker hin untersucht, die auf das Down-Syndrom sowie einige andere Gen-Anomalien hinweisen könnten. Das Versprechen: Sicherheit ohne Risiko. Das Ergebnis: eine Zahl, die ein statistisches Risiko ausdrückt und oft weitere Untersuchungen nach sich zieht. Bestätigt sich der Anfangsverdacht, entscheiden sich die meisten Schwangeren dagegen, die Schwangerschaft fortzusetzen.

Wenn werdende Eltern sich uneinig sind
»Ich will aber kein behindertes Kind« – wenn ein Partner so denkt, und der andere nicht, ist das für werdende Eltern eine schlimme Belastung. Juristisch ist der Fall jedoch klar: Die Entscheidung darüber, die Schwangerschaft fortzuführen oder abbrechen zu lassen, liegt alleine bei der werdenden Mutter.

Der Grund: Schwangerschaftsabbrüche sind in Deutschland nur in einem sehr engen gesetzlichen Rahmen straffrei, und eine mögliche Behinderung des ungeborenen Kindes ist kein anerkannter Grund für eine Abtreibung. Wohl aber die seelische Gesundheit der Mutter, die unter der besonderen Belastung leiden könnte. Deshalb kann eine Abtreibung immer nur zum Schutz der seelischen und körperlichen Gesundheit der Schwangeren erfolgen – der werdende Vater spielt in dieser Entscheidung keine Rolle.

SABINE Hebammen begleiten auch Schwangerschaftsabbrüche

Kommt eine Frau für sich zu dem Schluss, dass sie ihr Kind unter den neuen Vorzeichen nicht austragen kann oder will, steht selbstverständlich auch ihr Hebammenbegleitung zu auf diesem schweren Weg. Begleite ich eine Familie durch einen Schwangerschaftsabbruch, nehme ich mir viel Zeit für Gespräche zum gemeinsamen Trauern und Verarbeiten. Neben dieser seelischen Vor- und Nachsorge achte ich darauf, dass die Frau den Eingriff körperlich unversehrt übersteht und sich danach ausruht und schont, damit alle Wunden gut heilen können.

NORA Schwanger bleiben – trotz allem

Meine Freundin Alexandra war gerade im 5. Monat schwanger, als ihr Frauenarzt ihr die niederschmetternde Diagnose mitteilte: Ihre kleine Tochter litt an Anencephalie, einer extrem seltenen Fehlbildung, die mit dem Leben außerhalb des Mutterleibs unvereinbar ist. Alexandra und ihr Freund waren völlig verzweifelt, und ihr erster Impuls war: Weg mit diesem Kind, das ohnehin nie leben wird! Doch dann entschieden sie sich für einen anderen Weg: Die kurze Zeit, die ihnen mit ihrem Baby gegeben war, auszukosten und, so gut es geht, zu genießen. Jeden Tag sprachen sie mit dem Baby im Bauch, streichelten es und sangen ihm Lieder vor. Schließlich kam Luna zu Hause zur Welt. Sie lebte gut drei Stunden. Lang genug, um ihre Geschwister kennenzulernen und einen Schluck Milch zu trinken. Lang genug, um mit Mama und Papa zu kuscheln. Ihr Tod war herzzerreißend, natürlich, genauso wie ihr Begräbnis. Und trotzdem sagen Alexandra und Markus heute: Zum Glück haben wir ihr und uns diese Zeit geschenkt. Was wäre uns sonst entgangen!

Wo soll unser Baby zur Welt kommen?

Jetzt schon über den Geburtsort nachzudenken, wenn sich der Bauch doch gerade erst rundet – das erscheint vielen Eltern absurd. Zu Recht eigentlich: Wer sich gerade erst ans Schwangersein gewöhnt, will sich doch noch keinen Kopf um die Geburt machen!

Doch angesichts der aktuellen Entwicklungen in der Geburtshilfe in Deutschland ist es trotzdem dringend zu empfehlen, sich bereits im ersten Schwangerschaftsdrittel mit der Wahl des Geburtsorts zu befassen. Denn wie bei der Schwangerschaftsvorsorge auch, haben Frauen in Deutschland theoretisch das Recht auf die freie Wahl des Geburtsorts – doch in der Praxis ist es mit dieser Wahlfreiheit mit fortschreitender Schwangerschaft nicht besonders weit her. Deshalb ist es sinnvoll, sich tatsächlich schon in den ersten Schwangerschaftswochen zumindest einen Überblick über die verschiedenen Geburtsorte zu verschaffen und sich zu überlegen: Welche davon kommen für uns überhaupt infrage?

SABINE Jede Geburt kostet Mut

Ich erlebe oft, dass Frauen bereits bei den ersten Vorsorgen richtig Panik kriegen, wenn das Gespräch auf die bevorstehende Geburt kommt. Und ehrlich: Ich kann das soooo gut verstehen! Es ist ja auch schwer vorstellbar, dass der eigene Körper aushalten kann, was bei einer natürlichen Geburt passiert. Und außerdem: Woher soll eine Frau beim ersten Kind denn wissen, ob eine vaginale Geburt für sie machbar, schaffbar und überhaupt das Richtige ist? Vielleicht spukt ein vor Jahren geäußerter Satz noch in ihrem Kopf herum: »Ihr Becken ist zu schmal, das kann niemals eine normale Geburt werden.« Oder die Angst vor den Schmerzen ist riesengroß. Auch der Wunsch nach Selbstbestimmung kann eine Rolle spielen: Ein geplanter Kaiserschnitt suggeriert vielen Frauen ein Gefühl von mehr Kontrolle, als sich den Geburtswehen auszuliefern. Ganz gleich, woher der Impuls kommt: Er ist es wert, näher betrachtet zu werden. Alles, was wir im Leben zum ersten Mal machen, ist ein Wagnis, für das wir erst Mut sammeln müssen. Jetzt, am Anfang der Schwangerschaft, ist ein guter Zeitpunkt, diesen Mut auch in Hinblick auf eine natürliche Geburt zu sammeln. Denn rein medizinisch gesehen ist der Kaiserschnitt – auch wenn er heute so alltäglich geschieht – mit einem höheren medizinischem Risiko für Mutter und Kind verbunden als die normale Geburt.

So findest Du den passenden Geburtsort

Die allermeisten Babys kommen heute in Deutschland im Krankenhaus zur Welt. Und doch ist die Geburtsklinik um die Ecke nicht der einzige Ort zum Kinderkriegen: Auch Hebammenpraxen, Geburtshäuser und sogar das eigene Zuhause können eine guter Ort zum Gebären sein. Entscheidend ist, wo die werdende Mutter sich am sichersten und am wohlsten fühlt.

Der Klassiker: Die Klinik

Der Kreißsaal im Krankenhaus wird in unserer Gesellschaft oft als der sicherste Geburtsort angesehen und dargestellt: alles da, was nötig werden könnte – und wenn es doch ein Kaiserschnitt werden muss, ist der OP einmal über den Flur. Diese kurzen Wege sind tatsächlich ein großer Vorteil der Klinikgeburt: Hebammen und Ärzte begleiten hier gemeinsam die Geburt, also kann von der interventionsfreien Spontangeburt bis zum Kaiserschnitt hier alles an einem Ort stattfinden. Vielen Eltern gibt es ein zusätzliches Gefühl von Sicherheit, zu wissen, dass auch die Kinderklinik nicht weit ist, sollte ihr Baby nach der Geburt irgendwelche gesundheitlichen Probleme haben.

Dieser Geburtsort ist genau das Richtige …

- für Mütter, die mit besonderen Risikofaktoren in die Geburt gehen.
- für Babys, die mit besonderen Risikofaktoren in die Geburt gehen.

- für alle, die sich am sichersten fühlen, wenn für jeden noch so unwahrscheinlichen Notfall vorgesorgt ist.

Mögliche Nachteile

- Die Abläufe sind oft sehr standardisiert und wenig individuell.
- Für engmaschige persönliche Begleitung fehlt dem Personal häufig die Zeit.
- Oft muss sich eine Hebamme gleichzeitig um mehrere Gebärende kümmern.
- Die fremde Umgebung macht es Frauen manchmal schwerer, loszulassen und sich zu entspannen.
- Durch das Schichtsystem müssen sich Gebärende auf wechselnde Geburtsbegleiter einstellen.
- Die Hemmschwelle für geburtshilfliche Interventionen ist in vielen Kliniken sehr niedrig – nur etwa fünf Prozent aller Geburten verlaufen gänzlich ohne Eingriffe von außen.
- Es gibt zwar eine tolle neue Leitlinie zur vaginalen Geburt am Termin, die das Selbstbestimmungrecht der Gebärenden stärkt - doch leider wird diese in den meisten Geburtskliniken bislang nicht umgesetzt.

Besonderheit: Beleggeburt

Das Beste aus beiden Welten: Vielen Schwangeren gefällt der Gedanke gut, ihre persönliche Hebamme bei der Geburt dabeizuwissen wie bei einer Hausgeburt – aber gleichzeitig die medizintechnische Absicherung einer Klinik zu haben. Bei einer Beleggeburt ist genau das möglich: Werdende Eltern suchen sich bereits zu Beginn der Schwangerschaft ihre Beleghebamme oder ihren Belegarzt aus. Setzen dann die Wehen ein, kommt ihre vertraute Geburtsbegleitung mit ihnen ins Krankenhaus und unterstützt sie dort, bis das Baby da ist.

Einziger Haken: Die wenigen Beleghebammen und -ärzte, die es gibt, sind meist ruckzuck ausgebucht, und in vielen Kliniken wird die Möglichkeit einer Beleggeburt gar nicht erst angeboten.

Das Geburtshaus in der Klinik: Der hebammengeleitete Kreißsaal

Hebammen sind dafür ausgebildet, gesunde Geburtsverläufe zu begleiten, der Job von Ärzten ist es, bei Pathologien einzugreifen: Diesem unterschiedlichen Berufsbild tragen immer mehr Geburtskliniken Rechnung, indem sie sogenannte hebammengeleitete Kreißsäle einrichten, in denen Frauen ihre Babys möglichst natürlich und interventionsfrei zur Welt bringen können sollen – mit Ärzten und Medizintechnik im Nachbarzimmer, falls es doch Probleme geben sollte. Für viele werdende Eltern macht gerade diese Kombination aus Geborgenheit und medizinischer Absicherung im Hintergrund eine Geburt im hebammengeleiteten Kreißsaal besonders attraktiv.

Dieser Geburtsort ist genau das Richtige ...

- für Mütter, bei denen aufgrund bestimmter Risikofaktoren keine außerklinische Geburt infrage kommt, die sich aber trotzdem eine möglichst interventionsfreie Geburt wünschen.
- für alle, die sich unter der Geburt spontan entscheiden können wollen, ob sie dem Geburtsschmerz mit oder ohne medikamentöse Unterstützung begegnen wollen.
- für Familien, in denen die Mutter sich eine hebammenbegleitete Geburt wünscht, der Partner oder die Partnerin aber für das eigene Sicherheitsempfinden ein Krankenhaus als Geburtsort braucht.

Mögliche Nachteile

- Auch wenn er heimelig und gemütlich aussieht: Ein hebammengeleiteter Kreißsaal ist kein Wohnzimmer und kein Geburtshaus, sondern Teil einer Klinik – deshalb wird hier meist auch schneller in den natürlichen Geburtsverlauf eingegriffen als in der außerklinischen Geburtshilfe.
- Hebammengeleitete Kreißsäle haben oft strenge Kriterien, welche Frauen sie überhaupt zulassen – manche schließen beispielsweise von vornherein Mütter aus, die bereits eine Kaiserschnittgeburt hatten. Unbedingt vorher informieren!

SABINE Jeder Geburtsort kann ein guter sein

Das A und O einer guten Geburt ist, dass ich mich währenddessen gut und sicher fühle. Was ein Mensch dafür braucht, ist individuell ganz verschieden. Manche Frauen brauchen das Wissen um den Operationssaal am Ende des Flurs, um ganz loslassen zu können. Andere fühlen sich durch die Medizintechnik um sie herum eher verunsichert. Es gibt Frauen, für die kommt nur ein Krankenhaus mit angeschlossener Kinderklinik infrage, für den Fall des Falles. Anderen ist ein heimeliges Ambiente wichtiger. Dieses unterschiedliche Sicherheitsempfinden hat stets mit unseren ganz individuellen Erfahrungen und Prägungen zu tun: Wenn in meiner Familie einmal ein Kind unter der Geburt zu Schaden gekommen ist, habe ich ganz andere Ängste im Gepäck, als wenn ich bisher nur von schönen, leichten, unkomplizierten Geburten gehört habe. Auch mein Selbstbild spielt eine große Rolle: Will ich die Geburt möglichst selbstbestimmt erleben? Oder sehne ich mich danach, dass mir jemand genau sagt, was ich tun soll, weil ich doch auch keine Ahnung habe? Dazu kommen die Vorstellungen des Partners, der bei der Geburt ja vielleicht auch dabei sein wird: Wo fühlt er sich wohl, zu wem hat er Vertrauen? All diese Aspekte fließen in die Entscheidung für den Geburtsort mit ein. Ich bin überzeugt, dass jede Wahl gut und richtig sein kann – entscheidend ist, dass sie zu der jeweiligen Familie passt. Sind sich werdende Eltern unsicher oder uneinig über den besten Geburtsort für sie, kann ein Gespräch mit ihrer Hebamme dabei helfen, Angstvorstellungen mit der Realität abzugleichen und als Paar zu einer stimmigen Entscheidung zu kommen.

Geburtshilfe im Hebammenteam: Das Geburtshaus

Ihr Baby im Geburtshaus zur Welt zu bringen ist eine Möglichkeit für all diejenigen Frauen, die ohne besondere Risikofaktoren in die Geburt gehen und sich eine möglichst natürliche, interventionsfreie Geburt wünschen. Im Geburtshaus arbeiten mehrere Hebammen im Team zusammen und begleiten werdende Eltern von der Frühschwangerschaft an bis zum Ende der Stillzeit ihres Babys durchs Abenteuer Elternwerden. Für die Geburtsbegleitung halten die meisten Geburtshäuser mehrere wohnlich eingerichtete Gebärzimmer bereit. Die Geburt selbst wird meist von zwei Hebammen begleitet. Um die Sicherheit von Mutter und Kind zu jedem Zeitpunkt zu gewährleisten, überprüfen die Geburtsbegleiterinnen regelmäßig die Wehentätigkeit sowie die Herztöne des Babys. Zeichnet sich ab, dass die Gebärende medizinische Hilfe braucht, wird die Schwangere rechtzeitig mit dem Auto in die nächste Klinik gebracht.

Dieser Geburtsort ist genau das Richtige ...

- für alle, die sich durch die Geburt von vertrauten Bezugspersonen begleiten lassen wollen.
- für alle, die für ihre Geburt kontinuierliche Eins-zu-eins-Betreuung (oder sogar Zwei-zu-eins-Betreuung) wollen, anstatt immer wieder allein gelassen zu werden.
- für Frauen, die unter der Geburt viel Wert auf Rückzugsmöglichkeiten und Privatsphäre legen.
- für Frauen, die während der Schwangerschaft bereits ein gutes Vertrauensverhältnis zu ihren Hebammen aufgebaut haben.
- für Frauen, die sich zutrauen, die Geburt ohne Schmerzmittel zu schaffen.

Mögliche Nachteile

- Ein Geburtshaus kann etwas weiter von der nächsten Klinik entfernt sein.
- Im Fall einer Verlegung bedeutet das im Zweifelsfall eine längere Autofahrt mit Wehen – das macht keinen Spaß.
- Geht es dem Baby nach der Geburt nicht gut, kann es nicht einfach im selben Haus versorgt werden, sondern muss mit dem Krankenwagen in die nächste Klinik verlegt werden. Das ist im Normalfall nicht gefährlich, aber natürlich stressig für alle Beteiligten.
- Die Kosten für die Betreuung der Geburt im Geburtshaus wird von den Krankenkassen übernommen. Ob Rufbereitschaftskosten erhoben werden, ist von Haus zu Haus unterschiedlich – doch auch diese werden von den meisten Krankenkassen übernommen. Information hierzu gibt das jeweilige Geburtshaus.

Gebären in Geborgenheit: Die Hausgeburt

Die moderne Hausgeburtshilfe hat mit den außerklinischen Geburten früherer Zeiten nicht viel gemeinsam – außer natürlich den Ort, an dem sie stattfindet: dem Zuhause der werdenden Eltern. Ausgerüstet mit Dopton, mobilem CTG-Gerät und natürlich einem Koffer mit Notfall-Equipment begleiten erfahrene Hausgeburtshebammen Schwangere in den eigenen vier Wänden durch die Wehen und unterstützen sie dabei, ihr Kind natürlich und selbstbestimmt zur Welt zu bringen, in Sicherheit und Geborgenheit.

Dieser Geburtsort ist genau das Richtige …

- für Frauen, die sich eine selbstbestimmte, natürliche Geburt wünschen.
- die eine erfahrene Hausgeburtshebamme an ihrer Seite haben, der sie vertrauen.
- für Paare, die einen Plan B in petto haben, falls die Geburt doch in die Klinik verlegt werden muss.
- für Frauen, die sich zu Hause am wohlsten fühlen und dort am besten entspannen können.

Mögliche Nachteile

- Statistisch gesehen ist eine hebammenbegleitete Hausgeburt nicht gefährlicher als eine Geburt in der Klinik. Dafür ist es jedoch wichtig, bei der Geburtsplanung die Verlegungszeit bis zur nächsten Klinik zu berücksichtigen: Mehr als zwanzig Minuten sollten es nicht sein.
- Bei einer Hausgeburt ist es nicht möglich, starke Schmerzen etwa durch eine PDA zu lindern.
- Die Kosten für die Betreuung der Geburt zu Hause wird von den Krankenkassen übernommen. Ob Rufbereitschaftskosten erhoben werden, ist von Hebamme zu Hebamme unterschiedlich – doch auch diese werden von den meisten Krankenkassen übernommen. Information hierzu erteilt die jeweilige Hebamme.

NORA Wie verrückt ist eine Hausgeburt?

Bis kurz bevor ich selbst schwanger wurde, wusste ich gar nicht, dass das geht: ein Baby zu Hause bekommen. Ich dachte, Geburt geht nur so: Man kriegt einen Klinikkittel an, legt sich im Kreißsaal in ein Gebärbett, und eine Krankenschwester sagt, wann man pressen muss. Erst durch eine Freundin, die selbst Hebamme war, erfuhr ich, dass immer mehr Frauen ihr Kind auch ganz bewusst außerhalb einer Klinik bekommen. Zunächst hielt ich das für eine völlig wahnsinnige Vorstellung: Ist das nicht irre gefährlich? Wenn da was passiert! Doch je intensiver ich mich mit außerklinischen Geburten beschäftigte (und ich las wirklich viele Studien und Statistiken!), desto mehr staunte ich. Plötzlich erschien mir eine Hausgeburt nicht mehr wie ein verrücktes Selbstverwirklichungsprojekt für esoterisch angehauchte Überzeugungstäter, sondern wie die normalste Sache der Welt: Ich bekomme mein Baby da, wo ich mich am wohlsten fühle, in Begleitung der Hebamme, die mich schon die ganze Schwangerschaft über begleitet hat – und wenn es doch Probleme geben sollte, fahren wir eben zusammen in die nur wenige Kilometer entfernte Klinik. Doch dazu kam es zum Glück nie. Stattdessen habe ich alle meine vier Kinder ohne jeden Eingriff in den natürlichen Geburtsverlauf zu Hause geboren. Sicher und geborgen.

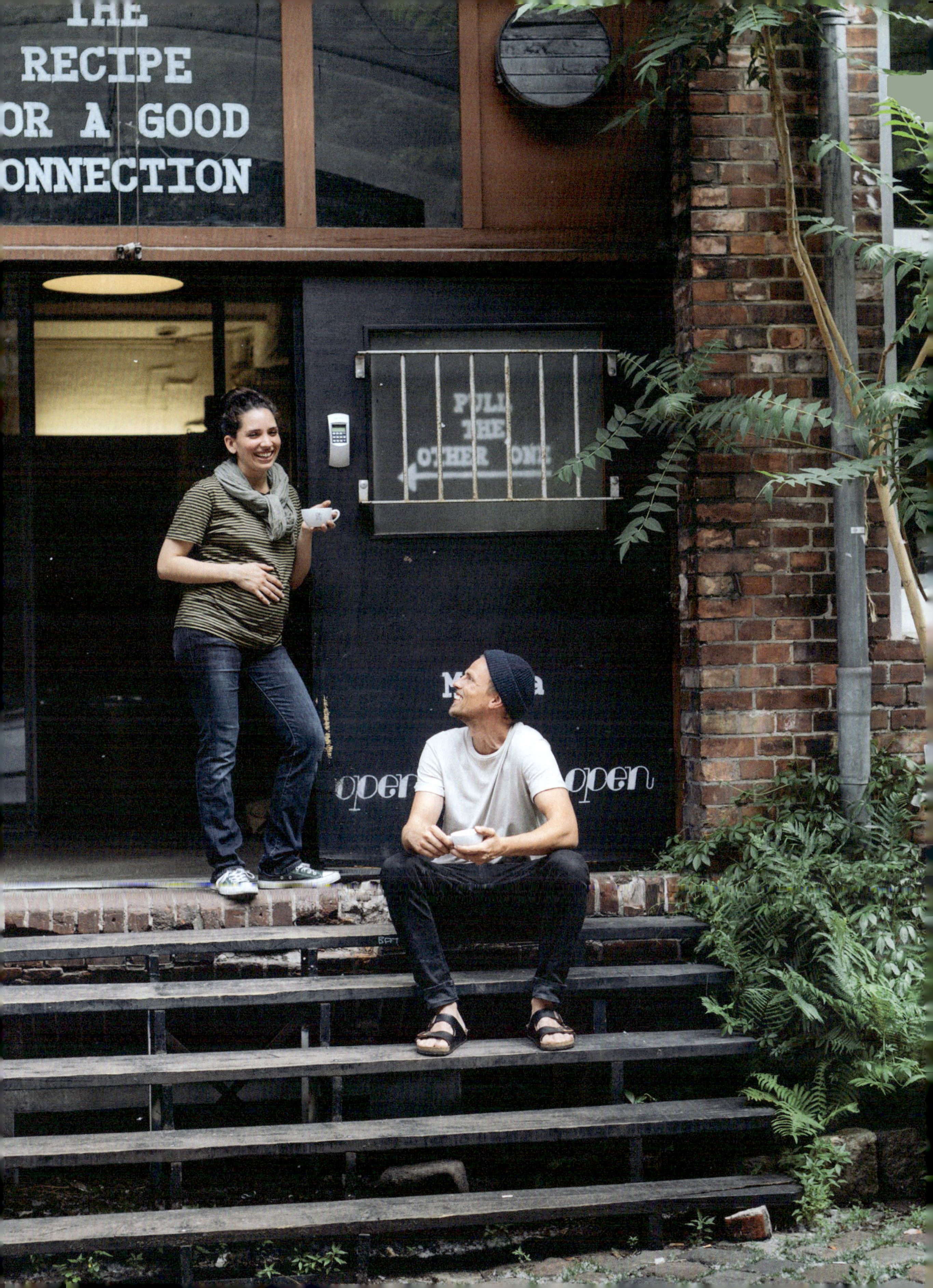
RECIPE
OR A GOOD
ONNECTION
PULL
THE
OTHER ONE
open
open

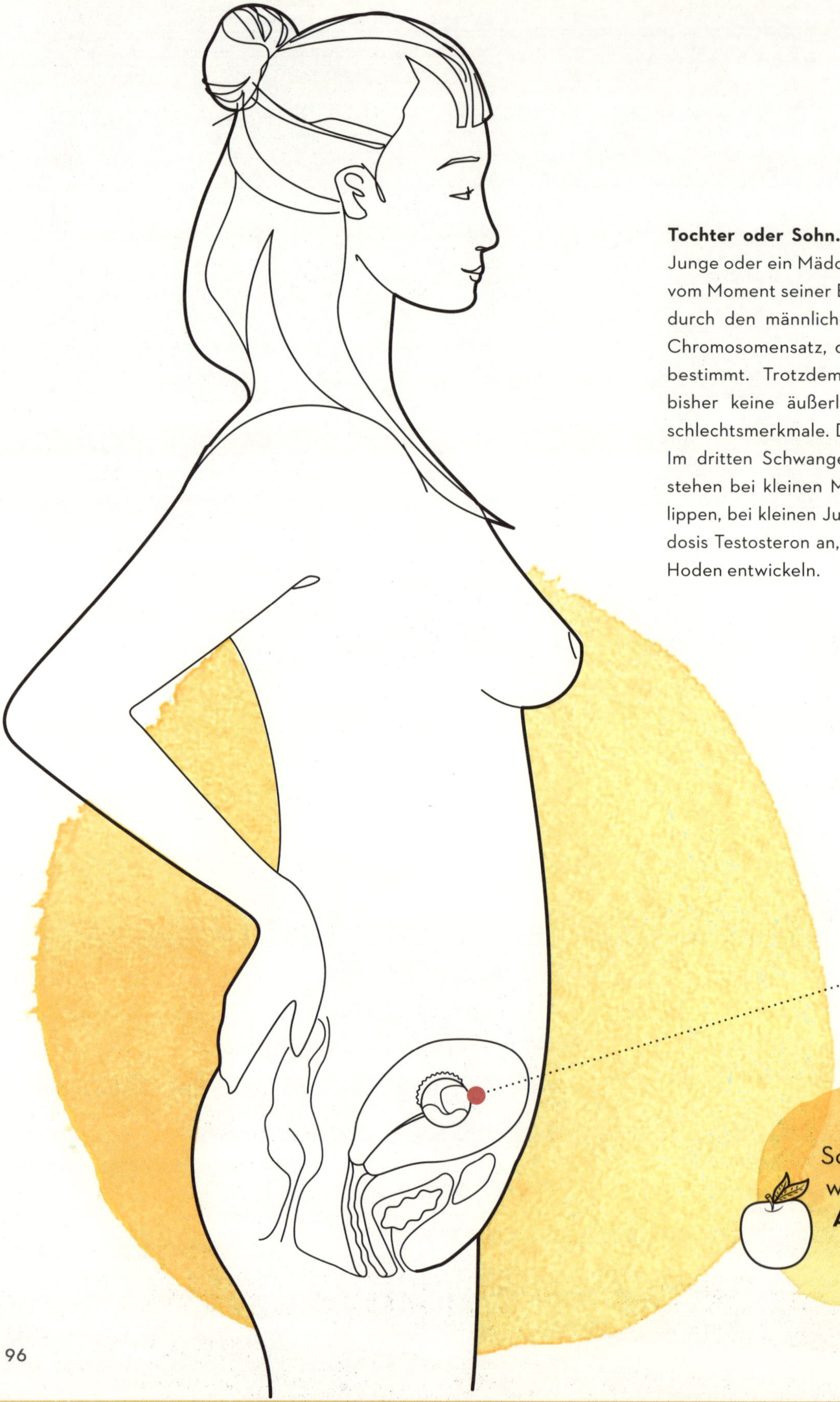

Tochter oder Sohn. Ob Dein Baby ein Junge oder ein Mädchen ist, stand schon vom Moment seiner Empfängnis an fest – durch den männlichen oder weiblichen Chromosomensatz, der sein Geschlecht bestimmt. Trotzdem hatte Dein Baby bisher keine äußerlich sichtbaren Geschlechtsmerkmale. Das ändert sich nun: Im dritten Schwangerschaftsmonat entstehen bei kleinen Mädchen die Schamlippen, bei kleinen Jungs regt eine Extradosis Testosteron an, dass sich Penis und Hoden entwickeln.

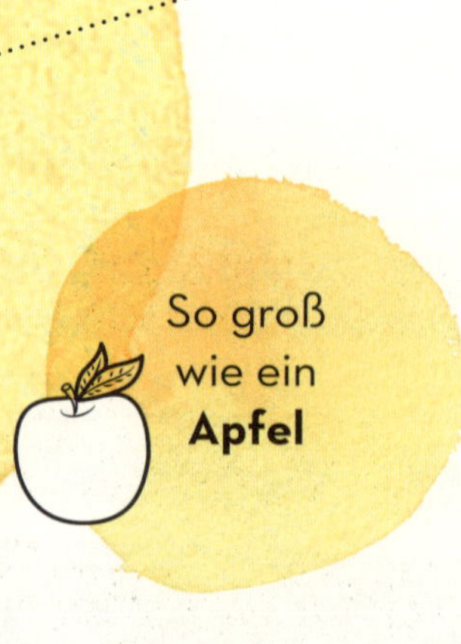

Was passiert im 3. Monat?

Alles da! Am Ende des 3. Monats ist Dein Baby bereits eine perfekte Miniversion des Neugeborenen, als das es in etwa sechs Monaten zur Welt kommen wird – inklusive Augenlidern, Fingernägeln und Haaren auf dem Kopf. Alle Organe sind angelegt und haben ihre Arbeit aufgenommen, das Knochenmark produziert fleißig weiße Blutkörperchen, um Nährstoffe aus der Nabelschnur in jede Ecke des Körpers tragen zu können. Dein Baby beginnt nach und nach, seine Umwelt wahrzunehmen und auf sie zu reagieren. Es ist jetzt etwa 10 Zentimeter groß und hat im Grunde nur noch eine große Aufgabe: Wachsen!

Das Fell entsteht. Im 3. Monat sprießen überall auf der Haut Deines Babys kleine Haarwurzeln, die Dein Kleines bald mit einem dichten, dünnen Fell bedecken. Keine Sorge: Bis zur Geburt wird das meiste davon wieder verschwunden sein!

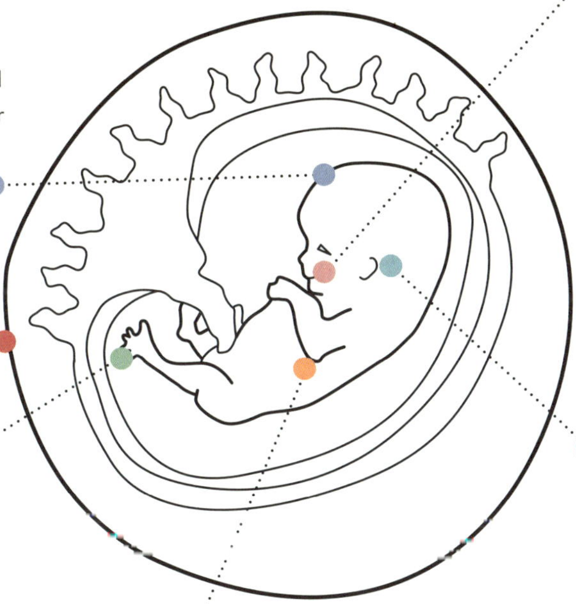

Schmeckt lecker! Nicht nur die Zunge Deines Babys bildet sich nun aus, sondern seine Geschmacksknospen können jetzt auch wirklich schmecken. Es probiert zum ersten Mal kleine Schlucke Fruchtwasser und genießt seinen süßen Geschmack.

Was ist denn hier so laut? Im 3. Monat beginnt das Baby im Bauch zu hören und auf laute Geräusche zu reagieren. Knallt draußen eine Tür, zuckt es drinnen vor Schreck zusammen. Hört es hingegen beruhigende Musik, entspannen sich seine Muskeln.

Auf Wiedersehen, Fischhäute! Nachdem die Finger und Zehen Deines Babys bisher durch dünne Häutchen verbunden waren, sind sie nun voneinander losgelöst und einzeln bewegbar. Dein Baby kann jetzt seine Hand zur Faust ballen und beginnt zu greifen.

Fertigmachen zum Strampeln. Das Baby wird immer beweglicher, denn jetzt entwickeln sich seine Gelenke. Zuerst sind die Ellenbogen, die Knie sowie die Hand- und Fußgelenke dran. Jetzt kann das Kleine sich strecken und beugen, rekeln und kicken.

Das 1. Trimester ist vorbei

Selten in unserem Erwachsenenleben vergehen drei Monate gefühlt so langsam wie in der Zeit, in der wir auf den Anbruch der 12. Woche warten. Was für eine wundersame Zeit dieses erste Trimenon doch ist: Von außen ist noch nichts zu sehen, doch in Dir wird in dieser Zeit aus einer befruchteten Eizelle ein richtiger kleiner Mensch mit Kopf und Rumpf, Armen und Beinen und einem winzigen schlagenden Herz. Aus Fremden werden Wegbegleiter, aus guten Freunden engste Vertraute, während wir zu anderen intuitiv auf Abstand gehen: Der Mutterinstinkt, er wirkt schon jetzt. Bloß das Baby schützen! Deshalb machen uns Raucher an der Bushaltestelle jetzt auch so aggressiv, und der Morgenkaffee schmeckt vielleicht nicht mehr. Überhaupt sind Gerüche gerade ein schwieriges Thema. Und Essen. Und Angefasstwerden. Und überhaupt.

Diese neue Dünnhäutigkeit, vielleicht treibt sie Dich manchmal in den Wahnsinn: Hilfe, ich bin eine Drama-Queen! Plötzlich losheulen im Büro, das geht doch nicht. Es soll doch noch keiner wissen von dem kleinen Gummibären. Jetzt nicht. Noch nicht. Im Rückblick vergingen sie irgendwie doch ganz schön schnell, die ersten Wochen der Babybauchzeit. Noch zweimal so lang, dann ist das Baby da! Wie verrückt ist das denn?

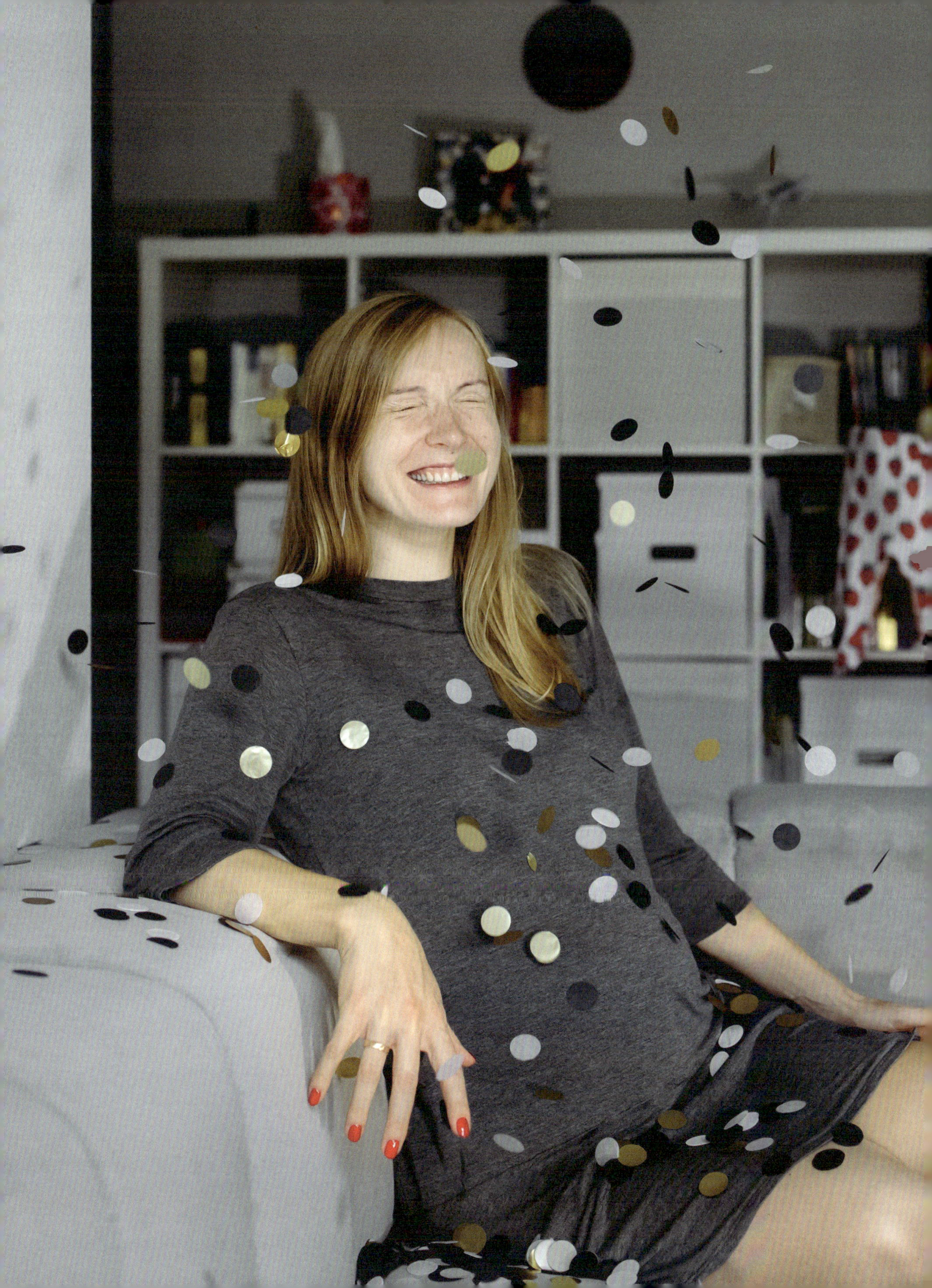

1.-Trimester-Mantra

»Ich kann jetzt schon mit meinem Baby in Verbindung treten.«

Ich und ein Baby?

Es ist ganz normal, dass Dir dieser Gedanke zunächst seltsam erscheint. Damit hast Du bereits eine große Gemeinsamkeit mit Deinem ungeborenen Kind: Ihr beide macht Euch gerade auf in ein Leben, wie Ihr es bisher nicht kanntet. Vielleicht magst Du ja mal Deine Hand auf Deinen Bauch legen und Euch beiden Mut zusprechen für dieses Abenteuer.

Bauchmassage

Ein schönes Ritual für die ganze Schwangerschaft kann die tägliche Bauchmassage sein: Besorge Dir ein wohlriechendes Öl und pflege das Zuhause Deines Babys.

Verbindung

Es ist nicht albern oder verrückt, mit dem Ungeborenen zu sprechen, sondern ein hilfreicher Schritt, um eine allererste Verbindung zu dem kleinen Menschen in Deinem Bauch zu knüpfen. Ob Du Deine Worte laut aussprichst oder in Gedanken zu Deinem Baby schickst, ist dabei unerheblich: Du kannst ihm alles erzählen, was Dich bewegt.

Aufschreiben

Tagebuch hast Du zuletzt in der achten Klasse geschrieben? Macht nichts: Besorge Dir ein richtig schönes Notizbuch, in dem Du all Deine Gedanken und Gefühle in dieser besonderen Zeit festhalten kannst. Unterwirf Dich dabei keiner Zensur: Niemand muss sie jemals zu lesen bekommen.

Inkognito

Solange der Bauch noch nicht anders aussieht als sonst, ist es für den nicht schwangeren Elternteil oft schwer, eine gedankliche und emotionale Verbindung zu dem ungeborenen Kind aufzubauen. Was helfen kann: jeden Abend sich einen kurzen Moment zu nehmen, in dem der Partner einfach nur seine Hand auf den Babybauch legt – und sei es beim gemeinsamen Musikhören oder Fernsehen. Dieses Symbol der Verbundenheit hilft nicht nur werdenden Vätern, einen Draht zu ihrem Baby zu bekommen – es gibt auch der Schwangeren das gute Gefühl, dass das besondere Geschehen in ihrem Körper wahrgenommen wird, auch wenn äußerlich noch nichts zu sehen ist.

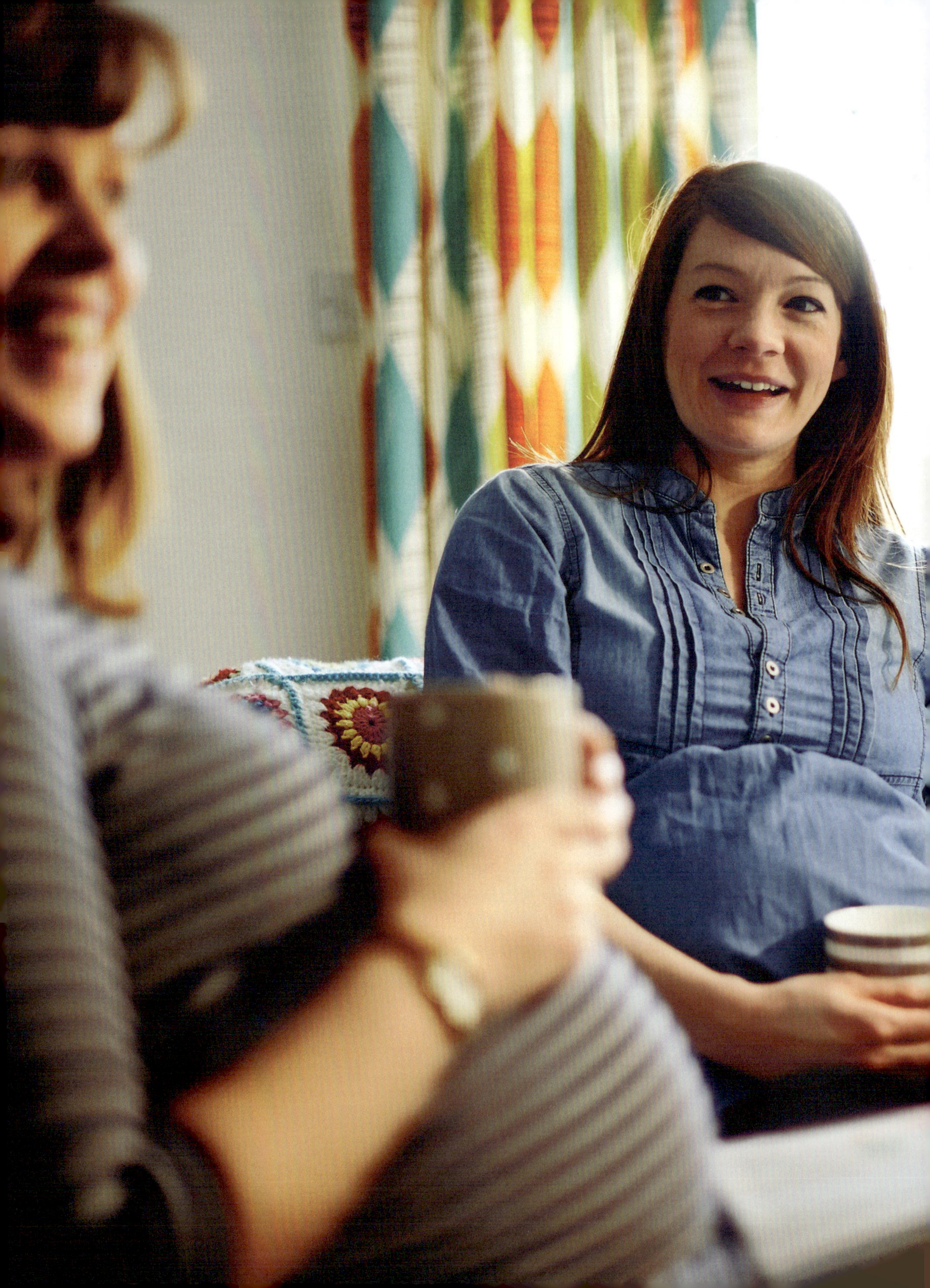

2

MITTENDRIN

Das zweite Trimester

Angekommen

So unfassbar der Gedanke, schwanger zu sein, in den ersten Wochen noch war, so vertraut fühlt er sich für Dich mittlerweile vermutlich an: Na klar bin ich schwanger! Nicht nur Deine Seele, auch Dein Körper hat sich inzwischen an die neue Normalität gewöhnt und reagiert nicht mehr so heftig auf die Schwangerschaftshormone – hoffentlich!

Für viele Frauen beginnt jetzt die entspannteste Zeit der Schwangerschaft: Die Ängste lassen nach, die Vorfreude steigt, gleichzeitig ist die Geburt noch beruhigend weit weg. Der Bauch rundet sich zusehends zu einer hübschen Kugel, Freunde und Verwandte wissen Bescheid und freuen sich mit, und es macht Spaß, die ersten Besorgungen fürs Baby zu machen: ein Strampler hier, eine Spieluhr da …

Doch nicht allen Frauen ist ein so sorgloses zweites Schwangerschaftsdrittel vergönnt. Manchen machen die körperlichen Veränderungen nach wie vor schwer zu schaffen, manche fühlen sich auch nicht hübsch mit ihrem Babybauch, sondern eher wie ein aufgegangener Hefekloß. Sorgen ums Baby, Sorgen um die Beziehung, Sorgen um die Zukunft: Auch diese Gefühle können zum zweiten Schwangerschaftsdrittel dazugehören und es zu einer schwierigen Zeit machen.

Deshalb ist es uns wichtig, Dir zu sagen: Wie auch immer Du Dich jetzt fühlst, es ist okay! Es ist okay, das zweite Schwangerschaftsdrittel so richtig zu genießen. Und es ist genauso okay, das nicht zu tun. Schwangersein ist kein Wettbewerb, und während manche Frauen die Babybauchzeit lieben und in ihr so richtig aufblühen, ist und bleibt sie für andere eher belastend und beschwerlich. Beides ist normal, nichts davon schadet dem Baby im Bauch. Hauptsache, Du bist freundlich zu Dir selbst und genießt Deine Schwangerschaft, so gut es eben geht.

Hallo, ist da jemand?

Mittlerweile hast Du Dein Baby vermutlich schon einmal im Ultraschall gesehen. Doch darauf, Dein Kleines zum ersten Mal selbst zu spüren, wartest Du noch – oder? Jetzt beginnt die Zeit, in der die ersten Kindsbewegungen spürbar werden. Und das ist so cool! Denn plötzlich brauchst Du keine Technik mehr, um den Beweis zu haben, dass da jemand in Deinem Bauch herumzappelt – Du spürst es jeden Tag! Die meisten Frauen nehmen die ersten Kindsbewegungen zwischen der 13. und der 20. Schwangerschaftswoche wahr, wobei Frauen, die schon einmal schwanger waren, das typische Kitzeln von innen oft früher wiedererkennen als Schwangere beim ersten Kind. Dass das Warten auf die ersten Stupser aus dem Bauch am Anfang einem großen Rätselraten gleicht, ist ganz normal und gehört dazu. War das jetzt das Kind? Oder nur Luft im Bauch? Fast jede Schwangere kennt die Unsicherheit, nicht so genau zu wissen, ob sie gerade ihr Baby gespürt hat – oder nur ihre Verdauungsorgane. Doch schon bald sind die Bewegungen unverkennbar: Als würde in unserem Inneren ein kleiner Schmetterling umherflattern, der immer wieder mit seinen Flügeln gegen die Bauchwand stößt. Später wird aus dem Kitzeln und Flattern ein richtiges Knuffen und Boxen, bei dem Knie und Ellbogen des Babys von außen deutlich spürbar sind und die manchmal sogar richtig unangenehm werden können. Doch die allerersten Bewegungen sind so hauchzart wie ein sanftes Streicheln. Und genau das macht sie so besonders und so wunderwunderschön.

SABINE Dein Baby reagiert auf Dich

Dein Baby im Bauch hört Dir genau zu, wenn Du mit ihm sprichst. Es antwortet Dir auch. Fühl mal, wie sich seine Bewegungen verändern, wenn Du mit ihm redest. Es will mit Dir in Kontakt treten! Deshalb kickt es auch gegen Papas Hand auf Deinem Bauch. So beginnt Eure Kommunikation miteinander, schon lange, bevor Ihr Euch das erste Mal in die Augen schaut.

Dein Körper in der

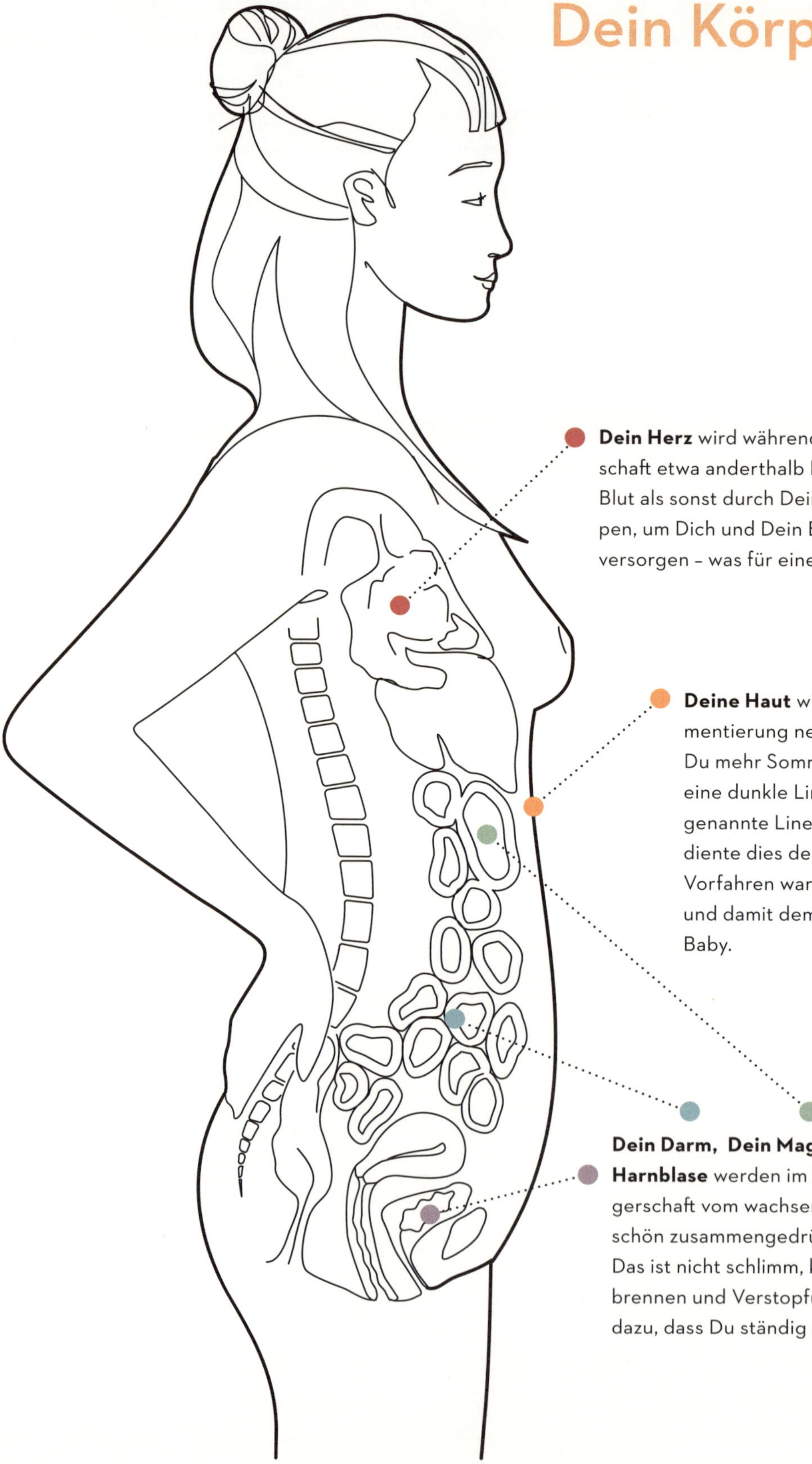

Dein Herz wird während der Schwangerschaft etwa anderthalb Liter mehr Blut als sonst durch Deine Gefäße pumpen, um Dich und Dein Baby optimal zu versorgen – was für eine Leistung!

Deine Haut wird zu einer stärkeren Pigmentierung neigen: Vielleicht bekommst Du mehr Sommersprossen, vielleicht eine dunkle Linie auf dem Bauch, die so genannte Linea nigra. Wahrscheinlich diente dies den Nomaden, die unsere Vorfahren waren, zur besseren Tarnung und damit dem Schutz von Mama und Baby.

Dein Darm, Dein Magen und **Deine Harnblase** werden im Lauf der Schwangerschaft vom wachsenden Baby ganz schön zusammengedrückt (siehe rechts). Das ist nicht schlimm, kann aber zu Sodbrennen und Verstopfung führen – und dazu, dass Du ständig aufs Klo musst.

Schwangerschaft

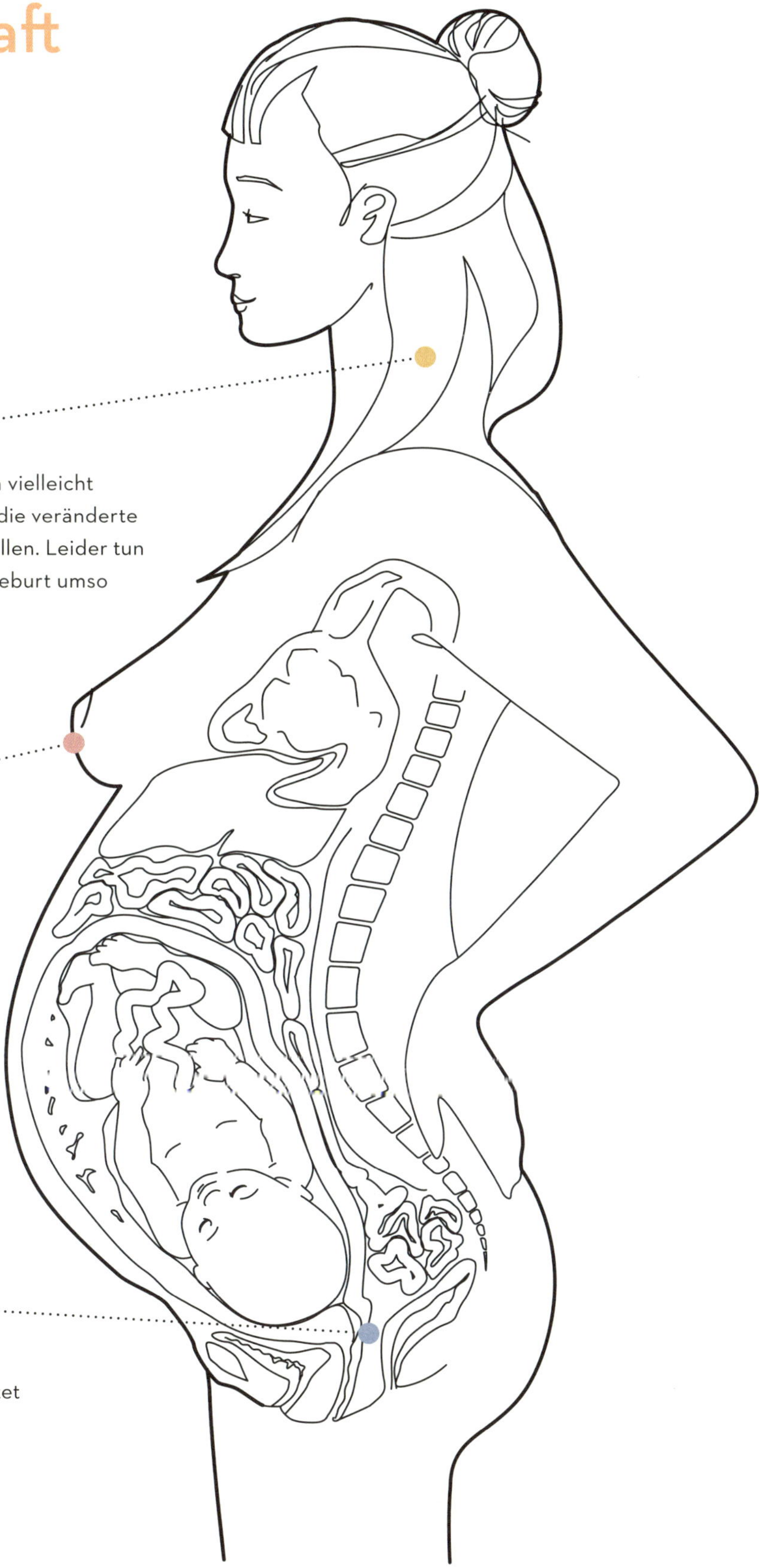

Deine Haare fühlen sich vielleicht voller an, weil sie durch die veränderte Hormonlage kaum ausfallen. Leider tun sie das dann nach der Geburt umso mehr.

Auch **Deine Brust** verändert sich – sie bereitet sich nämlich bereits jetzt aufs Stillen vor. Sie wird größer, weil die Milchdrüsen mehr Platz brauchen, und Deine Brustwarzen werden wahrscheinlich dunkler, damit Dein Baby sie leichter findet.

Dein Becken lockert sich schon von Beginn der Schwangerschaft an und bereitet sich so darauf vor, Dein Baby durch den Geburtskanal zu lassen.

Schlafpositionen: Lieber links liegen

Mit dem wachsenden Bauch eine bequeme Schlafposition zu finden fällt vielen Frauen ab der Mitte der Schwangerschaft gar nicht so leicht. Wahrscheinlich wird man Dir raten, in der Schwangerschaft am besten nur noch auf der linken Seite zu schlafen. Der Grund für diese Empfehlung: Beim Schlafen auf dem Rücken oder auf der rechten Seite kann die Durchblutung in der sogenannten Vena cava, also der Hohlvene, abnehmen, was zu Problemen bei der Versorgung des Babys im Bauch führen kann. Es gibt tatsächlich Indizien, die dafür sprechen, dass das seitliche Schlafen auf der linken Seite für Schwangere deshalb am sichersten ist. Deshalb empfehlen wir Dir, Dich zumindest zum Einschlafen möglichst so hinzulegen und zum Beispiel mit einem Stillkissen im Rücken dafür zu sorgen, dass Du Dich im Schlaf nicht unbewusst auf die andere Seite drehst.

Aber: Empfehlungen sind das eine, und das echte Leben ist das andere – es wird nicht jeder Schwangeren in jeder Lebenssituation möglich sein, diese Schlafempfehlung umzusetzen. Deshalb mach Dir keinen Stress wegen »falscher« Schlafpositionen: Das Wichtigste ist, dass Du Dich wohl fühlst und Dich in der Nacht gut erholen kannst. Das Leben ist niemals risikofrei, und es ist nicht immer möglich, alle Risiken auf ein Minimum zu reduzieren. Und die Wahrscheinlichkeit, dass es zu ernsthaften Problemen mit der Vena cava kommt, ist zum Glück in jeder Schlafposition ausgesprochen gering.

NORA **Die Grenzen unserer Macht** SABINE

Wenn es nur eine Sache in meinem Leben gibt, bei der ich wirklich nicht versagen darf, dann ist es diese – das war mein Gefühl am Anfang jeder Schwangerschaft. Ich wollte einfach alles dafür tun, um dem Baby in meinem Bauch die bestmöglichen Startbedingungen zu verschaffen.

Das ist ja das Wunderbare am Schwangersein, dass so ein winziges Baby im Bauch bereits die Kraft hat, die Welt seiner Mama in eine völlig neue Richtung zu drehen. Diese unbändige Liebe, der unbedingte Wunsch, für dieses kleine Wesen zu sorgen, ist aus meiner Sicht etwas ganz Kostbares. Doch gleichzeitig birgt der Vorsatz, diese Schwangerschaft so perfekt wie möglich zu gestalten, natürlich auch ein enormes Druckpotenzial.

Deswegen ja auch die Riesenangst, irgendetwas falsch zu machen.

Genau, daran sind wir in unserer modernen Welt nämlich gar nicht mehr gewöhnt: dass etwas schiefgehen kann, auch wenn niemand etwas dafür kann. Genau diese Unkontrollierbarkeit gehört aber zu jeder Schwangerschaft dazu: Wir können viel dafür tun, dass es dem Baby im Bauch gut geht. Aber eben nicht alles. Es gibt auch einen Schicksalsfaktor, den wir nicht beeinflussen können.

Unheimlich.

Auf den ersten Blick vielleicht. Doch ich finde: In dieser Erkenntnis liegt auch ein ganz großes Entlastungspotenzial. Eine Schwangerschaft ist kein Wettbewerb, den wir gewinnen müssen. Es geht nicht um Leistung, es geht schlicht und einfach auch um Glück. Wir haben viel in der Hand, aber nicht alles. Das gibt auch die Erlaubnis, locker zu lassen und sich nicht ständig unter Druck zu fühlen, die perfekte Schwangere zu sein.

Sport in der Babybauchzeit

Joggen und Radfahren mit Babybauch – was in den Fünfzigerjahren als gefährlich und unschicklich verpönt war, gilt heute nicht nur als unbedenklich, sondern sogar als gesund. Sport zu treiben gehört für viele Frauen zum täglichen Leben dazu, und eine Schwangerschaft ist kein Grund, damit aufzuhören. Im Gegenteil: Sportliche Hobbys weiter zu pflegen stärkt die Muskelkraft und die Ausdauer und bringt den Blutkreislauf in Schwung.

Wichtig ist nur, dass Schwangere wie auch in allen anderen körperlichen und seelischen Belangen gut auf ihr eigenes Gefühl hören: Alles, was guttut, ist gut. Und was sich nach zu viel anfühlt, ist zu viel. Vorsicht vor Leistungsdruck und dem Drang, sich zu vergleichen: Nur weil die britische Langstreckenläuferin Paula Radcliffe mit Babybauch noch Wettbewerbe gelaufen ist, heißt das nicht, dass Schwangere Hochleistungssport treiben müssten. Umgekehrt kann die Schwangerschaft gerade auch für sonst eher wenig sportbegeisterte Frauen eine gute Gelegenheit sein, sich mal im Yoga, Schwimmen oder Tanzen zu versuchen. Der Grund: Sport in der Schwangerschaft vermindert Rückenschmerzen und Wassereinlagerungen, wirkt Schwangerschaftsdiabetes entgegen und ist ein bewährtes Mittel gegen hormonbedingte Stimmungstiefs.

Gibt es auch Risiken beim Schwangerschaftssport? Klar: Stürze zum Beispiel können mit Baby im Bauch gefährlich werden. Deshalb werden Deine medizinischen Schwangerschaftsbegleiter Dir auch nicht sagen können, ob Du als Schwangere noch Reiten, Einradfahren oder Surfen solltest – die juristischen Konsequenzen wären im Zweifelsfall einfach zu gravierend. Wir möchten Dich deshalb dazu ermutigen, auch in der Sportfrage auf Dein Gefühl und auf Deinen gesunden Menschenverstand zu hören: Mach nichts, was für Dich oder Dein Baby gefährlich ist. Aber lass Dich auch nicht dazu drängen, Deine Lieblingssportart aufzugeben, weil andere sie für riskanter halten, als sie ist. Du bist die Mama, Du entscheidest. Und Du wirst eine gute Entscheidung treffen.

Himmel, diese Hitze!

Eine Sommerschwangerschaft klingt in der Theorie großartig: viel draußen sein, schwimmen gehen, den Babybauch in luftige Schwangerschaftskleider hüllen. In der Praxis ist Schwangersein im Hochsommer jedoch oft ganz schön anstrengend, vor allem, wenn eine richtige Hitzewelle übers Land rollt. Dann kriegen es viele Schwangere nämlich mit dem Kreislauf zu tun und können die Sommersonne gar nicht mehr so genießen. Was hilft:

- viel Trinken, vor allem Wasser
- Sorge für eine gute Verdunkelung Deiner Wohnung bei Tag, lüfte in der Nacht.
- Ein Ventilator oder eine Raumklimaanlage kann für Dich jetzt ein echter Segen sein.
- Wenn Du magst, kannst Du die Beine in kühles Wasser tauchen. Vielleicht magst Du Dir dafür ein Planschbecken auf den Balkon stellen – dann kannst Du Dir beim kühlenden Fußbad schon vorstellen, wie nächstes Jahr Dein Baby darin planscht.
- Geh in den Morgen- oder Abendstunden spazieren und vermeide die pralle Mittagssonne.
- Verfolge die Ozonwarnmeldungen in den Medien, da Du als Schwangere anfälliger dafür bist, unter einer hohen Ozonbelastung zu leiden.

Aber auch hier gilt: Du bist Deine eigene Expertin! Wenn Du Dich wohl fühlst und Dir Hitze nichts ausmacht, kannst Du selbstverständlich auch Wandern, Radfahren oder Schwimmen gehen – Schattenplätze zum Ausruhen gibt es ja überall. Viel Spaß!

Junge oder Mädchen?

Irgendwann in der Mitte der Schwangerschaft kommt sie garantiert, die Frage der Fragen: »Wollen Sie denn wissen, was es wird?« Klar, dass da die wenigsten »Nein danke« sagen. Es ist ja auch spannend, zu erfahren: Bekommen wir eine Tochter oder einen Sohn? Doch was die Antwort mit uns macht – darüber wird wenig gesprochen. Zu groß ist die Angst, missverstanden und verurteilt zu werden, wenn wir zugeben, dass es uns eben nicht egal ist, ob wir einen Jungen oder ein Mädchen bekommen. Auch wenn wir natürlich wissen, dass das eigentlich Quatsch ist. Weil es schließlich ein großes Glück ist, überhaupt ein Kind zu bekommen. Und schließlich leben wir nicht mehr im 19. Jahrhundert. Heute kann doch jeder alles sein – oder?

Na ja. Klar sind die traditionellen Geschlechterrollen in unserer Gesellschaft im Umbruch, und die Sehnsucht nach einem Stammhalter treibt heute die wenigsten Eltern um. Gleichzeitig ist nicht von der Hand zu weisen, dass das Leben mit einem kleinen Jungen auch im aufgeklärten 21. Jahrhundert in manchen Punkten ziemlich anders aussieht als das Leben mit einem kleinen Mädchen. Und – auch wenn wir es nur ungern zugeben: Die meisten von uns tragen nun mal ein inneres Bild mit sich von unserem Leben als Vater oder Mutter, in dem eben auch das Wunschgeschlecht unseres Babys eine Rolle spielt. Diese Bilder mögen teilweise von Geschlechterklischees geprägt sein – Zöpfe und Kleidchen für die süße Tochter, Raufen und Fußballspielen mit dem wilden Sohn – doch das ändert ja nichts daran, dass sie ein Teil von uns sind. Und dass wir sie oft nicht einfach abschütteln können, wenn wir erfahren: »Sie bekommen eine Tochter.« Oder: »Sie bekommen einen Sohn.«

Sagen wir es also ganz offen: Nur wenige Eltern haben überhaupt keine Präferenz, was das Geschlecht ihres Babys angeht. Ob sie sich eher ein Mädchen oder eher einen Jungen wünschen, ist dabei vor allem eine Frage individueller Prägungen: Eine schwierige Beziehung zur eigenen Mutter kann beispielsweise dazu führen, dass eine Schwangere sich eher einen Sohn wünscht – aus der Angst heraus, sonst in dieselbe konfliktreiche Mama-Tochter-Kiste hineinzustolpern. Umgekehrt wünschen sich Frauen mit einer sehr innigen Beziehung zu ihren eigenen Eltern oft ein Mädchen, um an die eigene glückliche Kindheit anzuknüpfen und die besondere Mädchen-Mama-Verbindung zu spüren, die sie bei ihrer eigenen Mutter erlebt haben. Bei werdenden Vätern verhält es sich ähnlich: In ihren Gedanken zu einer möglichen Tochter oder einem möglichen Sohn spiegeln sich ebenfalls Kindheitserinnerungen, Jugenderfahrungen, Ängste und Selbstzweifel wider.

Dazu kommen bei Müttern wie Vätern gesellschaftliche und kulturelle Prägungen, die dazu führen, dass in westlichen Industrienationen momentan Jungs eher als Sorgenkinder gelten und Mädchen höher im Kurs stehen: Sie gelten als niedlicher, braver, unkomplizierter, weniger aggressiv und besser in der Schule. In anderen Kulturen sieht das ganz anders aus: Dort ist das Wunschkind in vielen Fällen immer noch ein Sohn.

Anstatt sich also dafür zu schämen, sich insgeheim einen Jungen oder ein Mädchen zu wünschen, und vielleicht beim ersten Outing beim Frauenarzt sogar etwas enttäuscht zu sein, sollten Schwangere und ihre Partner aus unserer Sicht lieber die Chance nutzen, sich offen über ihre unterschiedlichen inneren Bilder auszutauschen und sich darüber klar zu werden, welche Wünsche und Erfahrungen hinter ihnen stecken. Dazu kommt: Nur, weil auf dem Ultraschall die Genitalien Deines Kindes erkennbar sind, weißt Du noch nichts über seine Geschlechtsidentität. Ein Penis macht ein Kind nicht zwangsläufig zum Jungen, eine Vulva nicht zu einem Mädchen. Wer und wie Dein Kind einmal sein wird, kannst Du nur auf eine Weise herausfinden: indem Du mit ihm lebst und ihm zuhörst, was es über sich sagt. Eines können wir Dir dabei jetzt schon versprechen: Egal wie viele Gedanken Du Dir während Deiner Schwangerschaft über das Geschlecht Deines Babys machst – wenn es erst mal geboren ist, wird das alles komplett nebensächlich. Natürlich kann es sein, dass Du irgendwann einmal sehnsüchtig an die Tochter denken wirst, die Du nie bekommen hast, oder an den kleinen Sohn, den Du gerne ins Leben begleitet hättest. Doch dann wirst Du Dein Kind ansehen, Dein einmaliges, wunderbares Kind, dass Du um keinen Preis der Welt eintauschen würdest. Und Du wirst wissen: Es ist alles gut so, wie es ist.

Mut machende Blogbeiträge für angehende Jungs- und Mädchenmamas findest du auf »Die gute Kinderstube« (»Jungsmama. So ein Quatsch. Oder?«) und

»Berlin Mitte Mom« (»Bekenntnisse einer Mädchenmutter«). Und weil es uns so wichtig ist, Geschlecht nicht auf die Frage »Junge oder Mädchen?« zu reduzieren, hier noch ein Buchtipp: Ravna Marin Siever, *Was wird es denn? Ein Kind! - Wie geschlechtsoffene Erziehung gelingt* (Beltz Verlag 2022).

NORA Kann ich einen Jungen genauso lieben wie ein Mädchen?

Ich wollte immer Töchter haben. Alle meine Puppen waren Mädchen. Alle meine Freundinnen waren Mädchen. Die Welt kleiner Jungs hingegen blieb mir immer fremd: Autos spielen, Star Wars gucken, Counterstrike zocken – nein danke. Ich wollte Puppen und Kleidchen und Pferdebücher vorlesen. Natürlich war mir bewusst, dass ich da gerade die schlimmsten Gender-Klischees reproduzierte. Das war mir peinlich, deshalb sprach ich nicht darüber. Der Mädchenwunsch ging davon aber nicht weg – selbst nach zwei Töchtern nicht. Und dann sagte meine Frauenärztin in der 14. Woche meiner dritten Schwangerschaft: , »Na, ihr kleiner Sohn ist aber zeigewillig!« Da sah ich es auch: Ein Junge. Mein Junge. Unser Sohn! Es dauerte ein bisschen, bis ich mich an den Gedanken gewöhnt hatte. Und bis zur Geburt dachte ich manchmal: Vielleicht hat sie sich ja geirrt, und ich bekomme doch noch mein Mädchen. Doch dann war er da: So winzig, so perfekt. Auf einmal konnte ich meinen eigenen Wunsch überhaupt nicht mehr nachvollziehen. Es war doch sonnenklar, dass genau dieser kleine Junge in meinem Leben gefehlt hatte und niemand sonst! Und an diesem Gefühl hat sich bis heute nichts geändert.

SABINE Sonnengelb statt Rosa oder Himmelblau

Kurz vor der Geburt zeigen die werdenden Eltern mir oft ganz stolz ihr fertig eingerichtetes Babyzimmer. Meist ist es ganz in Rosa gehalten – oder eben in Himmelblau. Im Stillen denke ich dann immer: Na, hoffentlich stimmt das Geschlecht dann auch. Denn ich habe es wirklich schon oft erlebt, dass Frauenärzte mit ihrer Prognose danebenlagen – gerade, wenn die Eltern nicht beim Fein-Ultraschall waren, sondern einfach nur einmal im 5. Monat mit dem ganz normalen Praxis-Ultraschall nachgucken ließen. Das ist für mich als Hebamme dann natürlich immer ein verrückter Moment, wenn ich nach der Geburt sage: »Euer Sohn ist da!«, und die Eltern völlig verdutzt sind, weil sie fest mit einer Tochter gerechnet hatten. Deshalb plädiere ich im Geburtsvorbereitungskurs gern für sonnengelbe Wände – und dafür, sich allen Vermutungen zum Trotz immer auch auf eine Überraschung einzustellen!

Wenn das Baby kein eindeutiges Geschlecht hat

Bei etwa einem von tausend Neugeborenen kommt es vor, dass sie nicht klar einem biologischen Geschlecht zugeordnet werden können – sie sind intersexuell. Bis vor Kurzem wurden Eltern gezwungen, diese Babys trotzdem auf dem Standesamt als männlich oder weiblich anzumelden. Oft wurden zudem Operationen durchgeführt, um die Geschlechtsorgane dem gewählten sozialen Geschlecht anzupassen. 2017 entschied dann das Bundesverfassungsgericht, dass diese Praxis rechtswidrig ist: Es muss eine dritte Option geben, welche die Geschlechtsidentität offen lässt. Betroffenenverbände fordern, darüber hinaus auch, geschlechtsangleichende Operationen bei betroffenen Kindern zu verbieten, bis diese alt genug sind, selbst darüber zu entscheiden.

Das doppelte Glück: Zwillinge

Beim ersten großen Ultraschall erhältst Du die freudige Nachricht: »Herzlichen Glückwunsch, es sind zwei!« Dies kann Dich völlig unverhofft treffen oder Du hast es schon geahnt, da Dein Bauch sehr schnell gewachsen ist oder Du aufgrund einer Behandlung im Kinderwunschzentrum schon damit gerechnet hast. Doch was bedeutet das jetzt?

- Ganz gleich, wie gut es Dir geht, wirst Du rein vorsorglich als »Risikoschwangerschaft« eingestuft, dadurch stehen Dir vermehrt Vorsorgen (alle zwei Wochen) und diagnostische Untersuchungen zu.
- Zu Beginn der Schwangerschaft ist nichts anders als bei einem Kind. Irgendwie auch komisch.
- Ob Deine Hebamme bei Dir Vorsorgeuntersuchungen durchführt, solltest Du mit ihr persönlich klären. Es kann sinnvoller sein, diese bei Deiner Ärztin zu machen.
- Deine Hebamme ist die beste Ansprechpartnerin bei allen Beschwerden, die vermutlich mit dem zweiten Trimester beginnen, egal ob es starke Wassereinlagerungen oder Krampfadern sind.
- Im dritten Trimester kann es vorkommen, dass Du Dir wie eine wandelnde Kugel vorkommst, bei zwei zarten Kindern muss dies jedoch nicht sein. Wenn Du möchtest, kannst Du auch schon vor der Geburt eine Haushaltshilfe in Anspruch nehmen.
- Nicht alle Zwillinge kommen vor dem errechneten Termin und per Kaiserschnitt zur Welt. Wenn es Dir und Deinen Kindern gut geht und sie in einer geburtsmöglichen Variante im Bauch liegen, steht dem geduldigen Zuwarten nichts im Wege. Wenn jedoch ein Kind dem anderen ständig Blut stibizt (das äußerst seltene sogenannte fetofetale Transfusionssyndrom), sie nicht mehr so gut versorgt sind, sie geburtsunmöglich in Deinem Bauch liegen oder Du am Ende Deiner Kräfte bist, kann es sein, dass Dir eine Einleitung oder ein Kaiserschnitt angeboten wird.

- Nach der Geburt hast Du auf alle Fälle Anspruch auf 12 Wochen Mutterschutz!
- Versuche gemeinsam mit Deinem Partner, neben seiner möglichst langen Elternzeit ein Unterstützungsnetzwerk für die Monate nach der Geburt zusammenzubekommen. Denn Windelwechseln und Nahrung geben für zwei ist eine echte Herausforderung.
- Vielleicht magst Du Dich mit anderen Zwillingseltern treffen. So können Unterstützungsnetzwerke und Tauschbörsen entstehen. Denn wer weiß besser, wo es den besten Zwillingskinderwagen gibt, wer kann am ehesten nachvollziehen, wie das Leben mit zwei Neugeborenen auf einmal ist, als Gleichgesinnte und erfahrene Zwillingseltern.

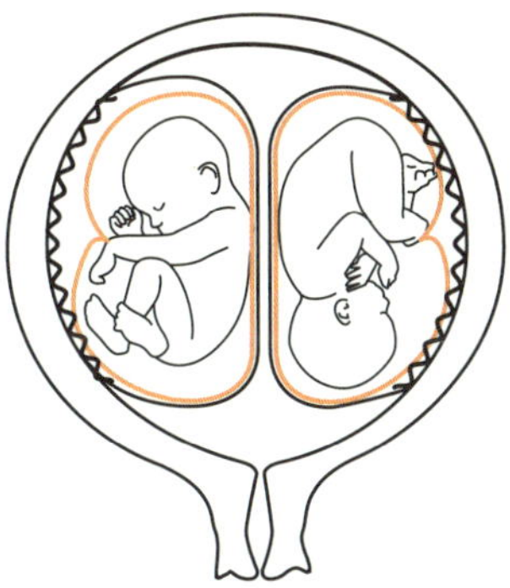

Manche Zwillinge haben alles doppelt: Jeder wohnt in seiner eigenen Fruchthülle mit je zwei Häuten und wird durch seine eigene Plazenta versorgt.

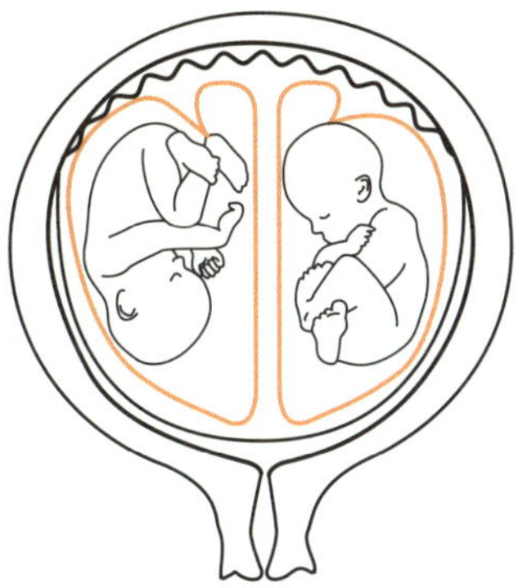

Andere Zwillingsbabys haben nur die innerste Haut der Fruchthülle für sich, teilen sich aber die Außenhaut und die Plazenta.

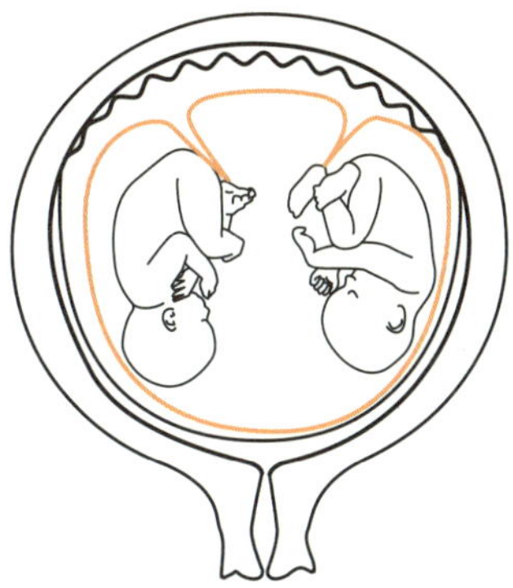

Oder die Babys teilen sich alles: Sie bewohnen gemeinsam eine große Fuchthülle und werden durch die selbe Plazenta versorgt.

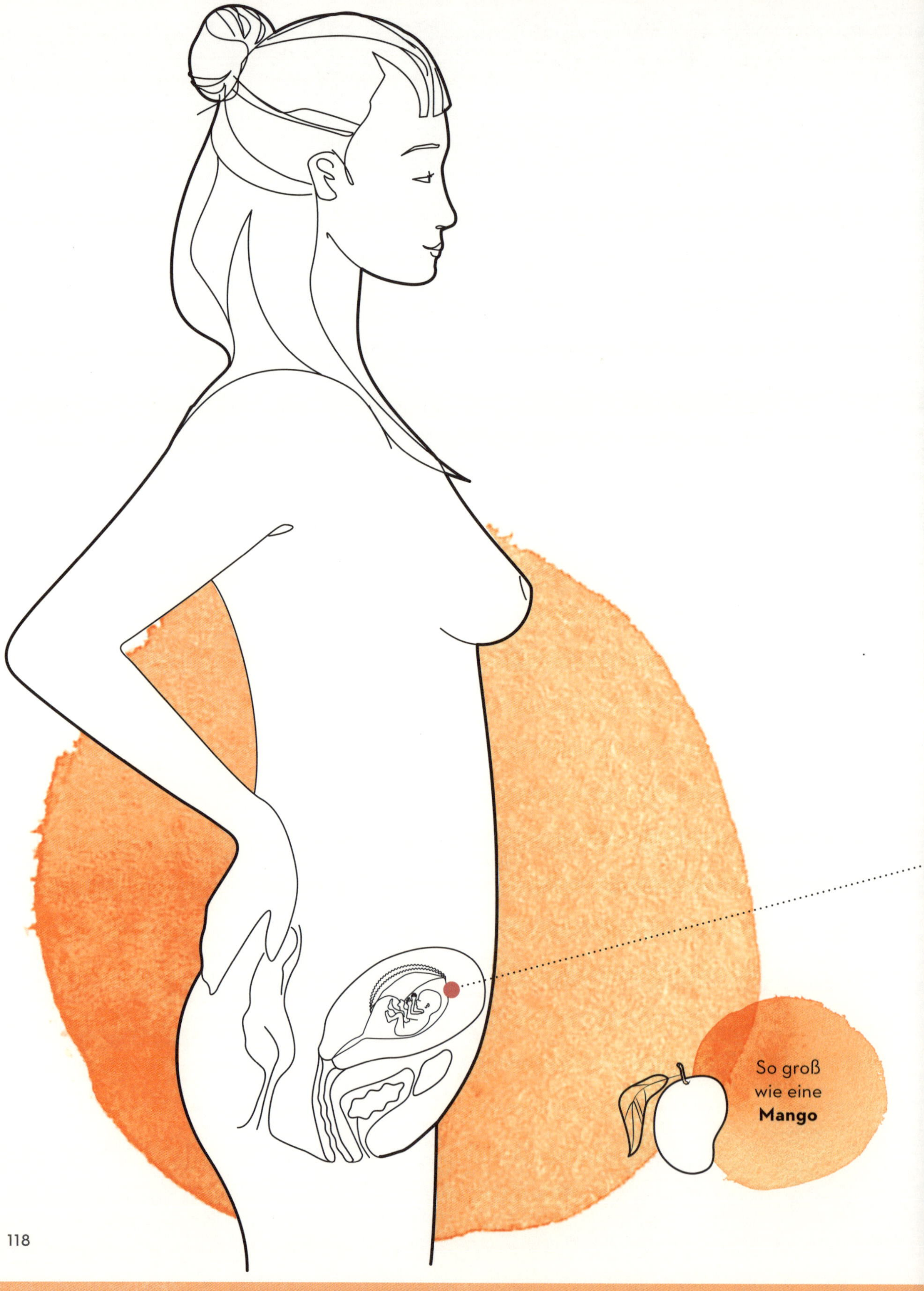
So groß
wie eine
Mango

Was passiert im 4. Monat?

Minimenschlein. Jetzt sieht Dein Baby schon richtig wie ein Baby aus: Es hat ein süßes Stupsnäschen, wohlgeformte Lippen, mit denen es Fruchtwasser trinkt, und große Augen, die sich öffnen und schließen. Es spielt mit der Nabelschnur, strampelt mit den Beinen und hat Schlaf- und Wachphasen im Bauch. Kannst Du es schon spüren?

Eine Handvoll Baby. Dein Kleines ist jetzt etwa 12 Zentimeter lang und 140 Gramm schwer. Es hat also ungefähr die Maße einer Mango und könnte es sich größentechnisch prima in Deiner Handfläche bequem machen.

Die Versorgung steht. Die Nabelschnur Deines Babys wird jetzt noch einmal dicker und kräftiger, um Dein Kleines weiterhin gut mit allem versorgen zu können, was es braucht.

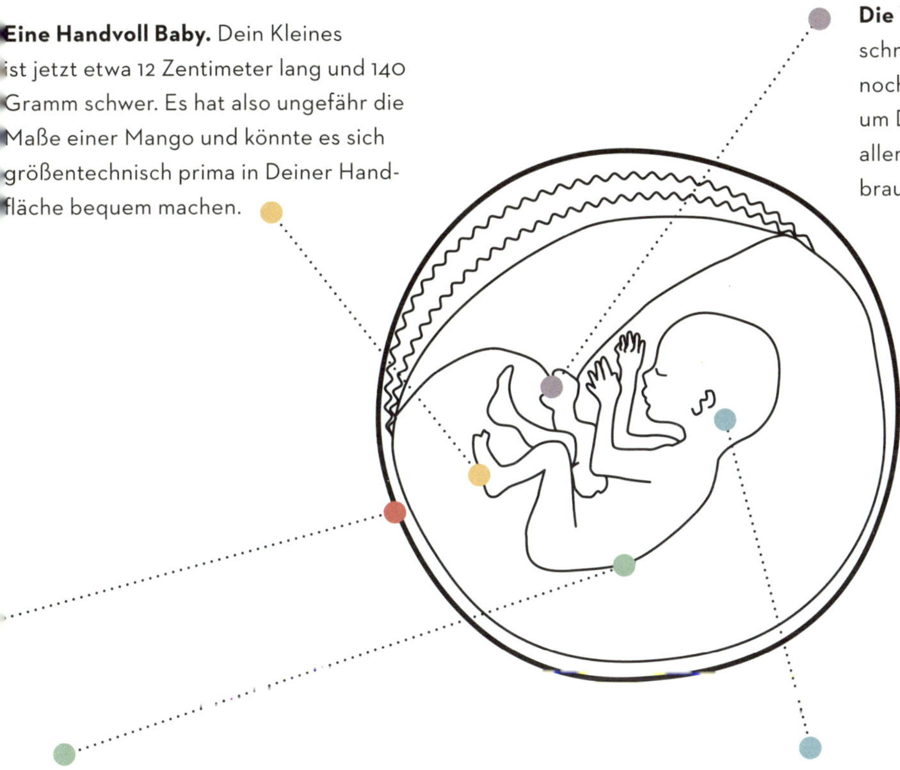

Feste Knochen. War das Skelett Deines Babys bislang noch weich und formbar, verknöchert es nun und wird dadurch stabiler und widerstandsfähiger. Trotzdem bleiben die Knochen noch weicher als bei einem älteren Kind – das hilft bei der Geburt.

Kleine Musikliebhaber. Jetzt beginnt Dein Baby zu hören! Zwar gedämpft durch das Fruchtwasser, aber trotzdem klar und deutlich. Besonders gerne mögen die meisten Ungeborenen die Stimmen von Mama und Papa sowie klassische Musik. Bei plötzlichen, lauten Geräuschen erschrecken sie.

Alles durchgecheckt

Mögliche Termine im **zweiten Trimester** – Du hast die Wahl!

Schwangerschaftsvorsorgeuntersuchungen

Wann? zwischen der 13. und 33. Schwangerschaftswoche, normalerweise einmal im Monat, bei Bedarf auch öfter

Wo? in der Frauenarztpraxis, bei Deiner Hebamme oder bei Dir zu Hause – oft auch im Wechsel zwischen Arzt und Hebamme

Worum geht's? Deine medizinischen Fachbegleiter wollen sicherstellen, dass es Dir und Deinem Baby gut geht, und mögliche Auffälligkeiten rechtzeitig erkennen.

Besonders wichtig: Bei der Vorsorge geht es nie nur um den Blick in den Bauch, sondern immer auch um Dein Wohlbefinden: Jetzt ist der richtige Zeitpunkt, um über all die Sorgen und Zweifel zu sprechen, die Dich beschäftigen.

Der zweite Basis-Ultraschall

Wann? zwischen der 19. und 22. Schwangerschaftswoche

Wo? in der gynäkologischen Praxis

Worum geht's? Bei dieser ausführlichsten Ultraschall-Untersuchung in der gesamten Schwangerschaft kann Deine Ärztin oder Dein Arzt das Gehirn sowie jedes einzelne Organ Deines Babys genau unter die Lupe nehmen und auf mögliche Auffälligkeiten prüfen.

Besonders wichtig: Wie viel Du untersuchen lässt und wie viel Du wissen willst, entscheidest Du allein!

Der Glucosetest

Wann? zwischen der 25. und 28. Schwangerschaftswoche

Wo? in der gynäkologischen Praxis

Worum geht's? Bei diesem Test musst Du eine große Menge Zuckerwasser trinken. Wie Dein Körper darauf reagiert, gibt Deiner Ärztin Hinweise darauf, ob Du an einem Schwangerschaftsdiabetes erkrankt sein könntest. Für diesen Test sollst Du nicht nüchtern sein.

Wichtig zu wissen: Die Untersuchung ist recht ungenau und bringt viele falsch-positive Ergebnisse hervor, die unnötig verunsichern können (mehr dazu im letzten Teil dieses Buches).

Der Mutterpass

Welche Beratungen und medizinischen Leistungen einer Schwangeren in Deutschland zustehen, ist in den sogenannten Mutterschafts-Richtlinien festgehalten. Entwickelt wurden sie von Ärzten sowie Vertretern der gesetzlichen Krankenkassen, um sich auf einen gemeinsamen Standard zu einigen, welche Leistungen von jeder Krankenkasse übernommen werden müssen. Heute sind an der Aktualisierung und Überarbeitung der Richtlinien auch Hebammen beteiligt.

Hauptziel der Mutterschafts-Richtlinien ist es, Gefahren frühzeitig zu erkennen und gegebenenfalls zu behandeln. Alle Bemühungen zielen also darauf ab, die Frau möglichst umfänglich beraten und untersucht durch Schwangerschaft, Geburt und Wochenbett zu lotsen. Dabei stehen bewusst die Risiken für Mutter und Kind im Fokus, um bloß nichts zu übersehen. Ein wichtiges Instrument dabei ist der Mutterpass, in dem sämtliche Untersuchungen und Befunde dokumentiert werden. Anders als für Ärzte sind die Mutterschafts-Richtlinien für Hebammen nicht verbindlich. Die Hebamme muss die Frau zwar über den dort vorgesehenen Leistungsumfang aufklären und Unterschiede zur von ihr angebotenen Vorsorge erklären, kann dann jedoch davon abweichen. Sowohl bei der ärztlichen als auch bei der Hebammen-Vorsorge gilt jedoch: Die letzte Entscheidung, welche Untersuchungen vorgenommen werden, liegt allein bei der Schwangeren selbst. Weitere Informationen unter **www.g-ba.de**

Bei der ersten oder zweiten Vorsorgeuntersuchung bekommen Schwangere von ihrer Hebamme oder ihrem Frauenarzt ihren Mutterpass überreicht, mittlerweile teilweise auch digital. Doch Achtung: Wenn Deine Hebamme und Deine ärztlichen Begleiter sich Deine Versorgung teilen sollen, ist ein ganz klassischer Mutterpass aus Papier derzeit noch besser geeignet. Außerdem ist so ein echter Mutterpass später einmal eine schöne Erinnerung.. Für viele Frauen ist das ein besonderer Moment: Jetzt ist die Schwangerschaft wirklich offiziell, das Ungeborene hat sogar schon einen eigenen Pass! Gleichzeitig sind die Kürzel und Kurven in dem Dokument für viele werdende Eltern zunächst verwirrend und unverständlich. Deshalb hier eine Entschlüsselungshilfe.

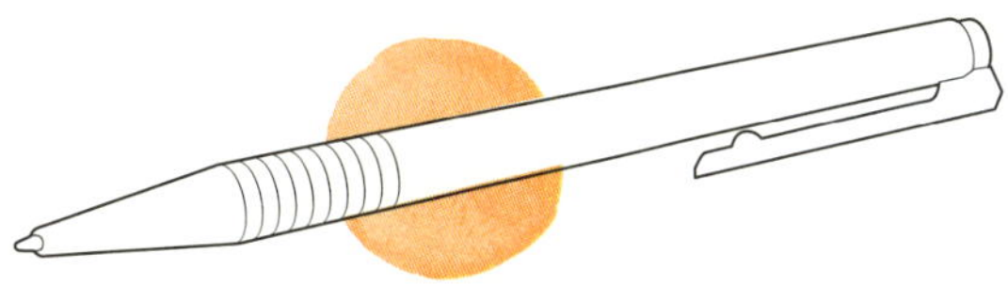

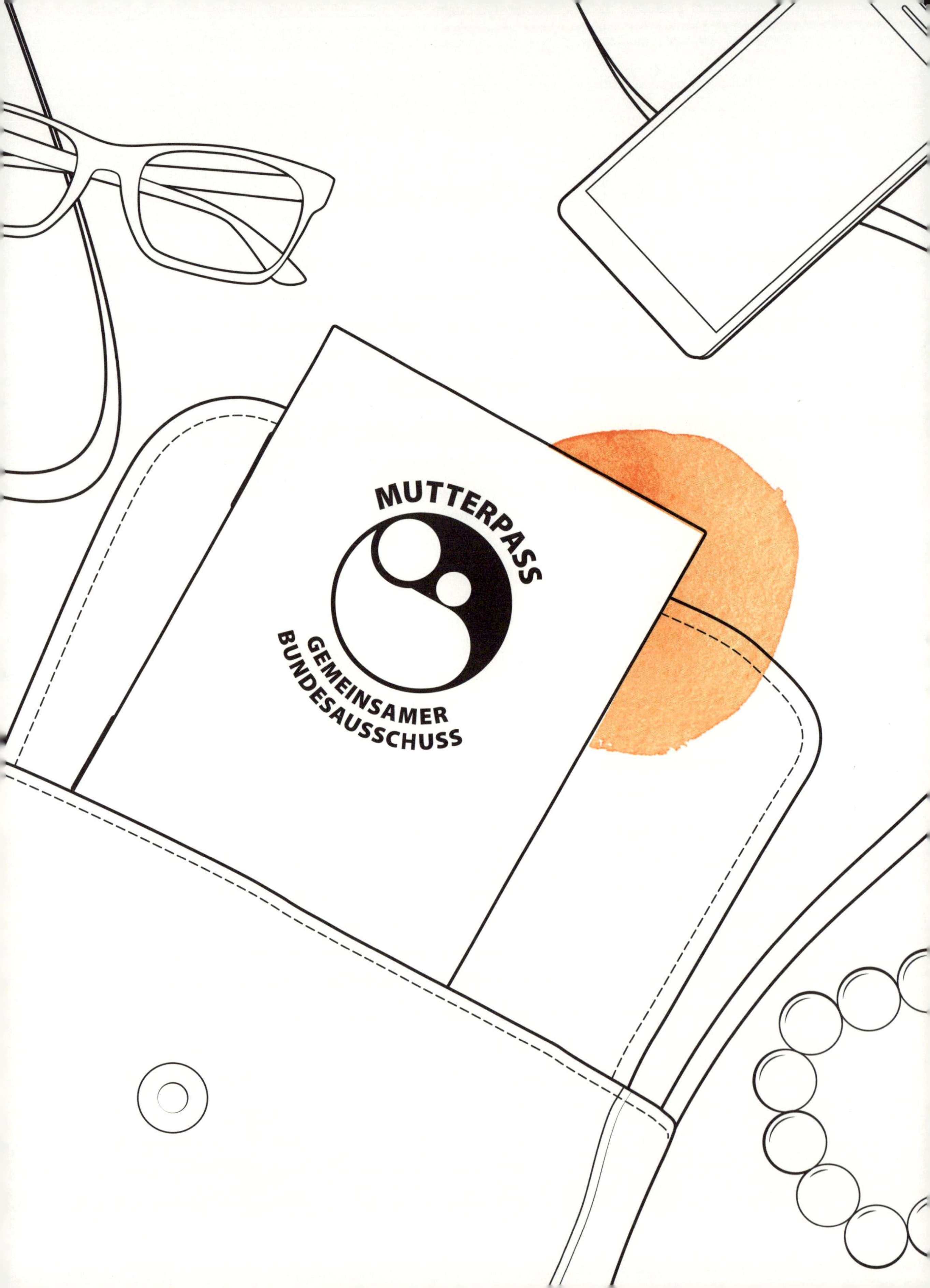
MUTTERPASS
GEMEINSAMER
BUNDESAUSSCHUSS

Die erste Seite: Das Stempelfeld

Hier können alle professionellen Begleiter Deiner Schwangerschaft einen Stempel mit ihren Kontaktdaten hinterlassen. So hast Du alle Telefonnummern jederzeit bei Dir. Darunter hast Du die Möglichkeit, Deine kommenden Termine festzuhalten.

Die zweite und dritte Seite: Deine Daten und Laborergebnisse

Dein Name, Deine Anschrift, Dein Geburtstag: Diese Daten werden hier eingetragen. Dazu kommen die wichtigsten Laborwerte, zum Beispiel Deine Blutgruppe sowie Dein Rhesusfaktor (siehe S. 69). Die weiteren Laboruntersuchungen:

Der Antikörpersuchtest

Der Antikörpersuchtest wird in der Schwangerschaft zweimal durchgeführt und zielt nicht nur auf Anti-D-Antikörper ab, auch Abwehrauslöser wie Anti-E werden erfasst. Solche Antikörpervorkommen sind zum Glück extrem selten, trotzdem ist es gut, dass auf sie getestet wird, damit im Zweifelsfall fachkundige Experten für einen möglichst sicheren weiteren Verlauf der Schwangerschaft sorgen können.

Der Röteln-Test

Für ungeborene Babys ist kaum eine Krankheit so gefährlich wie die Röteln. Steckt sich ein Baby im Mutterleib bei seiner erkrankten Mutter an, entstehen Schäden im Innenohr, die zu Schwerhörigkeit führen können. Außerdem begünstigt die Erkrankung u.a. die Entstehung schwerer Herzfehler. Das Tückische an Röteln ist, dass die Viren, die die Krankheit übertragen, das Sicherheitssystem zum Schutz vor Infektionen innerhalb der Plazenta überwinden und so direkt durch die Nabelschnur zum Baby gelangen können. Je früher in der Schwangerschaft sich ein Baby mit Röteln infiziert, desto schwerwiegender sind die Auswirkungen. Der beste Schutz des ungeborenen Babys vor einer Rötelnerkrankung stellt eine Immunität seiner Mutter dar, die entweder durch eine selbst durchgemachte Röteln-Erkrankung oder eine abgeschlossene Impfung erreicht werden kann. Um den Immunstatus zu klären, wird zu Beginn der Schwangerschaft der sogenannte Röteln-Titer im Blut der Schwangeren bestimmt. Liegt eine Bestätigung über zwei erfolgte Röteln-Impfungen vor, kann die Titer-Bestimmung entfallen. Verfügt eine werdende Mutter nicht über den wünschenswerten Röteln-Schutz, muss sie entsprechende Schutzmaßnahmen einhalten. Dazu kann ein zeitweises Beschäftigungsverbot zählen, z. B. bei Lehrerinnen und Erzieherinnen. Auch das persönliche Umfeld sollte informiert sein, insbesondere Familien mit kleinen Kindern, die nicht gegen Röteln geimpft sind, damit im Fall einer Infektion jeglicher Kontakt vermieden werden kann. Im Fall fehlenden Röteln-Schutzes erfolgt eine weitere Titer-Kontrolle zwischen der 16. und der 17. Schwangerschaftswoche. Eine Impfung gegen Röteln in der Schwangerschaft ist leider nicht möglich.

Die Lues-Such-Reaktion (LSR)

Die Lues ist eine Infektionserkrankung, die besser unter dem Namen Syphilis bekannt ist und vorwiegend durch Geschlechtsverkehr übertragen wird. Für das Ungeborene kann diese Krankheit sehr gefährlich werden: Sie kann nicht nur zu Organschäden führen, sondern auch eine Frühgeburt auslösen. Das Fiese an dieser Erkrankung ist, dass sie von Betroffenen oft lange nicht erkannt wird. Zwar entstehen nach der Ansteckung kleine Geschwüre an den Geschlechtsorganen oder im Mundraum, diese klingen dann jedoch von selbst wieder ab. Danach treten einmalig grippeähnliche Symptome auf, die mit kleinen nässenden Knötchen auf der Haut einhergehen, aus denen eine hochinfektiöse Flüssigkeit austritt. Nach Abklingen dieser Symptome macht sich die Geschlechtskrankheit jedoch lange überhaupt nicht mehr bemerkbar. Die Erkrankten bleiben jedoch nach wie vor hochansteckend und infizieren dadurch oft unwissend weitere Menschen. Zu Beginn der Schwangerschaft wird deshalb jede Frau routinemäßig per Bluttest auf den Syphilis-Erreger (nämlich das Bakterium Treponema pallidum) untersucht. Dabei geht es nicht darum, Betroffene zu stigmatisieren, im Mittelpunkt steht einzig und allein der Schutz des ungeborenen Kindes – deshalb wird das Untersuchungsergebnis auch nicht in den Mutterpass eingetragen, sondern nur der Vermerk, dass die Untersuchung durchgeführt wurde. Wird eine Infektion festgestellt, beginnt umgehend eine Therapie, da sich das Baby im Bauch frühestens ab der 20. Schwangerschaftswoche bei seiner Mutter anstecken kann. Ist die Krankheit bis dahin bezwungen, besteht für das Ungeborene keine Gefahr mehr.

Der Chlamydien-Test

Ähnlich wie bei der Lues handelt es sich auch bei den Chlamydien um eine sexuell übertragbare Krankheit. Bei betroffenen Frauen kann es zu Verklebungen der Eileiter sowie zu Harnwegsinfektionen und Gebärmutterentzündungen kommen. Außerdem kann die Erkrankung die Entstehung von Eileiterschwangerschaften begünstigen. Wird die Krankheit bei einer schwangeren Frau diagnostiziert, besteht kein Grund zur Panik: Eine Infektionsgefahr besteht erst während der Geburt. Steckt sich ein Baby im Geburtskanal bei seiner Mutter an, können Bindehautinfektionen sowie schwere Lungenentzündungen die Folge sein. Da die Krankheit, wenn sie erst mal erkannt ist, mit Antibiotika aber gut behandelt werden kann, sind Infektionen von Babys unter der Geburt ausgesprochen selten geworden. Deshalb wird heute routinemäßig bei jeder schwangeren Frau bei der ersten Vorsorge ein Urintest auf Chlamydien durchgeführt.

Der Hepatitis-B-Test

Hepatitis B ist eine der weltweit häufigsten Viruserkrankungen, die viele Menschen unbemerkt durchlaufen. Im Mutterleib sind ungeborene Babys davor geschützt, sie können sich jedoch durch Blutkontakt während der Geburt bei ihrer infizierten Mutter anstecken. Deshalb wird bei Schwangeren nach der 32. Schwangerschaftswoche ein Bluttest durchgeführt, der darüber Aufschluss geben soll, ob bei der werdenden Mutter eine Erkrankung vorliegt. In den meisten Fällen ist dieser Test zum Glück negativ. Wird eine Infektion mit Hepatitis B jedoch festgestellt, kann die Schwangere ihr Baby trotzdem normal zur Welt bringen. Direkt nach seiner Geburt bekommt das Baby dann direkt einen aktiven und einen passiven Impfschutz. Eine Spritze enthält dabei einen kurzfristig wirksamen Immunstoff, der eine Erstinfektion verhindert. Die zweite Spritze entspricht einer normalen Schutzimpfung, sodass das Baby eine eigene Immunität gegen den Krankheitserreger aufbauen kann. Das Stillen nach erfolgter Simultanimpfung ist umgehend möglich. Im Fall fehlenden Röteln-Schutzes erfolgt eine weitere Titer-Kontrolle zwischen der 16. und der 17. Schwangerschaftswoche. Bei einem nachgewiesenen ausreichenden Impfschutz einer Schwangeren kann der Bluttest auf Hepatitis B entfallen.

Der HIV-Test

HIV (humanes Immunschwäche-Virus) ist ein Krankheitserreger, den viele Menschen in sich tragen, ohne es zu wissen. Da er durch Körperflüssigkeiten übertragen wird, erfolgt eine Ansteckung oft durch Sexualkontakt – aber nicht nur. Das Virus ist der Auslöser für die Infektionskrankheit Aids, die nach aktuellem Forschungsstand unheilbar ist und letztlich zum Tod führt. Für Schwangere ist es wichtig, zu wissen, ob sie mit dem Virus infiziert sind, da eine Behandlung der erkrankten Mutter das Ansteckungsrisiko für ihr Baby während Schwangerschaft, Geburt und Stillzeit auf ein Minimum reduzieren kann. Deshalb wird jeder schwangeren Frau bei der ersten Vorsorge ein kostenfreier HIV-Test angeboten. Das Ergebnis wird nicht im Mutterpass festgehalten, um jegliche Stigmatisierung zu vermeiden. Wird eine HIV-Infektion festgestellt, kann noch in der Schwangerschaft mit der Therapie begonnen werden. Gemeinsam mit ihrer Hebamme und ihren Ärzten entscheidet die werdende Mutter über das weitere Vorgehen. Ob eine HIV-positive Frau ihr Kind natürlich zur Welt bringen und stillen kann, ist individuell je nach Viruslast zu bewerten.

Die vierte Seite: Bisherige Schwangerschaften und Beratungs-Checkliste

Hier werden alle Deine vorausgegangenen Schwangerschaften vermerkt (auch wenn sie in einer Fehlgeburt oder einem Schwangerschaftsabbruch endeten). Diese Informationen sind für Deine professionellen Schwangerschaftsbegleiter wichtig, um mögliche Risiken korrekt einschätzen zu können. Unter diesen Angaben findest Du eine Auflistung verschiedener Themen, zu denen Deine Hebamme oder Deine Ärztin Dich beraten sollte.

Die fünfte und sechste Seite: Medizinisch relevanten Fakten über Dich

Auf dieser aufklappbaren Doppelseite halten Deine Begleiter fest, welche Vorerkrankungen und andere Besonderheiten sie bei Deiner Betreuung berücksichtigen müssen. Außerdem haben sie die Möglichkeit, hier gesundheitliche Auffälligkeiten zu vermerken, die erst während Deiner Schwangerschaft entstehen. Außerdem wird Dein berechneter Geburtstermin eingetragen. Manchmal werden im zusätzlichen Kommentarfeld außerdem Eintragungen zum vermuteten Geburtszeitraum vorgenommen. Nach künstlichen Befruchtungen, Inseminationen oder anderen Kinderwunschbehandlungen wird an dieser Stelle außerdem oft notiert, wann diese genau stattfanden.

Die siebte und achte Seite: Dein Schwangerschaftsverlauf

In diesem sogenannten Gravidogramm, einer tabellarischen Darstellung der wichtigsten Untersuchungsergebnisse Deiner Schwangerschaftsvorsorgen, dokumentieren Deine Begleiter die Entwicklung Deiner Schwangerschaft.

Schwangerschaftswoche (SSW)

Hier wird festgehalten, wie weit die Schwangerschaft schon fortgeschritten ist. Dabei wird in abgeschlossenen Schwangerschaftswochen plus einzelnen Tagen der nächsten Woche gerechnet. Die Eintragung 17+4 bedeutet also beispielsweise, dass Du in der 18. Schwangerschaftswoche bist, und zwar am vierten Tag. Zur Berechnung Deiner Schwangerschaftswoche wird hier der Zeitpunkt Deiner letzten Periode zugrunde gelegt.

SSW ggf. Korr.

In diesem Feld geht es ebenfalls um die Schwangerschaftswoche – aber diesmal um die korrigierte. Das heißt: Hier wird nicht einfach der Zeitpunkt Deiner letzten Regel zugrunde gelegt, sondern Befunde aus dem Schwangerschaftsverlauf, die darauf hindeuten, dass Deine Schwangerschaft entweder schon weiter fortgeschritten ist oder noch etwas weniger weit als ursprünglich berechnet. Die Schwangerschaftswoche, die in diesem Feld eingetragen ist, dient als Richtwert für alle künftigen Untersuchungen.

Kindslage. In den ersten Schwangerschaftswochen ist Dein Baby so klein oder es turnt so viel im Bauch herum, dass in dieser Spalte noch gar nichts eingetragen wird. Später hält Deine Hebamme oder Ärztin hier fest, wie Dein Baby gerade liegt. Diese Befunde sind nur Momentaufnahmen: Dein Baby kann bis direkt vor der Geburt noch seine Lage verändern.

Gewicht. Dass Du bei Deinen Untersuchungen immer auf die Waage sollst ist keine Schikane, sondern wichtig um Auffälligkeiten frühzeitig zu erkennen. Dabei geht es nicht um ein Kilo mehr oder weniger, sondern um massive Schwankungen, die medizinische Ursachen haben können.

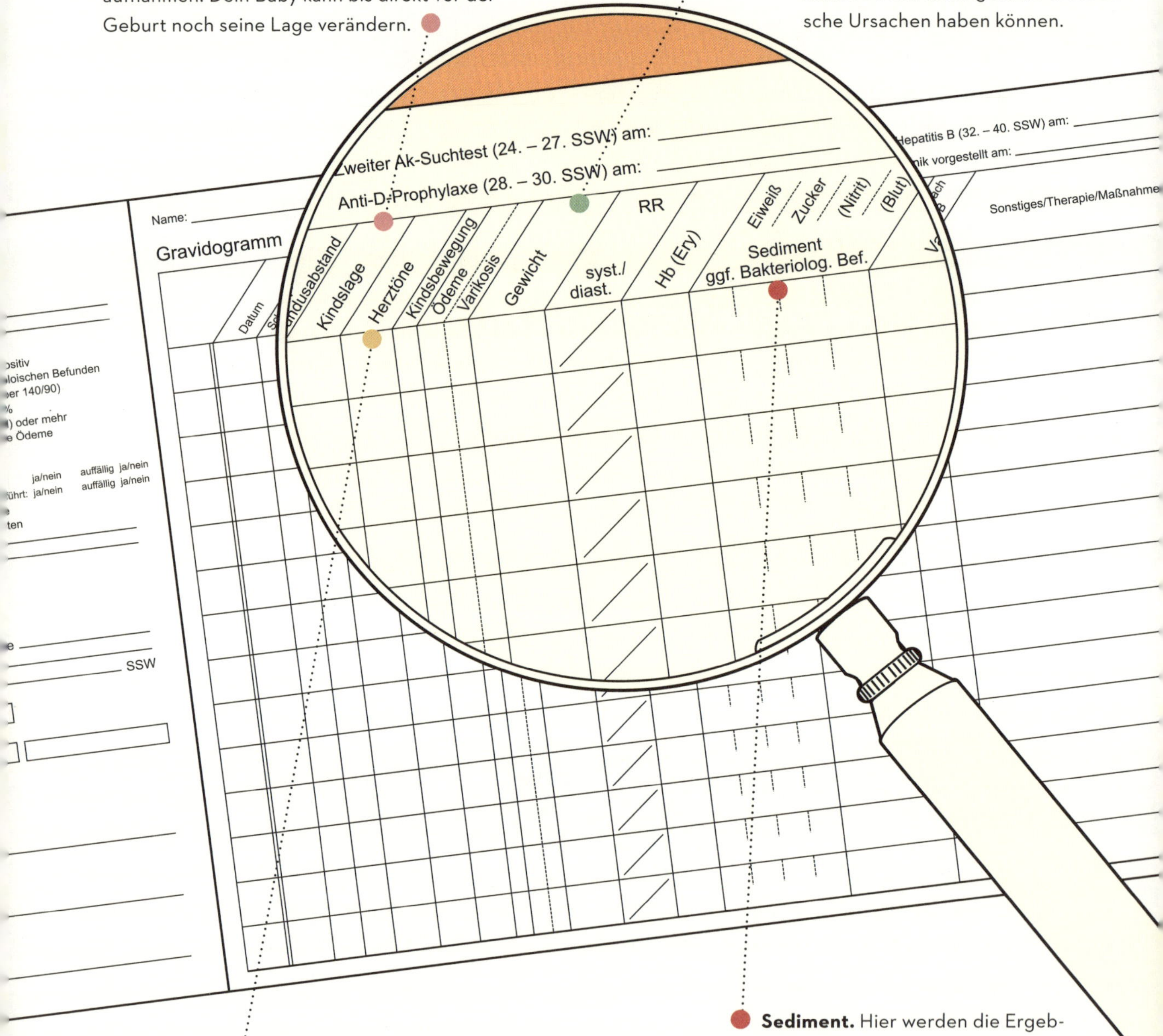

Herztöne. Die beruhigendste Aussage bei der Vorsorgeuntersuchung lautet: Das Herzchen schlägt! Deine Frauenärztin sieht das früh im Ultraschall und wird ein + machen. Etwas später kannst Du bei der Hebamme den Herzschlag Deines Babys mithilfe des Doptones sogar selbst hören.

Sediment. Hier werden die Ergebnisse des Urintests festgehalten. Bei einem einzelnen + musst Du Dir keine Gedanken machen – das ist völlig normal! Gibt es Grund zur Sorge wird man garantiert mit Dir darüber sprechen.

Fundusstand, Symph. Fundusabstand

In diesem Feld halten Deine Begleiter fest, wie groß sie Dein Baby im Bauch gerade einschätzen. Eine Möglichkeit dafür ist, die oberste Kuppe der wachsenden Gebärmutter zu ertasten, den sogenannten Fundus. Der Fundusstand beschreibt also, wie weit die Gebärmutter bereits gewachsen ist, zum Beispiel »bis zum Schambein (S+0)« oder »bis zum Bauchnabel (N+0)«. So wird der Befund dann auch festgehalten. Eine weitere Messmethode ist der sogenannte Symphysen-Fundusabstand. Hierbei wird mit einem Maßband abgemessen, wie viele Zentimeter zwischen dem Schambein und dem obersten Punkt der Gebärmutter liegen. Daraus lässt sich ableiten, wie weit die Schwangerschaft schon fortgeschritten ist.

Kindslage

Hier wird festgehalten, wie genau das Baby im Bauch liegt. In den ersten Schwangerschaftsmonaten ist dieser Befund noch nicht von Bedeutung: Das Kleine darf so viele Purzelbäume schlagen, wie es mag. Gegen Ende der Schwangerschaft liegt das Augenmerk dann darauf, welche Startposition das Baby für die Geburt einnimmt. Als am unkompliziertesten gilt dabei die sogenannte Schädellage, bei der das Baby mit dem Kopf nach unten liegt und die mit »SL« abgekürzt wird. Eine Beckenendlage (BEL) bedeutet hingegen, dass das Baby mit dem Po Richtung Gebärmutterausgang liegt. Eine für die bevorstehende Geburt äußerst ungünstige Position ist die sogenannte Querlage (QL) oder eine Schräglage, bei der die Babys zwar offensichtlich kleine Bewegungskünstler sind, aber leider bei einer natürlichen Geburt falsch in den Geburtskanal gedrückt werden. Zum Glück kommen diese Kindslagen sehr selten vor. Treten sie trotzdem einmal auf, bekommen die betroffenen Schwangeren besondere Sicherheitshinweise an die Hand, wie sie ihr Kind dennoch sicher zur Welt bringen können.

Um noch genauer beschreiben zu können, wie ein Baby im Bauch liegt, werden diese Lagebezeichnungen oft noch durch zusätzliche Spezifikationen ergänzt. Dabei steht die Bezeichnung I dafür, dass der Rücken des Babys links unter dem Herzen der Mutter liegt, bei der Bezeichnung II liegt das Kleine auf der rechten Seite. Der Buchstabe a beschreibt dann, dass das Ungeborene mit dem Rücken nach vorne Richtung Bauchdecke seiner Mama gewandt ist, der Buchstabe b bedeutet, dass sein Rücken nach hinten Richtung Wirbelsäule seiner Mutter liegt.

Ein Baby, das in Schädellage mit dem Rücken nach vorne auf der linken Seite seiner Mutter liegt, wird im Mutterpass also beispielsweise mit »Ia SL« beschrieben. Die so festgehaltenen Erkenntnisse nutzen Hebammen, um Schwangeren dabei zu helfen, ihr Kind in seine möglichst optimale Startposition für die bevorstehende Geburt zu bringen.

Herztöne

»Das Herz schlägt« – für viele Frauen ist dieser Satz der wichtigste der ganzen Vorsorge. Und tatsächlich ist die Herzaktivität des ungeborenen Babys ein wichtiger Indikator dafür, wie es dem Kleinen im Bauch geht. Im Mutterpass wird ein nachweisbarer Herzschlag des Kindes mit einem + festgehalten, ein – oder ein Ø steht hingegen dafür, dass der Herzschlag nicht darstellbar ist, was in den allerersten Schwangerschaftswochen völlig normal und kein Grund zur Sorge ist.

Kindsbewegung

Ein gesundes Kind bewegt sich im Bauch seiner Mutter. Deshalb werden nachweisbare Kindsbewegungen im Mutterpass mit einem + dokumentiert. Auch hier steht ein – oder Ø dafür, dass sich keine Bewegungen des Babys nachweisen lassen. Gerade in den frühen Schwangerschaftswochen ist es nicht selten, dass Deine Hebamme eine solche negative Eintragung vornimmt. Der Grund: Anders als ein Frauenarzt verwendet sie bei Deiner Untersuchung kein Ultraschallgerät, sondern verlässt sich allein auf Dein Körpergefühl und ihre Hände. Könnt Ihr beide das Baby noch nicht spüren, sind deshalb für sie noch keine nachweisbaren Kindsbewegungen da – was nicht heißt, dass es sie nicht gibt!

Ödeme

Viele Schwangere lagern in ihrem Gewebe Wasser ein – die sogenannten Ödeme. Sie sind nicht per se gefährlich, können aber ein Anzeichen für beginnende gesundheitliche Probleme sein. Deshalb werden sie im Mutterpass dokumentiert und genau beobachtet. Je nachdem, wie stark die Ödeme auftreten, werden sie mit einem, zwei oder drei Pluszeichen vermerkt. Ein – oder Ø bedeutet: Es sind keine Wassereinlagerungen vorhanden.

Varikosis

Eine der nervigsten Begleiterscheinungen der Schwangerschaft sind Krampfadern, im Fachjargon Varizen genannt. Diese treten in der Schwangerschaft gehäuft auf, weil das zusätzliche Gewicht in der Bauchregion den Blutrückfluss aus den Venen in der Leistengegend hemmt. Dazu kommt, dass manche Frauen eine genetische Vorbelastung für die Entstehung von Krampfadern haben: Sie sind besonders häufig betroffen. Durch die damit einhergehenden Veränderungen im Blutfluss kann es bei Betroffenen im ungünstigsten Fall zu Thrombosen, also potenziell gefährlichen Blutgerinnseln kommen. Deshalb gehört der Krampfadern-Check zu jeder Vorsorge. Wie bei den Ödemen auch wird das Auftreten von Krampfadern je nach Stärke mit ein bis drei Pluszeichen im Mutterpass dokumentiert, ein Minuszeichen heißt: Keine Krampfadern vorhanden.

Gewicht

Einmal bitte auf die Waage – auch Dein Gewicht zu erheben gehört zu einer vollständigen Schwangerschaftsvorsorge dazu. Der Grund: Deine Gewichtsveränderung kann Aufschluss über den Verlauf Deiner Schwangerschaft geben. Extreme Gewichtsveränderungen nach oben oder unten können dabei auf gesundheitliche Probleme bei Mama oder Baby hinweisen.

RR syst. / diast.

In dieser Spalte wird Dein Blutdruck eingetragen, gemessen mit einer Methode, die ein italienischer Arzt namens Scipione Riva-Rocci entwickelt hat – deshalb die Abkürzung »RR«. Der Blutdruck wird dabei mit zwei Messwerten dargestellt: Der gemessene Druck beim Blutauswurf aus dem Herzen ist dabei der systolische Wert. Er liegt immer höher als der diastolische Wert, der den Druck des Blutes beim Wiederbefüllen des Herzens beschreibt. Ein idealer Blutdruckwert ist beispielsweise 120 / 80. Einige der schwerwiegendsten Komplikationen in der Schwangerschaft zeigen sich zuerst in einem Anstieg des Blutdrucks. Deshalb ist es Deinen professionellen Schwangerschaftsbegleitern so wichtig, regelmäßig Deinen Blutdruck zu überprüfen und die gemessenen Werte in Deinem Mutterpass festzuhalten.

Hb (Ery)

Schon wieder ein Laborwert! Diesmal geht es um den Hämoglobinwert (Hb) in Deinem Blut, also die Anzahl der roten Blutkörperchen (Ery). Dieser Messwert gibt nämlich Hinweise darauf, wie es um Deinen Eisenspiegel steht. Warum ist das wichtig? Weil Eisen den Sauerstoff im Blut bindet und transportiert. Ein zu niedriger Hb-Wert (unter 11,2 Gramm je 100 Milliliter Blut) kann also eine schlechtere Sauerstoffversorgung für Dich und Dein Baby bedeuten. Deshalb bestimmen Deine Schwangerschaftsbegleiter regelmäßig Deinen Hämoglobinwert, um im Zweifelsfall schnell dafür sorgen zu können, dass Du zusätzliches Eisen bekommst.

Sediment, ggf. bakteriolog. Befunde

Keine Schwangerschaftsvorsorge ohne Pipi-Becher: Ein Urin-Schnelltest kann ein wichtiges Hilfsmittel sein, um verschiedene gesundheitliche Probleme frühzeitig zu erkennen und zu behandeln. Mit einem Teststreifen wird der Urin schwangerer Frauen deshalb regelmäßig auf Eiweiß, Zucker, Nitrit und Blut untersucht. Warum?

- Ein erhöhter Eiweißwert kann auf eine beginnende Blutdruckproblematik sowie auf eine Beeinträchtigung der Nieren hinweisen.
- Ein erhöhter Zuckerwert kann ebenfalls auf eine Funktionsstörung der Nieren hindeuten.
- Nitrit ist ein Abbauprodukt, das beim Stoffwechsel von Bakterien entsteht. Wird es im Urin nachgewiesen, wird meist eine mikrobiologische Kultur angelegt, um nach drei bis sieben Tagen den genauen Erreger zu bestimmen. Oft steckt eine Blasenentzündung dahinter.
- Blut hat im Urin einer schwangeren Frau nichts zu suchen. Kommt es trotzdem vor, müssen die Profis Ursachenforschung betreiben und herauskriegen, was dahintersteckt.

Vaginale Untersuchung

Das vorsichtige Abtasten des Geburtskanals und des unteren Teils der Gebärmutter kann Deinen professionellen Begleitern Aufschluss darüber geben, ob der Muttermund noch fest verschlossen ist oder sich bereits öffnet und ob Dein Baby bereits tiefer ins Becken gerutscht ist. Außerdem können erfahrene Geburtshelfer sich so ein Bild davon machen, wie sich der Geburtskanal im Hinblick auf die bevorstehende Geburt darstellt. Zusätzlich wird mit einem Teststreifen der ph-Wert des Scheidensekrets bestimmt und somit die Frage geklärt, ob im Moment ein die Schwangerschaft schützendes Milieu herrscht Die Ergebnisse all dieser Untersuchungen werden im Mutterpass festgehalten. Typische Abkürzungen dabei sind:

- CK Ø oder P Ø = Der Gebärmutterhals (auch Cervikalkanal, Zervix oder Portio genannt) ist nicht mehr tastbar.
- MM geschl. = Der Muttermund ist noch fest verschlossen
- MM 4 cm = Der Muttermund ist bereits 4 cm eröffnet.
- Kopf fest = Das Baby ist bereits so tief ins Becken eingetreten, dass sein Kopf vor der Geburt vermutlich nicht mehr zurückrutschen wird.

Risiko-Nr. nach Katalog B

Hier werden die auf Seite 6 dokumentierten Befunde noch einmal in Form der Kennnummern aufgeführt.

Sonstiges/Therapie/Maßnahmen

Hier ist Platz für alles Wichtige, wofür in der Tabelle kein Platz war: Verordnungen und Empfehlungen, weitere durchgeführte Diagnostik und so weiter.

Damit auf keinen Fall etwas vergessen wird, werden über dem Gravidogramm außerdem die wichtigsten Untersuchungen noch einmal aufgeführt: der zweite Antikörper-Suchtest in der 24. bis 27. Schwangerschaftswoche, die Anti-D-Prophylaxe für Rhesus-negative Frauen in der 28. bis 30. Schwangerschaftswoche und die Untersuchung auf Hepatitis B kurz vor der Geburt ab der 32. Schwangerschaftswoche.

Die neunte Seite: Krankenhausaufenthalte, CTGs und besondere Maßnahmen

Wenn Untersuchungsergebnisse weiterführende Maßnahmen erfordern – wie zum Beispiel die Überweisung zu einem besonderen Facharzt –, können Deine Schwangerschaftsbegleiter dies hier vermerken. Auch mögliche Krankenhausaufenthalte während Deiner Schwangerschaft werden hier dokumentiert. Ganz unten auf der Seite ist schließlich Platz für die Ergebnisse Deiner cardiotokografischen Untersuchungen (kurz: CTG), also der Überprüfung Deiner Wehentätigkeit und der Herztöne Deines Babys mit einem speziellen Messgerät.

Die zehnte und elfte Seite: Die Ultraschall-Ergebnisse

Hier trägt Deine Frauenärztin oder Dein Frauenarzt ein, was es über die drei Basis-Ultraschall-Untersuchungen zu berichten gibt.

Beim **ersten Ultraschall** zwischen der 9. und der abgeschlossenen 12. Schwangerschaftswoche geht es darum, festzustellen, ob eine intakte Schwangerschaft vorhanden ist (»Embryo darstellbar«), ob sich das Baby auch wirklich in der Gebärmutter eingenistet hat (»intrauteriner Sitz«), ob sein Herzchen schlägt (»Herzaktion«) und ob möglicherweise noch ein zweites oder gar drittes Baby Dein Leben durcheinanderwirbeln wird (»Mehrlinge«). In diesem Fall wird gecheckt, ob die Babys sich eine Fruchtblase teilen (»monochorial«) oder nicht. Wichtig ist für Dich vor allem die Antwort auf die Frage, ob Dein Baby irgendwelche gesundheitlichen Besonderheiten aufweist (»Auffälligkeiten«), ob es so groß ist, wie es für die Schwangerschaftswoche passt (»zeitgerechte Entwicklung«) und ob Dein Arzt eine weiterführende Diagnostik (»Konsiliaruntersuchung«) für notwendig erachtet.

Die genauen Messergebnisse Deines Babys hält Deine Ärztin oder Dein Arzt ganz rechts in der Tabelle fest. »FS« steht dabei für den Durchmesser des Fruchtsacks. Dieser Wert wird meist nur bei sehr frühen Untersuchungen bestimmt, bei denen sich noch kein Embryo darstellen lässt. »SSL« steht für Scheitelsteißlänge, also die Länge Deines Babys vom Kopf bis zum Po. Der biparietale Durchmesser (»BPD«) bezeichnet den Querdurchmesser des Babyköpfchens.

Beim **zweiten Ultraschall** zwischen der 19. und abgeschlossenen 22. Schwangerschaftswoche wird zwischen dem Basis-Ultraschall und dem erweiterten Ultraschall mit Organscreening unterschieden, der nur auf Wunsch erfolgt. Die verschiedenen Untersuchungen sind im Mutterpass in die Abschnitte a) und b) unterteilt. Beim Basis-Ultraschall wird geguckt, ob das Baby immer noch keinen unentdeckten Zwilling hat (»Einling«), ob sein Herz weiter schön schlägt (»Herzaktion«) und ob es sich der Schwangerschaftswoche entsprechend gut entwickelt

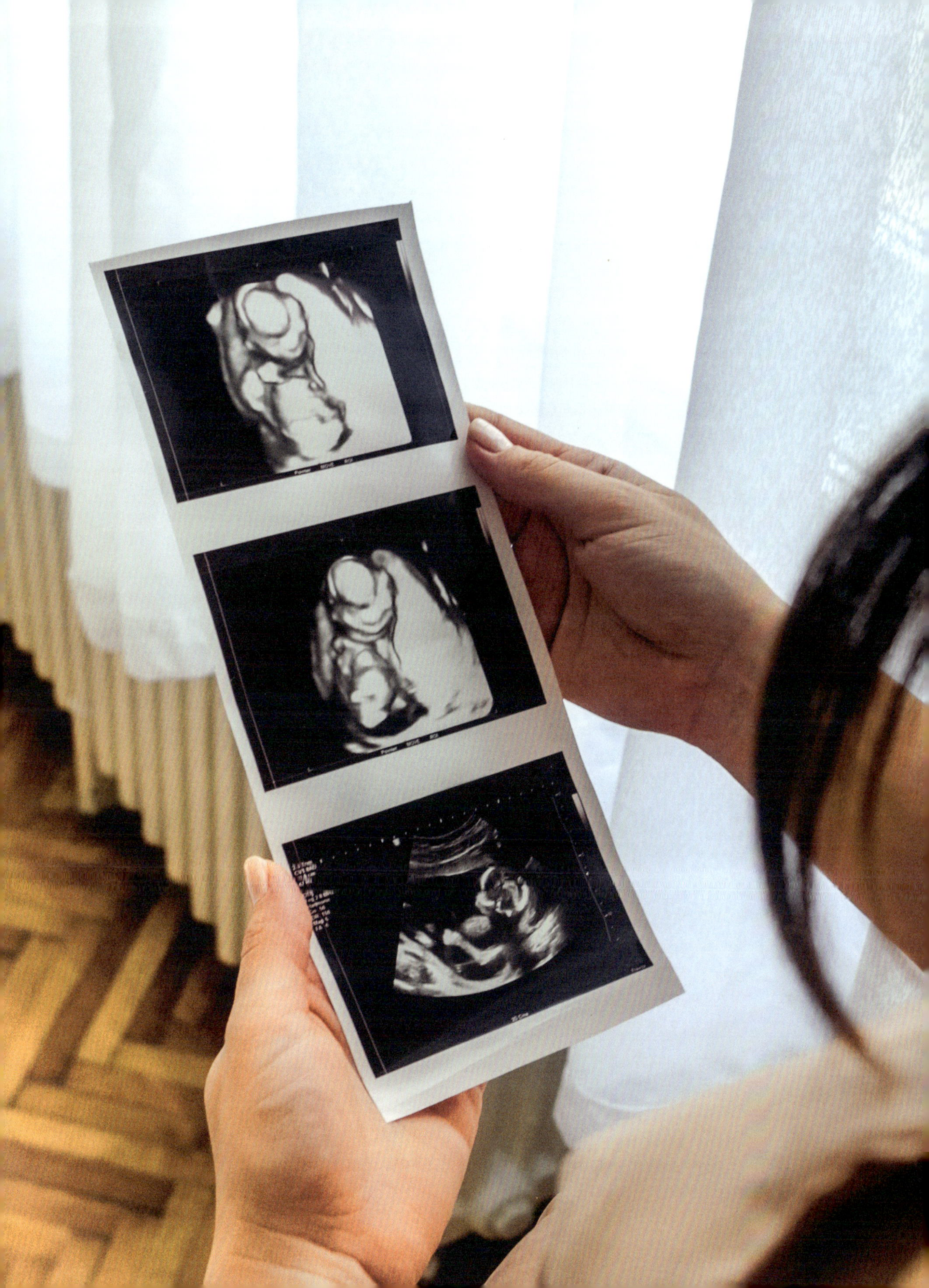

hat (»zeitgerechte Entwicklung«). Eine wichtige Frage bei dieser Untersuchung ist außerdem, wo genau in Deiner Gebärmutter sich die Plazenta angeheftet hat. Der Grund: Ob sie an der Vorderwand oder an der Hinterwand sitzt, ist im Prinzip egal, doch wenn sie nahe am Gebärmutterausgang oder gar über dem Muttermund liegt, kann dies eine normale Geburt lebensgefährlich machen. Zum Glück ist ein so ungünstiger Sitz der Plazenta sehr selten, trotzdem ist es gut, dass danach geschaut wird, um Mutter und Kind im Zweifelsfall mit einem Kaiserschnitt zu einer sicheren Geburt verhelfen zu können.

Beim **erweiterten Ultraschall** werden nun zusätzlich noch die Organe des Babys genauer unter die Lupe genommen. Dabei gilt das Hauptaugenmerk dem Gehirn, Hals und Rücken, dem Brustkorb mit dem Herzen sowie dem Bauchraum. Konkret werden dabei die Hirnkammern angeschaut (»Ventrikelauffälligkeiten«) und auf Auffälligkeiten an der Nackenpartie des Babys geachtet, die auf eine Trisomie 21 hindeuten können. Zudem wird untersucht, ob sich die Wirbelsäule verschlossen hat (»Unregelmäßigkeiten der dorsalen Hautkontur«), da dies auf ein Spina bifida hindeuten könnte. Bei der Betrachtung des Oberkörpers (»Thorax«) geht es vor allem um das Herz des Babys: Liegt es, wie es soll, auf der linken Seite (»linksseitige Herzposition«)? Stolpert das Herz des Babys immerzu, während es schlägt (»persistierende Arythmie«)? Sind alle vier Herzkammern angelegt (»Darstellbarkeit des Vier-Kammer-Blicks«)? Außerdem wird überprüft, ob die Größe des Herzens zur Größe des Babys passt (»auffällige Herz-Thorax-Relation«). Schließlich vergewissert sich die untersuchende Person, ob die Bauchdecke des Babys geschlossen ist (»Konturunterbrechung an der vorderen Bauchwand«) und ob sich der Magen und die Harnblase des Kindes darstellen lassen.

Bei sämtlichen Untersuchungen während dieses Ultraschalls wird zudem auch die vorhandene Fruchtwassermenge gemessen und bewertet. Die Messergebnisse werden zudem wieder mittels einiger kryptischer Abkürzungen festgehalten:

- Der »BPD« beschreibt wieder den Querdurchmesser des Köpfchens.
- Der fronto-okzipitale Durchmesser (»FOD«) bezeichnet den Durchmesser des Babyköpfchens, von der Stirn zum Hinterkopf gemessen.
- Aus diesen beiden Werten lässt sich dann der Kopfumfang (KU) errechnen.

Der Durchmesser des Rumpfes am Übergang zwischen Brustkorb und Bauchraum von links nach rechts heißt Abdomen/Thorax-quer-Durchmesser, kurz »ATD«, wohingegen der Abdomen/Thorax-anterior-posterior-Durchmesser (»APD«) den Durchmesser vom Brustkorb zur Wirbelsäule beschreibt. Der Bauchumfang des Babys wird als Abdomen/Thorax-Umfang, abgekürzt »AU« bezeichnet. Zudem wird noch die Länge des Oberschenkelknochens (Femur) bestimmt, da die Femurlänge (»FL«) ebenso Hinweise auf gesundheitliche Auffälligkeiten wie Trisomien oder Kleinwuchs geben kann. All diese Untersuchungsergebnisse haben gemeinsam, dass sie nur im Moment des Ultraschalls diagnostisch relevant sind. Das heißt: So lange die Ärztin oder der Arzt ankreuzt, dass das Kleine zeitgerecht entwickelt ist und kein Anlass für eine weiterführende Untersuchung (»Konsiliaruntersuchung«) besteht, solltest Du Dich von einzelnen Messwerten nie verrückt machen lassen. Und selbst wenn eine Auffälligkeit festgestellt wird, muss das noch nichts heißen: Jeder Befund ist zunächst nur eine Momentaufnahme, die dann durch weitere Diagnostik überprüft werden muss. Erscheint Deiner Ärztin oder Deinem Arzt ein Befund besorgniserregend, wirst Du ausführlich über das weitere Vorgehen beraten werden. Fällt Dir erst zu Hause irgendein komischer Wert auf, kannst Du Dir sicher sein: Niemand hätte Dich ohne Aufklärung aus der Praxis gehen lassen, wenn wirklich irgendetwas Schlimmes wäre.

Der **dritte Ultraschall** zwischen der 29. und der abgeschlossenen 32. Schwangerschaftswoche ist der letzte Basis-Ultraschall vor der Geburt. Großartige neue Erkenntnisse sind nun nicht mehr zu erwarten. Aus einem einzelnen Baby wird in den letzten Wochen vermutlich kein Drilling geworden sein (»Einling«), sein Herz wird hoffentlich immer noch schlagen (»Herzaktion«) und auch der Sitz der Plazenta wird sich vermutlich nicht geändert haben (Plazentalokalisation) – wobei es tatsächlich immer wieder vorkommt, dass Frauen mit einer sehr nah am Muttermund liegenden Plazenta bei dieser Untersuchung die frohe Botschaft erhalten, dass sich der Mutterkuchen durch das Wachstum der Gebärmutter so weit vom Geburtskanal entfernt hat, dass doch noch eine normale Geburt möglich ist. Außerdem wird die Plazenta nun daraufhin untersucht, ob sie das Baby im Bauch noch gut versorgen kann (»Plazentastruktur«). Die Abkürzungen für die Messwerte sind dieselben wie beim zweiten Ultraschall. Gut zu wissen: Sämtliche Messwerte aus allen Ultraschall-Untersuchungen werden auf Seite 13 im Mutterpass noch einmal in einer übersichtlichen Kurve dargestellt, die den Wachstumsverlauf des ungeborenen Babys sichtbar macht.

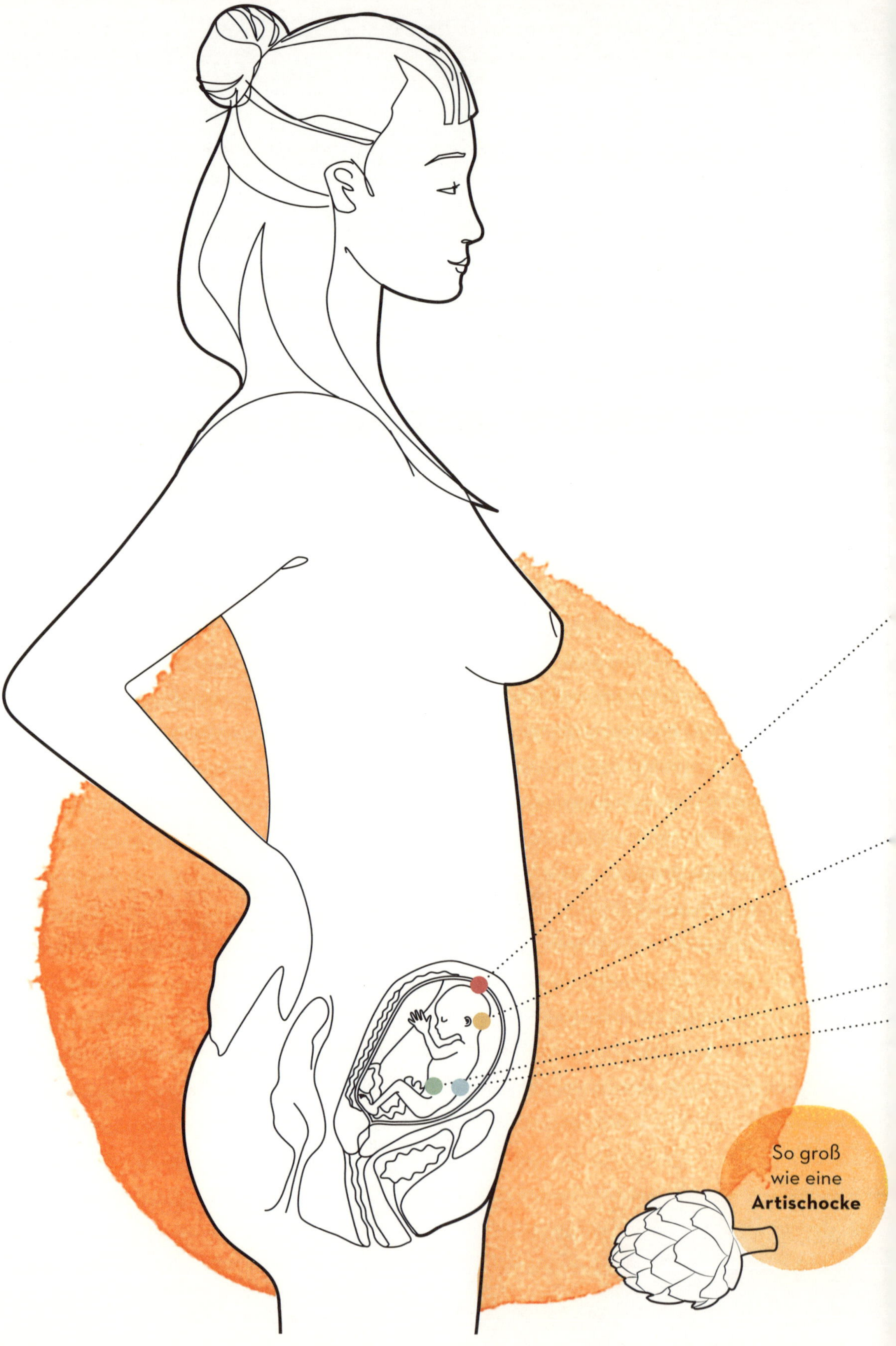
So groß
wie eine
Artischocke

Was passiert im 5. Monat?

Kleiner Kickboxer. Deinem Baby macht es jetzt richtig Spaß, auszuprobieren, was es mit seinem Körper alles machen kann. Es streckt und dreht sich, kickt und tritt, greift und boxt und schlägt manchmal sogar richtige Purzelbäume

Gleichstand. Jetzt ist Dein Baby etwa 25 cm lang und damit genau gleich groß wie seine Plazenta, die es nicht nur mit Nahrung und Sauerstoff versorgt und Schadstoffe von ihm fernhält, sondern ihm auch als gemütliches Kissen zum Ankuscheln dient.

Dieses Kind gibt es nur einmal. Damit die Einzigartigkeit später auch zu erkennen ist, entsteht nun die mehr oder weniger ausgeprägte Familienähnlichkeit. Ohren und Augen positionieren sich und selbst ein Fingerabdruck wäre jetzt schon möglich. Ein echtes kleines Individuum!

Vorbereitung für die Enkel. Dein Baby ist selbst noch nicht einmal geboren, doch wenn es ein Mädchen ist, entstehen nun bereits die Anlagen für Deine zukünftigen Enkelkinder: in den Eierstocken Deiner Kleinen entstehen nämlich jetzt schon Tausende von Eizellen – genug für ein ganzes Frauenleben.

Wie eingecremt. Ein weißer, schmieriger Film legt sich nun um die Haut Deines Babys im Bauch – die sogenannte Vernix, eine cremige Schutzschicht, die Deinem Bauchzwerg hilft, seine Körpertemperatur zu halten, und verhindert, dass seine Haut vom Schwimmen im Fruchtwasser ganz krumpelig wird.

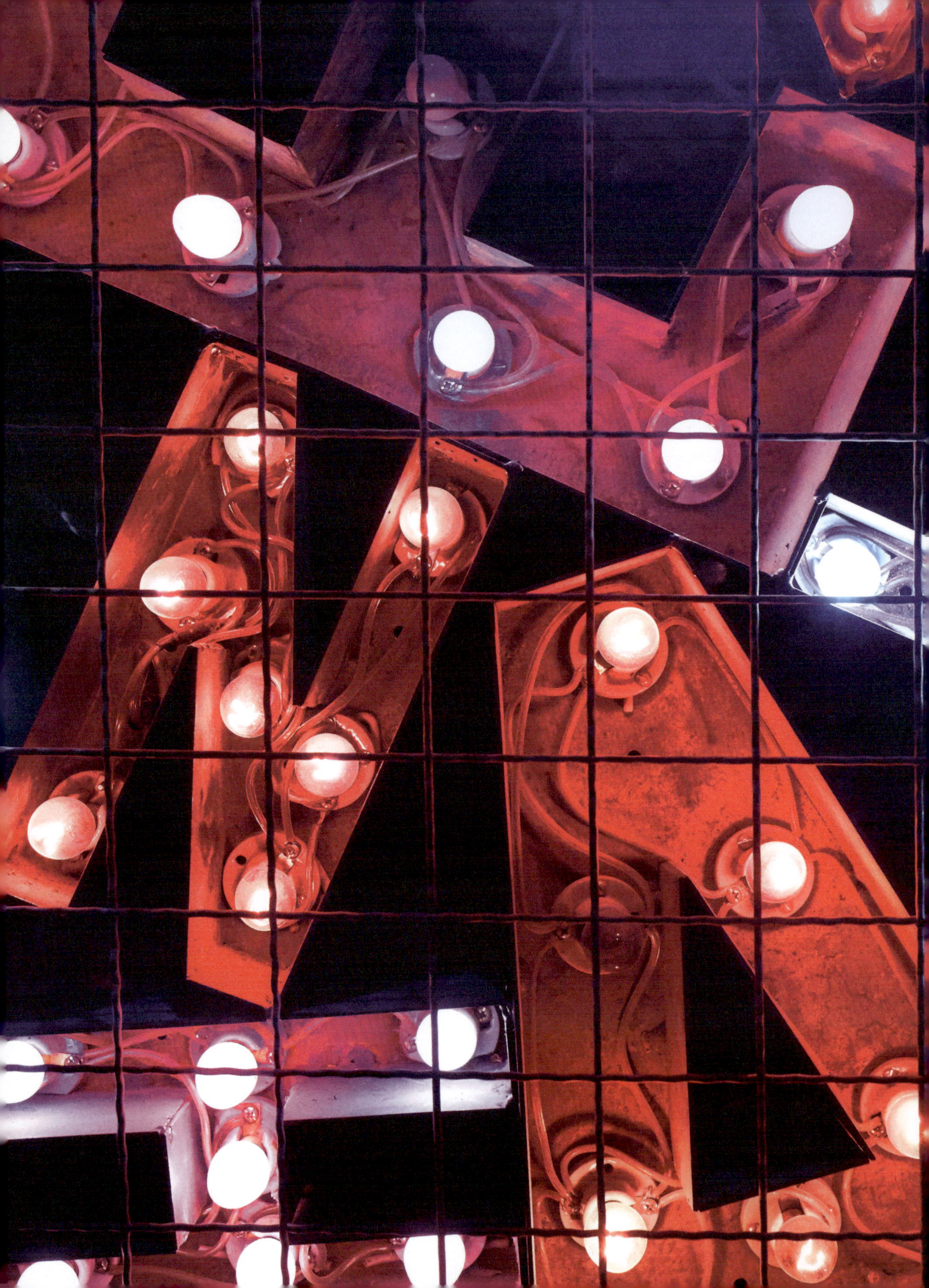

Ein Name für unser Baby

Was für eine Aufgabe: Einen Namen auswählen, so schön und so stimmig, dass er ein ganzes Menschenleben lang passt. Wie stellt man das an? Natürlich gibt es ganze Lexika mit Tausenden von Vornamen, und auch das Internet hält eine Fülle von Angeboten zur Namenssuche bereit. Oft genügt es jedoch schon, als Paar gemeinsam mit offenen Augen und Ohren durch die Welt zu gehen. Studiert den Abspann im Kino, achtet auf die Vielfalt der Namen in jeder Tageszeitung, geht gemeinsam auf einem alten Friedhof spazieren und entziffert die Inschriften: Mina, August, Fridolin. Durchforstet Eure Familienstammbäume, entdeckt die Namen, die etwas mit Euch und Eurer Geschichte zu tun haben. Und dann: Hört auf Euer Herz. Der schönste Name lässt sich kaputt analysieren mit Mutmaßungen, welches Modenamen-Potential er wohl in sich trägt – dabei sind selbst die häufigsten Kindernamen heute meist nur einmal pro Klasse vertreten, weil die Vielfalt der Namen insgesamt so viel größer geworden ist. Ob »Euer« Name also auf Platz 3 oder auf Platz 3000 der aktuellen Beliebtheitsskala steht: Wenn er sich richtig anfühlt, dann ist er auch der richtige.

Was für Eltern wollen wir sein?

Die Mitte der Schwangerschaft ist die Zeit des Pläneschmiedens. Was für einen Kinderwagen wollen wir, welche Namen gefallen uns, wie und wo wollen wir leben? Es kann großen Spaß machen, solche Gespräche zu führen und gemeinsam an der Zukunft als kleine Familie zu bauen, die von Tag zu Tag konkreter wird. Es ist aber auch normal, dass dieser Austausch sich manchmal in eine schwierige Richtung entwickelt: Weil der Partner nicht so mitzieht wie erhofft, weil die Begeisterung und Vorfreude in der Beziehung nicht annähernd gleich verteilt sind, weil plötzlich scheinbar unüberbrückbare Unterschiede in der Lebensplanung hervortreten: »Wie, Du willst nach einem Jahr wieder arbeiten? Ich dachte, Du bleibst mindestens drei Jahre zu Hause!« Es kommt gar nicht so selten vor, dass Frauen in dieser Phase der Schwangerschaft plötzlich von heftigen Selbstzweifeln heimgesucht werden: »Und das soll der Vater meines Kindes sein? Der Mann, auf dessen Babynamenliste bis heute keine einzige Idee steht?«

Keine Panik: Solche Gefühle sind völlig normal. Die Vorfreude aufs Elternsein entwickelt sich bei vielen Paaren nicht synchron – dazu ist das Erleben der Schwangerschaft einfach zu verschieden. Das Baby im Bauch bleibt für nicht schwangere Menschen oft bis zur Geburt seltsam abstrakt, allen Ultraschallbildern und Bauchtritten zum Trotz, während für die meisten Schwangeren ihr Bauchzwerg spätestens im zweiten Trimester bereits ein richtiger Mensch ist, den sie ständig in sich spüren und dessen Eigenheiten und Vorlieben sie bereits kennen. Doch auch wenn es sich gerade nicht so anfühlt: Dieser Vorsprung in der Beziehung zum Baby wird im gemeinsamen Alltag schnell zusammenschrumpfen.

Ein Plan für die ersten Jahre

Man könnte ja meinen, die Familienplanung junger Paare schließe auch den Teilaspekt »Arbeit und Finanzen« mit ein. Schließlich ist es ja keine unerhebliche Frage, wer nach der Geburt wie lange zu Hause bleibt, wie die Elterngeldmonate

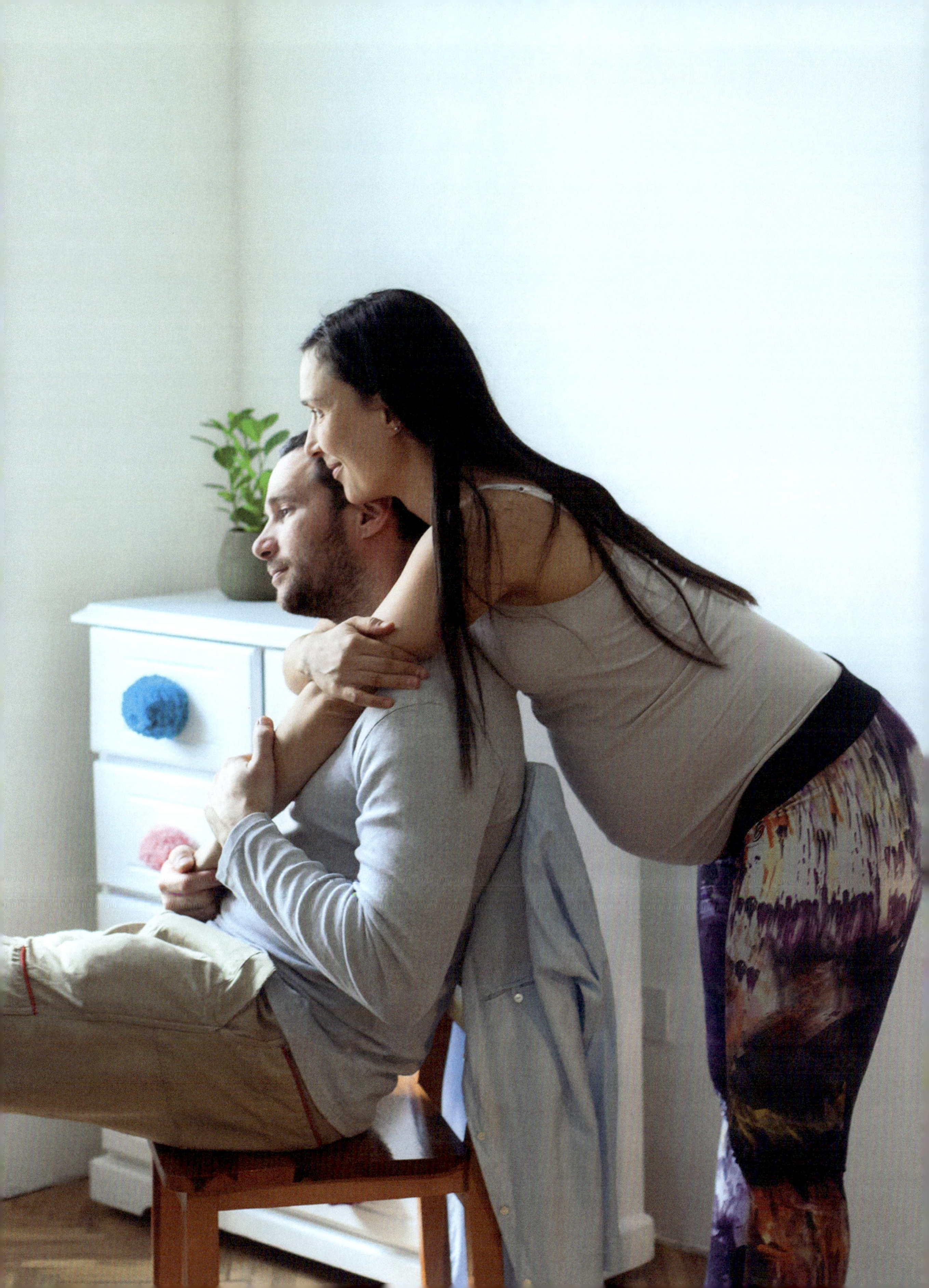

aufgeteilt werden und was nach dem Bezugszeitraum passiert. Tatsächlich zeigen Untersuchungen jedoch, dass sich weniger als die Hälfte aller werdenden Eltern vor der Schwangerschaft über all diese ein bisschen langweiligen, aber durchaus wichtigen Dinge unterhalten hat. Deshalb an dieser Stelle der Aufruf: Redet miteinander – jetzt! Macht einen Plan, wie Ihr das erste Jahr mit Baby gestalten wollt, und am besten auch noch das zweite und dritte. Wer arbeitet wann wie viel? Wie ist das mit dem Elterngeld und der Elternzeit und eines Tages mit der Rente? Denkt dabei ruhig in unterschiedlichen Szenarien (manchmal hat das Leben ja andere Pläne als man selbst), verhandelt miteinander, findet kreative Lösungen – aber verlasst Euch nicht darauf, dass sich irgendetwas in dieser Frage von selbst versteht. Auf welche Füße Ihr Euer Familienleben stellt, müsst Ihr gemeinsam entscheiden. Also sorgt dafür, dass diese Entscheidung so ausfällt, dass Ihr beide gut und gerne Ja dazu sagen könnt.

NORA Alles kommt zu seiner Zeit

Groß war die Sorge unserer Familie, als wir es wagten, in einer Zwei-Zimmer-Wohnung ohne Kinderzimmer ein Baby großzuziehen. Nicht einmal ein Auto hatten wir! »Alles kommt zu seiner Zeit«, sagten wir immer, und wurden für diese naiv-vertrauensvolle Grundhaltung oft belächelt. Doch für uns hat sie sich bewährt: Ohne uns große Zukunftssorgen zu machen, genossen wir die erste Zeit mit unserer kleinen Tochter, die außer Milch und Nähe überhaupt nichts verlangte, um zufrieden zu sein. Und als sie dann älter wurde und ihre und unsere Bedürfnisse sich änderten, änderte unser Leben sich mit. Heute wohnen wir mit unseren vier Kindern in einem großen Haus mit Garten, vor unserer Tür stehen zwei Autos, trotzdem unterschied sich das erste Lebensjahr unseres jüngsten Kindes nicht wesentlich von dem seiner ältesten Schwester. Denn ob in einer kleinen Wohnung oder in einem großen Haus: Kleine Babys wollen vor allem Nähe und Milch, und sonst fast nichts.

Es braucht mehr als Luft und Liebe

Elterngeld & Co.

In vielen Ländern gilt es als Privatvergnügen, ein Baby zu bekommen und deshalb für längere Zeit nicht berufstätig sein zu können. In Deutschland beteiligt sich der Staat am Stopfen des Lochs in der Haushaltskasse nach der Geburt eines Kindes – mit dem sogenannten Elterngeld. Anders als das Kindergeld, das alle Eltern bekommen, egal ob sie berufstätig sind oder nicht, ist das Elterngeld eine Lohnersatzleistung. Das heißt: Es steht nur Eltern zu, die nach der Geburt eines Kindes eine Zeit lang weniger oder gar nicht arbeiten gehen, um für ihr Baby zu sorgen. Elterngeld können alle Eltern beantragen, die

- mit ihrem Kind gemeinsam in Deutschland in einem Haushalt leben
- nicht mehr als dreißig Stunden in der Woche arbeiten (sonst wird es gekürzt)
- im Jahr von der Geburt ihres Kindes nicht mehr als 500 000 Euro als Paar beziehungsweise 250 000 Euro als Alleinerziehende verdient haben (Sorry, liebe Millionäre!)

14 Monate Unterstützung

Von der Geburt ihres Babys an können Eltern 14 Monate lang Elterngeld bekommen, wobei Paare sich den Elterngeldbezug aufteilen können: Mindestens zwei Monate müssen beide Elternteile Elterngeld beziehen, um die vollen 14 Monate Geld zu erhalten, ansonsten gibt es nur die zwölf Monate Elterngeld, die ein Elternteil allein maximal beantragen kann. Einzige Ausnahme: Alleinerziehende Eltern bekommen in jedem Fall 14 Monate Elterngeld. Wer möchte, kann den Elterngeldbezug auch strecken und bis zu 28 Monate lang Zahlungen bekommen – dann aber eben nur die Hälfte des Satzes, der ihm oder ihr sonst zustehen würde. Entschließen sich Eltern nach dem ersten Lebensjahr ihres Kindes, nun beide Teilzeit

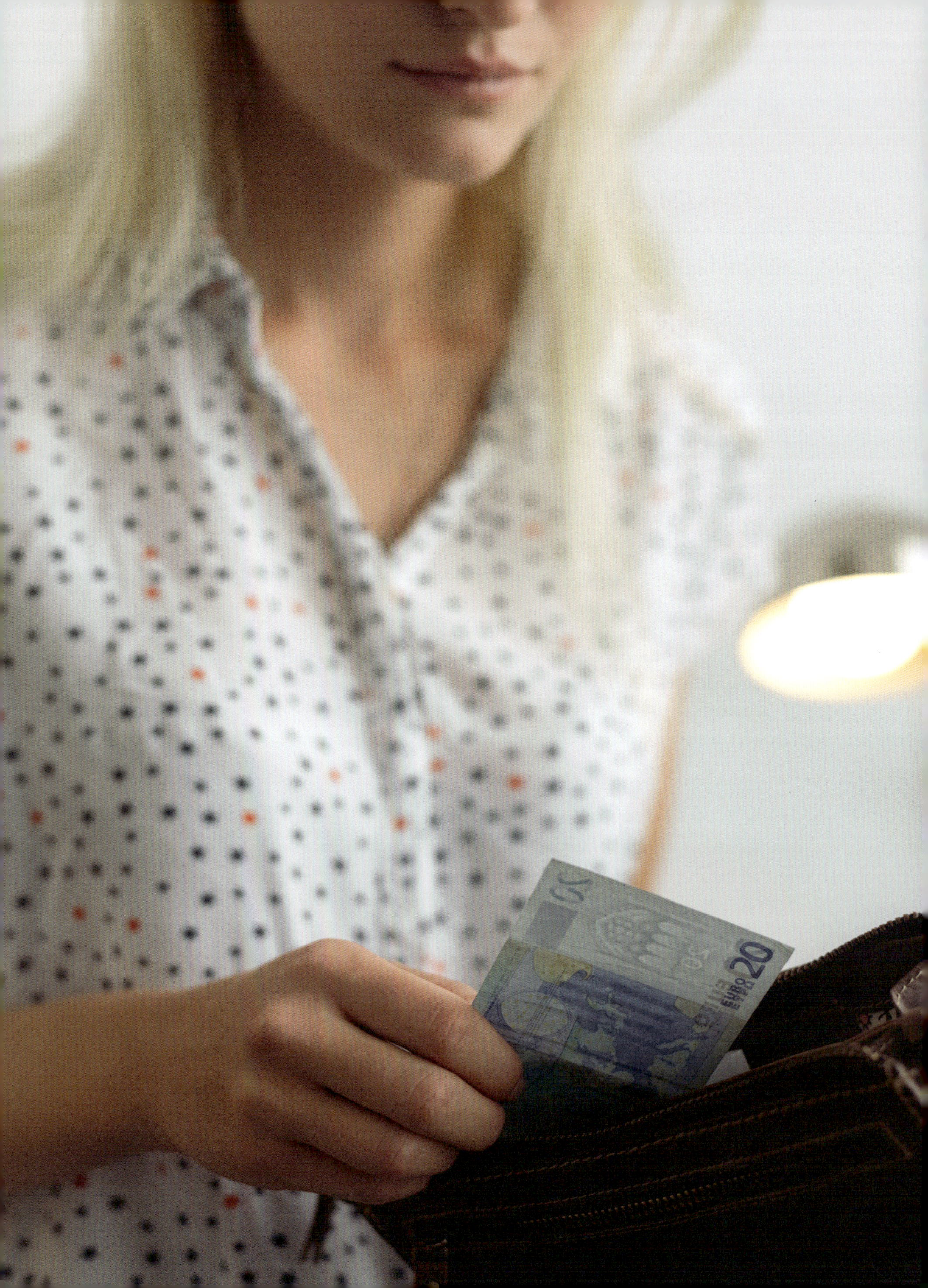

zu arbeiten, können sie zusätzlich noch das sogenannte ElterngeldPlus beziehen.

Wichtig zu wissen: Auch während des Elterngeldbezugs können Paare ihre Meinung ändern und beispielsweise die Bezugsmonate neu unter sich aufteilen. Eine einfache Mitteilung an die zuständige Elterngeldstelle genügt.

Mit welchem Gehalt rechnet der Staat?

Viele haben im Kopf, dass das Elterngeld rund zwei Drittel des Gehalts ersetzt – und wundern sich dann, dass der Bescheid doch deutlich niedriger ausfällt. Der Grund: Das Elterngeld wird auf Grundlage des individuellen Nettoeinkommens berechnet – also dem Gehalt, das nach Abgabe aller Steuern und Sozialabgaben noch übrig bleibt. Deshalb wechseln viele werdende Eltern vor der Geburt noch schnell die Lohnsteuerklasse. Verdienen Partner unterschiedlich viel, haben sie mit zweimal Lohnsteuerklasse 3 zwar vor der Geburt etwas weniger Einkommen zur Verfügung, dies wird jedoch durch die Steuererklärung ausgeglichen. Die Berechnung des Elterngeldes auf der Basis eines Einkommens in Lohnsteuerklasse 3 im Vergleich zur Lohnsteuerklasse 5 kann jedoch locker einige tausend Euro ausmachen.

Wichtig zu wissen: Monate, in denen eine Frau aufgrund der Schwangerschaft weniger oder gar nicht arbeiten konnte und deshalb weniger verdient hat, werden in die Berechnung nicht einbezogen – ebenso wenig wie Zeiten, in denen Eltern Elterngeld für ein Geschwisterkind bezogen haben. Bekommt eine Frau also während des Elterngeldbezugs für ihr erstes Kind ein zweites Baby, wird ihr Nettoeinkommen von vor der ersten Geburt zur Berechnung des Elterngeldes auch beim zweiten Kind herangezogen. (Außer die Eltern wünschen sich explizit, lieber die zwölf Monate vor der Geburt als Berechnungsgrundlage zu verwenden – das geht auch, lohnt sich aber selten.)

Auch noch wichtig: Bei Angestellten dienen die letzten zwölf Monate vor der Geburt des Babys als Berechnungsgrundlage für das Elterngeld, bei Selbstständigen in der Regel der Steuerbescheid des letzten abgeschlossenen Geschäftsjahrs. Achtung bei Mischeinkünften aus selbstständiger und nicht selbstständiger Tätigkeit: Auch hier wird meist der Steuerbescheid des letzten abgeschlossenen Jahres als Berechnungsgrundlage herangezogen, auch wenn es sich bei der Selbstständigkeit nur um einen kleinen Nebenerwerb handelt.

Und wie viel Geld bekommen wir nun genau?

Die genaue Bestimmung des zu erwartenden Elterngeldbetrags ist eine ziemliche Prozentrechnerei. Dabei gilt folgende Staffelung:

Nettoeinkommen **zwischen** 1000 und 1200 Euro pro Monat	67 Prozent Erstattung
Nettoeinkommen **zwischen** 1200 und 2770 Euro pro Monat	65 Prozent Erstattung
Nettoeinkommen **über** 2770 Euro pro Monat	65 Prozent Erstattung, max. 1800 Euro pro Monat

Bei einem Nettoeinkommen von weniger als 1000 Euro steigt die Erstattung schrittweise auf bis zu 100 Prozent – je weniger Geld vor der Geburt verdient wurde, desto mehr wird also erstattet.

Wichtig zu wissen: Die sogenannten Mutterschaftsleistungen – also das Mutterschaftsgeld, das Frauen während des gesetzlich vorgeschriebenen Mutterschutzes bekommen – werden voll auf das Elterngeld angerechnet und verringern die Zahl der verbleibenden Monate, die die Eltern untereinander aufteilen können.

Und wenn ich vor der Geburt gar kein Einkommen hatte?

Wer vor der Geburt gar kein Geld verdient hat, bekommt den Mindestbetrag von 300 Euro pro Monat. Bei Menschen, die Arbeitslosengeld II beziehen, wird dieser jedoch zum Haushaltseinkommen hinzugerechnet, sodass ihnen davon fast nichts extra übrig bleibt.

Und wenn wir schon ein kleines Kind haben?

Für Familien mit mehreren Kindern kommen zum berechneten Elterngeld noch

10 Prozent Geschwisterbonus (mindestens 75 Euro) hinzu, sofern ein weiteres Kind unter drei Jahren oder zwei Kinder unter sechs Jahren im selben Haushalt leben.

Ich habe gehört, wir können auch zwei Jahre Elterngeld bekommen?

Ja, aber dann eben auch nur die Hälfte des sonst zu erwartenden monatlichen Betrags. Wer sich die volle Summe auszahlen lässt und jeden Monat die Hälfte zurücklegt fürs nächste Jahr, bekommt also genauso viel.

Ein erster Eindruck: Der Elterngeldrechner
Um schon einmal einen groben Überblick zu bekommen, wie viel Geld nach der Geburt zu erwarten ist, können werdende Eltern den Elterngeldrechner des Bundes nutzen. Hier sind alle aktuell gültigen Regelungen berücksichtigt. Die errechnete Summe ist aber nicht verbindlich!

www.familien-wegweiser.de/ElterngeldrechnerPlaner

Ich habe gehört, dass manche Leute Elterngeld wieder zurückzahlen müssen – kann uns das auch passieren?

Bei Selbstständigen kommt das tatsächlich immer wieder vor – liegt etwa der endgültige Steuerbescheid des Vorjahres noch nicht vor, wird der Elterngeldbescheid zunächst vorläufig ausgestellt, was später zu Rückzahlungsforderungen führen kann. Doch auch einem endgültigen Elterngeldbescheid kann eine saftige Zahlungsforderung folgen, und zwar vom Finanzamt. Das Elterngeld an sich ist zwar steuerfrei, es wird aber trotzdem als Haushaltseinkommen gezählt, also dem Einkommen des verdienenden Elternteils zugerechnet – und das sorgt unter Umständen dafür, dass dessen Steuersatz steigt. Die Folge: Es werden Steuernachzahlungen fällig, mit denen viele junge Eltern überhaupt nicht gerechnet hatten.

Können wir den Elterngeldantrag jetzt schon ausfüllen?

Ja, das ist sogar eine gute Idee. Denn alles, was während der Schwangerschaft schon erledigt ist, nervt später nicht im Wochenbett. Bereiten Eltern jetzt schon alle Anträge und Nachweise vor, müssen sie nach der Geburt nur noch den Namen und den Geburtstag des Babys ergänzen und eine Kopie der Geburtsurkunde mitschicken, und schon steht der ersten Auszahlung nichts mehr im Wege.

Wir blicken bei dem Antrag überhaupt nicht durch – wer kann uns helfen?

Keine Sorge, das geht vielen so: Das Antragsformular ist ganz schön kompliziert. Deshalb bieten viele Familienberatungsstellen Hilfe beim Beantragen des Elterngelds sowie anderer finanzieller Fördermittel an – unkompliziert, vertraulich und kostenlos. Kontaktadressen findest Du hier:

www.diakonie.de
www.caritas.de
www.donumvitae.de
www.profamilia.de

Mit Unterstützung in Teilzeit: Das ElterngeldPlus

Arbeiten Eltern in den Monaten nach der Geburt beide in Teilzeit weiter oder nehmen sie irgendwann während des Elterngeldbezugs wieder eine Tätigkeit in Teilzeit auf, können sie durch die ElterngeldPlus-Regelung länger Elterngeld beziehen, nämlich bis zu 28 Monate nach der Geburt. Arbeiten beide Elternteile in dieser Zeit irgendwann zwischen 25 und 30 Stunden pro Woche, gibt es zudem einen Partnerschaftsbonus. Beim ElterngeldPlus fällt die monatliche Zahlung zwar geringer aus als beim Basis-Elterngeld, trotzdem bekommen berufstätige Eltern so in der Gesamtsumme häufig mehr als beim klassischen Elterngeldbezug.

Wenn das Geld knapp ist

Schwangerschaftsklamotten, Tragetuch, Babysachen: Elternwerden kostet Geld, und zwar oft mehr, als Mütter und Väter so einfach stemmen können. Deshalb haben wir eine Liste aller Unterstützungsangebote für Schwangere und junge Mütter zusammengestellt.

Einmalige Hilfen

Beihilfe vom Jobcenter

Schwangere im ALG-II-Bezug sowie werdende Mütter mit geringfügigem oder gar keinem Einkommen (also auch Auszubildende, Studierende und Sozialgeldempfängerinnen) können bei der Arbeitsagentur beziehungsweise beim Jobcenter eine einmalige Beihilfe für den Mehrbedarf in der Schwangerschaft beantragen (nach § 23 Abs. 3 SGB). Wichtig: Der Antrag muss vor der Geburt des Babys gestellt werden. Die bewilligten Summen liegen meist zwischen 300 und 900 Euro.

Hilfe von der Bundesstiftung Mutter und Kind

Die »Bundesstiftung Mutter und Kind. Schutz des ungeborenen Lebens« ist eine öffentlich-rechtliche Stiftung, die zum Ziel hat, einmalige unbürokratische finanzielle Ersthilfe für Schwangere in finanziellen Nöten zu leisten. Ein Antrag auf Unterstützung kann zu jedem Zeitpunkt der Schwangerschaft in allen anerkannten Schwangerenberatungsstellen gestellt werden. Die einmalig direkt ausbezahlte Summe beläuft sich meist auf 300 bis 900 Euro. Dieses Geld darf nicht auf das Arbeitslosengeld II angerechnet werden.

Hilfe durch Landesstiftungen

In einigen Bundesländern gibt es zusätzlich zur Bundesstiftung auch noch Landesstiftungen, die Familien in Notlagen finanziell unter die Arme greifen – zum Beispiel die Stiftung »Familie in Not«, die in mehreren Bundesländern aktiv ist. Informationen zu länderspezifischen Unterstützungsangeboten gibt es bei Schwangerenkonfliktberatungsstellen vor Ort.

Regelmäßige Unterstützung

Mehr Geld von der Arbeitsagentur

Schwangere im ALG-II-Bezug können von der 13. Schwangerschaftswoche an einen monatlichen Mehrbedarf von 17 Prozent des Regelsatzes beantragen. In den ersten drei Lebensjahren ihres Kindes können Mütter zudem ALG II beziehen, auch wenn sie in dieser Zeit nicht dem Arbeitsmarkt zur Verfügung stehen. Für ihr Kind können sie ab seiner Geburt Sozialgeld beziehen.

Wohngeld

Familien mit wenig Geld können beim Amt für Wohnungswesen einen Antrag auf Wohngeld stellen. Die Unterstützung zur Mietzahlung berechnet sich nach der Anzahl der Personen im Haushalt, der Wohnungsgröße sowie der Höhe der Miete und natürlich des Familieneinkommens. Alle zwölf Monate muss ein neuer Antrag gestellt werden.

BAföG mit Zuschlag

Studierende, die BAföG erhalten, haben ein Anrecht auf eine angemessene Verlängerung der Förderung (um ein Semester pro Schwangerschaft sowie ein Semester je Lebensjahr des Kindes bis zum sechsten Geburtstag) sowie auf einen Kinderzuschlag von 113 Euro pro Monat.

Weitere Unterstützung für Studierende

Viele Universitäten haben mittlerweile Familienbüros eingerichtet, bei denen sich studierende Schwangere und junge Eltern über konkrete Unterstützungsangebote vor Ort informieren können – vom familienfreundlichen Studentenwohnheim bis zur kostenlosen Babybetreuung während Vorlesungen.

Unterhaltsvorschuss für Alleinerziehende

Mütter oder Väter, die ihr Kind alleine großziehen und bei denen der andere Elternteil des Kindes keine Unterhaltszahlungen leistet, können beim Jugendamt von Geburt an Unterhaltsvorschuss beantragen, und zwar 150 Euro pro Kind. Das Geld holt sich das Amt, wenn möglich, vom zahlungssäumigen Elternteil zurück.

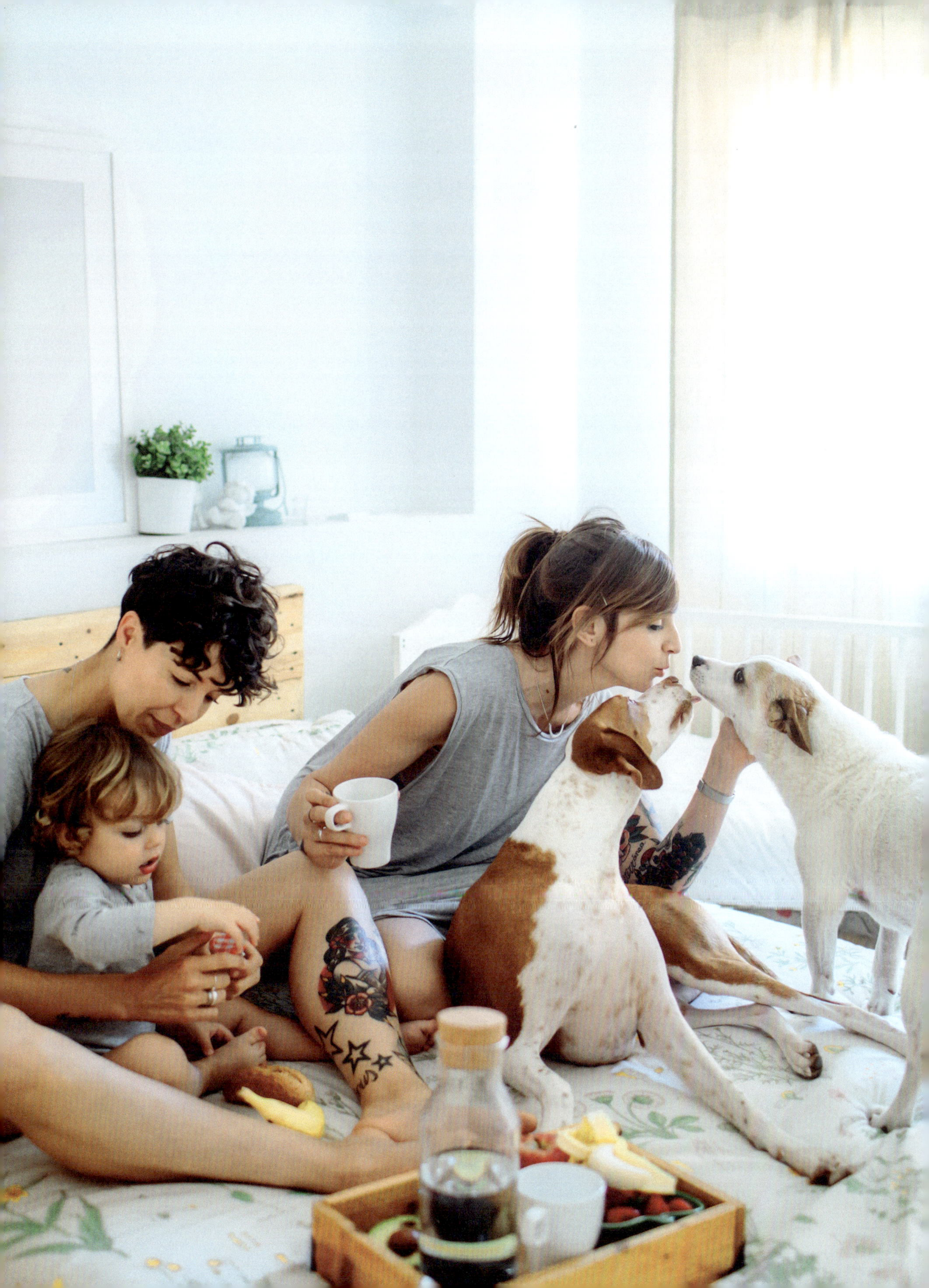

Es ist o. k.!

Es ist o. k., wenn Du sehnsüchtig darauf wartest, dass der Bauch wächst.

•

Es ist o. k., wenn Du ganz froh bist, dass die Jeans noch passt.

•

Es ist o. k., wenn Du jetzt schon Babyklamotten kaufst.

•

Es ist o. k., wenn Du noch überhaupt nichts für das Baby da hast.

•

Es ist o. k., wenn Du jetzt noch ganz schnell heiraten willst.

•

Es ist o. k., wenn Du Sorge hast vor dem was kommt.

•

Es ist o. k., wenn Du es jetzt noch genießt, kinderlos zu sein – Ausschlafen inklusive.

•

Es ist o. k., wenn Du Dir das Geschlecht des Babys verrraten lässt.

•

Es ist o. k., wenn Du nicht wissen willst, welches Geschlecht das Baby hat.

•

Es ist o. k., wenn Du Schwangersein einfach großartig zu findest.

•

Es ist o. k., wenn Du Angst hast.

•

Es ist o. k., wenn Du es bei der Arbeit ruhiger angehen lässt.

Bergfest

40 Wochen dauert eine Schwangerschaft im Schnitt, 20 hast Du jetzt hinter Dir – und damit die Hälfte Deiner Babybauchzeit. Wahnsinn, oder? Vielleicht haben Dein Partner und Du ja Lust, diesen Meilenstein ein bisschen zu würdigen – mit einem schönen gemeinsamen Abendessen oder einem Kinobesuch oder sonst etwas, das Euch Freude bereitet. Ein richtiges Bergfest eben: Der längste Part Eurer Reise ins neue Familienleben ist jetzt geschafft!

Die Kindsbewegungen werden kräftiger

Dein Baby ist im Bauch jetzt schon richtig aktiv. Du spürst, wie es sich dreht und wendet, rekelt und streckt, kickt und strampelt. Meistens ist das süß, manchmal auch ein bisschen anstrengend – etwa, wenn es abends einfach nicht zur Ruhe kommt oder Deine Niere zu seinem persönlichen Boxsack auserkoren hat. Hab kein schlechtes Gewissen, wenn das Gerumpel in Deinem Bauch mittlerweile auch manchmal nervt. Das ist total normal! Klar sollst Du Deine Schwangerschaft genießen, und natürlich ist das gerade eine ganz besondere Zeit. Doch die Natur hat das schon ganz gut eingerichtet, die Babybauchzeit auch nicht nur bequem zu machen – schließlich sollst du nicht ewig schwanger bleiben wollen, sondern in gar nicht allzu ferner Zukunft ein Baby zur Welt bringen. Dabei hilft es, das Schwangersein – so schön es ist – irgendwann auch sattzuhaben. Daran kannst Du ja denken, wenn Dein Bauchzwerg gerade mal wieder mit Deiner Blase Fußball spielt.

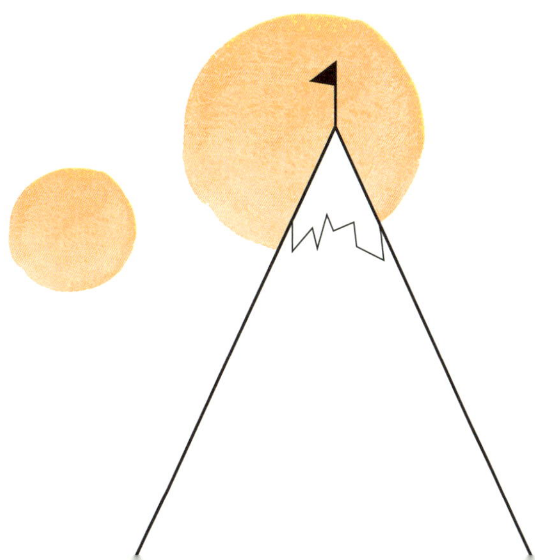

NORA Soll ich die Kindsbewegungen zählen?

Vor meiner dritten Schwangerschaft habe ich mit meiner Familie eine Zeit lang in England gelebt. Dort wird Schwangeren empfohlen, regelmäßig einen sogenannten »Kick Chart« zu führen, den es auch als App gibt (»Baby Kicks Tracker«). Die Idee dahinter: Zählt eine Schwangere regelmäßig, wie oft ihr Baby innerhalb eines bestimmten Zeitraums normalerweise kickt, bekommt sie einen guten Überblick über das typische Bewegungsmuster ihres Babys – und bemerkt dadurch vielleicht schneller, wenn es dem Kleinen im Bauch nicht gut geht. Denn: Eine geringere Aktivität im Bauch kann ein Alarmsignal für Unterversorgung sein. Als mein eigenes Baby dann unterwegs war, überlegte ich also: Führe ich jetzt auch ein Tritt-Protokoll? Ich entschied mich schließlich dagegen, weil mein kleiner Sohn im Bauch ohnehin sehr aktiv war und ich es sicher sofort gemerkt hätte, wenn er plötzlich ruhig geworden wäre. Bei einem zaghafteren Baby hätte ich die Bewegungen aber, glaube ich, wirklich ab und angetrackt. Die wichtigste Botschaft zum Thema Babykicks, die ich aus England mitgenommen habe, war jedoch: Es ist nicht normal, wenn Babys sich kurz vor der Geburt auf einmal fast gar nicht mehr bewegen. Dass sie damit Kräfte für die Geburt aufsparen, ist echt ein gefährliches Ammenmärchen! Natürlich verändern sich die Kindsbewegungen, wenn das Kleine weniger Platz zum Strecken hat – aber wenn plötzlich deutlich weniger Action im Bauch ist als sonst, lieber einmal zu viel als zu wenig nachprüfen lassen, ob alles in Ordnung ist.

Was wackelt denn da?

Ab der Mitte der Schwangerschaft kommt es manchmal vor, dass Dein Bauch plötzlich in rhythmischen Abständen zu zucken beginnt. Huch – sind das etwa Wehen? Nein: Dein Baby hat wahrscheinlich einfach Schluckauf. Beim Fruchtwassertrinken wohl ein bisschen zu gierig gewesen. Passiert und ist zum Glück total harmlos.

Sollen wir jetzt noch schnell heiraten?

Da lebt man jahrelang ohne Trauschein zusammen und keinen stört's, doch sobald ein Baby unterwegs ist, folgt die neugierige Nachfrage sofort: Und wann heiratet Ihr? Ehe und Familie – das gehört für viele immer noch fest zusammen, auch wenn die gesellschaftliche Realität längst eine andere ist: Jedes dritte Elternpaar ist heute bei der Geburt seines Kindes nicht miteinander verheiratet. Stellt sich also die Frage: Sollen wir trotzdem jetzt Nägel mit Köpfen machen? Oder warten wir lieber bis nach der Geburt? Oder lassen wir das mit dem Heiraten ganz?

Natürlich muss jedes Paar auf diese Frage seine ganz eigenen Antworten finden. Uns ist es nur wichtig, Dir ein paar Gedanken gerade zum Thema Heiraten in der Schwangerschaft mit auf den Weg zu geben – was Du draus machst, ist Deine Sache.

Ein guter Grund zum Heiraten

Ein gemeinsames Baby im Bauch kann ein toller Grund zum Heiraten sein: Die gemeinsam geplante Zukunft besiegeln, die Liebe offiziell machen, den Grundstein für eine lebenslange Beziehung legen – besser geht's nicht. Oder? Kommt drauf an. Wollte ein Paar ohnehin in der nächsten Zeit heiraten, und dann kam unverhofft fix die Schwangerschaft dazwischen – klar, warum sollte dann nicht gleich Hochzeit gefeiert werden? Anders sieht es aus, wenn ein Paar eigentlich noch lange nicht ans Heiraten dachte und plötzlich durch die Schwangerschaft in eine Lage katapultiert wurde, in der plötzlich alle ein lebenslanges Treueversprechen mit Brief und Siegel erwarten. Dieser soziale Druck, die Dinge noch vor der Geburt offiziell zu machen, kann nämlich dazu führen, dass werdende Eltern sich kopfüber nicht nur ins Abenteuer Familie, sondern auch ins Abenteuer Ehe stürzen – ohne sich vorher noch einmal in Ruhe zu überlegen, ob sie das auch wirklich wollen. Klar könnte man nun sagen: Für solche Überlegungen ist es etwas spät, schließlich ist das Baby ja schon unterwegs. Doch gemeinsam ein Kind großzuziehen ist zwar eine geteilte lebenslange Verantwortung, aber trotzdem eine ganz andere Sache, als miteinander verheiratet zu sein.

Vereinfacht gesagt: Sich zu trennen ist immer schwer, vor allem, wenn man ein gemeinsames Kind hat. Sich scheiden zu lassen ist aber noch um ein Vielfaches komplizierter. Wollen Eltern sich und ihr Baby also einfach nur rechtlich gut absichern, bestehen dafür bessere Möglichkeiten als eine Eheschließung. Zum Heiraten gibt's deshalb eigentlich nur einen guten Grund – wenn sich ein Paar auch ohne Baby im Bauch sicher ist: Wir wollen zusammenbleiben.

Rechtliche Sicherheit für Unverheiratete – Vaterschaftsanerkennung und Sorgerechtserklärung

Gilt bei verheirateten Schwangeren automatisch ihr Ehemann als der Vater ihres Kindes, müssen unverheiratete Schwangere eine Vaterschaftsanerkennung ihres Partners vorlegen können – sonst steht er erst mal nicht in der Geburtsurkunde und hat keine Rechte am gemeinsamen Baby. Will ein unverheiratetes Paar sich gemeinsam um sein Kind kümmern und dabei dieselbe geteilte Verantwortung zugesprochen bekommen, wie Ehepaare es bei der Geburt eines Kindes automatisch tun, vereinbaren sie am besten bereits in der Schwangerschaft einen Termin zur Vaterschaftsanerkennung und Sorgerechtserklärung beim Jugend- oder Standesamt. Bei diesem Termin erkennt zunächst der Vater des Kindes die Vaterschaft formal per Unterschrift an. Damit verpflichtet er sich, auch finanziell für das Baby Sorge zu tragen. Dafür darf das Kleine von nun an mit Einverständnis der Mutter zum Beispiel auch seinen Nachnamen bekommen. In einem zweiten Schritt kann dann die Mutter das Sorgerecht für das Kind, das ihr als unverheirateter Schwangerer bisher allein zusteht, per Unterschrift mit dem werdenden Vater teilen. Nun sind beide Eltern in ihren Rechten und Pflichten dem gemeinsamen Kind gegenüber einander gleichgestellt.

NORA Sind Sie sicher, dass Sie das wollen?

In der Schwangerschaft mit unserem ersten Kind waren mein Mann und ich noch nicht verheiratet. Also vereinbarten wir einen Termin im Jugendamt zur Vaterschaftsanerkennung. Dort bekam mein Mann erst einmal die sogenannte Düsseldorfer Tabelle vorgelegt, die die Höhe möglicher Unterhaltszahlungen regelt: »Sind Sie sicher, dass Sie das unterschreiben wollen? Da kommen Sie nie wieder raus!« Als mein Mann das Formular trotzdem abgezeichnet hatte und wir zum geteilten Sorgerecht übergehen wollten, schaute der Mitarbeiter des Jugendamtes mich ernst an und sagte eindringlich: »Jetzt haben Sie die Chance, aufzustehen und zu gehen – dann hat Ihr Partner die Pflicht, zu zahlen, aber kein Sorgerecht für Ihr Kind. Wäre Ihnen das im Trennungsfall nicht lieber?« Natürlich habe ich die Sorgerechtserklärung trotzdem unterschrieben, aber krass fand ich diese Warnungen schon. Vermutlich haben sie aber einen traurigen Hintergrund: Es ist ja wirklich so, dass sich die schlimmsten Streits unter getrennten Eltern um Unterhaltszahlungen und Sorgerechtsfragen drehen.

Hochzeit mit Babybauch

Ja, Du willst – nämlich den Papa Deines Babys noch schnell heiraten. Na dann: Herzlichen Glückwunsch! Was gibt es zu beachten? Eigentlich nicht viel, außer dass Du Dich bei der Planung des Festes nicht übernehmen solltest – heiraten kann ganz schön anstrengend sein! Ist Dir der Gedanke an ein großes Fest gerade zu viel, kann vielleicht auch eine zweigeteilte Hochzeit eine gute Lösung sein: Ihr heiratet jetzt noch standesamtlich im kleinen Kreis, bevor das Baby kommt, und macht dann ein paar Monate später ein großes Fest mit Baby auf dem Arm statt im Bauch!

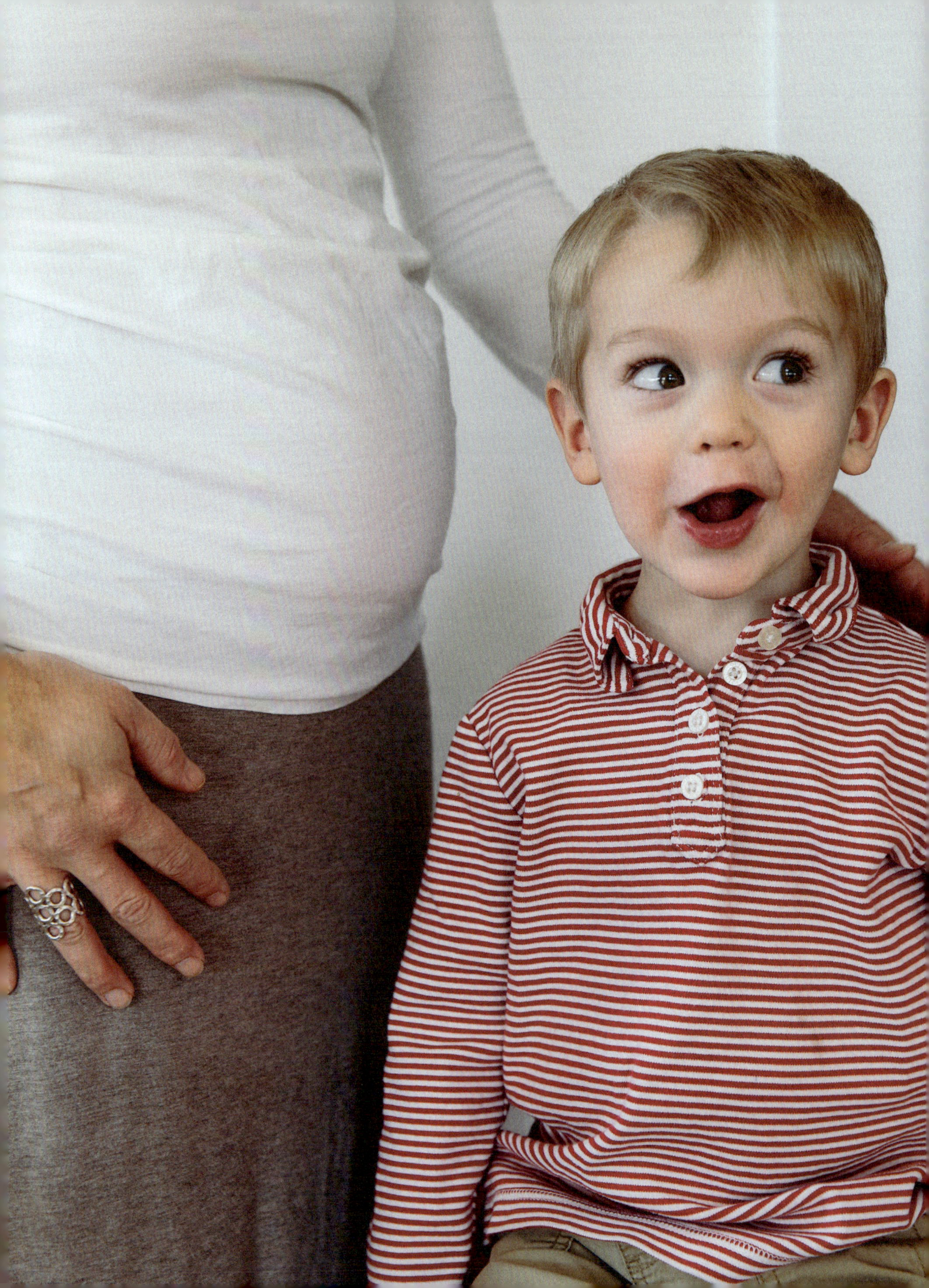

Geschwisterkinder auf das Baby vorbereiten
Die Eltern sind total aufgeregt, die Kinder bleiben cool: Werdende Brüder und Schwestern nehmen die Nachricht vom neuen Baby in Mamas Bauch oft erstaunlich gelassen und ungerührt hin. Für sie scheint so eine Schwangerschaft eine ziemlich unspektakuläre Sache zu sein – zumindest bis kurz bevor das Kleine da ist, dann steigt auch bei ihnen meist die Aufregung. Schön ist, wenn Geschwisterkinder ab und zu bei der Hebammenvorsorge dabei sein können – beim Herztönehören und Bauchabtasten bekommen sie ganz von selbst einen Bezug dazu, was da gerade in Mamas Gebärmutter passiert. Auch altersgerechte Bilderbücher können Kindern ab zwei Jahren bei der Vorbereitung auf ihr Leben mit Geschwisterchen helfen (zum Beispiel »Hallo Baby, wann kommst du?« von Lydia Hauenschild). Die wichtigste Vorbereitungsarbeit haben jedoch nicht die Kinder zu leisten, sondern die Eltern: Wer einen neuen kleinen Menschen im Familiengefüge willkommen heißt, muss damit rechnen, dass es dabei an anderer Stelle ganz schön knarzt, bis sich alle zusammengeruckelt haben. Einen lesenswerten Blog-Post zum Thema findest Du, wenn Du bei »Das gewünschteste Wunschkind aller Zeiten treibt mich in den Wahnsinn« nach dem Artikel »Die Entthronung der Erstgeborenen« suchst.

Sex in der zweiten Hälfte der Babybauchzeit

Das Baby im Bauch ist jetzt kein erbsenkleines Wesen mehr, sondern ein richtiger kleiner Mensch, der sich tagtäglich mit seinen Tritten und Knuffen durch die Bauchdecke hindurch bemerkbar macht und offensichtlich auf die Reize aus seiner Umwelt reagiert. Das macht die Sache mit dem Sex nicht gerade einfacher: Plötzlich ist da nicht nur der wachsende Bauch im Weg, sondern auch das eigene Kopfkino: Wie viel kriegt so ein Bauchzwerg eigentlich mit von den lustvollen Aktivitäten seiner Eltern? Kriegt er womöglich Angst?

So verständlich diese Sorge ist, so unbegründet ist sie auch: Das Kleine ist schließlich daran gewöhnt, dass sein schwimmendes Zuhause ständig in Bewegung ist, und mehr bekommt es vom Liebesleben seiner Eltern auch nicht mit. Klar kann es sein, dass ein Schwung Glückshormone auch bei ihm ankommt – aber ohne den sexuellen Kontext fühlen die sich für das Kleine nicht anders an als die, die beim Genuss eines Schokodonuts ausgeschüttet werden.

Sonst noch Fragen? Ach ja: Egal, wie gut ein Mann bestückt ist – sein Penis kann beim Sex das Baby nicht berühren, egal wie tief das Kleine im Becken steht. Da ist nämlich der Muttermund dazwischen. Gut zu wissen, oder?

Bleibt noch die Sache mit der Muttermilch. Die kann ab jetzt beim Sex nämlich gerne mal austreten. Nicht erschrecken – das ist ganz normal. Und trotzdem ein komisches Gefühl. Wie überhaupt diese ganze Sex-in-der-Schwangerschaft-Geschichte. Oder? Na ja: Immerhin müsst Ihr Euch gerade keinen Kopf um die Verhütung machen.

Blutungen? Vorzeitige Wehen? Dann bitte aufpassen!

Erlaubt ist, was gefällt – von dieser wichtigen Grundregel beim Thema Sex in der Schwangerschaft gibt es eine wichtige Ausnahme: Wenn Blutungen oder vorzeitige Wehen aufgetreten sind, ist Geschlechtsverkehr nämlich tatsächlich keine gute Idee. Der Grund: Im blödesten Fall kann er durch die mechanische Beanspruchung und die Ausbreitung des Liebeshormons Oxytocin, welches zugleich die Wehen fördert, Frühgeburtsbestrebungen verstärken. Die meisten Schwangeren haben das aber gut im Gefühl: Droht Ihr Baby sich zu sehr zu beeilen mit dem Geborenwerden, geht ihre Lust auf Sex schlagartig gegen null. Kuscheln und Streicheln sind natürlich erlaubt!

SABINE **NORA**

Großeltern

Wenn ich mit einer Schwangeren und ihrem Partner spreche, habe ich oft das Gefühl: Eigentlich sind da jetzt noch weitere Menschen im Raum und reden mit – die werdenden Großeltern nämlich. Und das ist ja auch kein Wunder: Kaum jemand prägt uns so stark wie unsere eigenen Eltern, und rund um Schwangerschaft und Geburt wird diese Einflussnahme oft noch einmal besonders deutlich.

Ich erinnere mich. Da geht man gerade den wohl größten Schritt in Richtung Erwachsenenleben – und rutscht plötzlich wieder in die Rolle des Kindes, dem Mama und Papa sagen, was es jetzt machen soll.

In gewisser Weise ist das ja auch verständlich: Für werdende Großeltern ist die Schwangerschaft oft fast genauso aufregend wie für die werdenden Eltern selbst. Da kommen so viele Erinnerungen hoch, da entstehen Hoffnungen, schöne Kindheitsmomente noch einmal zu wiederholen. Gleichzeitig sind natürlich oft auch Ängste im Spiel: Die Tochter soll unter der Geburt bloß nicht so leiden wie man selbst, sie soll ihren Job nicht verlieren, und was ist überhaupt mit der finanziellen Absicherung der Familie?

Ja, klar ist das verständlich. Gleichzeitig wird es aber auch schnell übergriffig, all diese Wünsche und Erwartungen einer werdenden Familie einfach so überzustülpen. In so einer sensiblen Phase braucht ein Paar doch vor allem viel Zeit für sich selbst!

Das muss sich gar nicht widersprechen! Ich plädiere dafür, die gute Absicht hinter den manchmal vielleicht ungeschickten Avancen der Großeltern zu sehen, ihnen jedoch gleichzeitig auch freundlich, aber klar die eigenen Grenzen aufzuzeigen.

Das klingt bei Dir leichter, als es oft ist.

Das stimmt. Meine Erfahrung ist jedoch: Schaffen Paare es jetzt, sich mit ihren Eltern und Schwiegereltern an einen Tisch zu setzen und über die gegenseitigen Erwartungen zu sprechen, erleichtert das das Miteinander nach der Geburt. Gleichzeitig weiß ich natürlich, dass ein solches Gespräch nicht immer möglich ist. Der absolute Ausnahmezustand nach der Geburt eines Kindes trägt jedoch auch das Potenzial in sich, dass Familien wieder enger zusammenfinden.

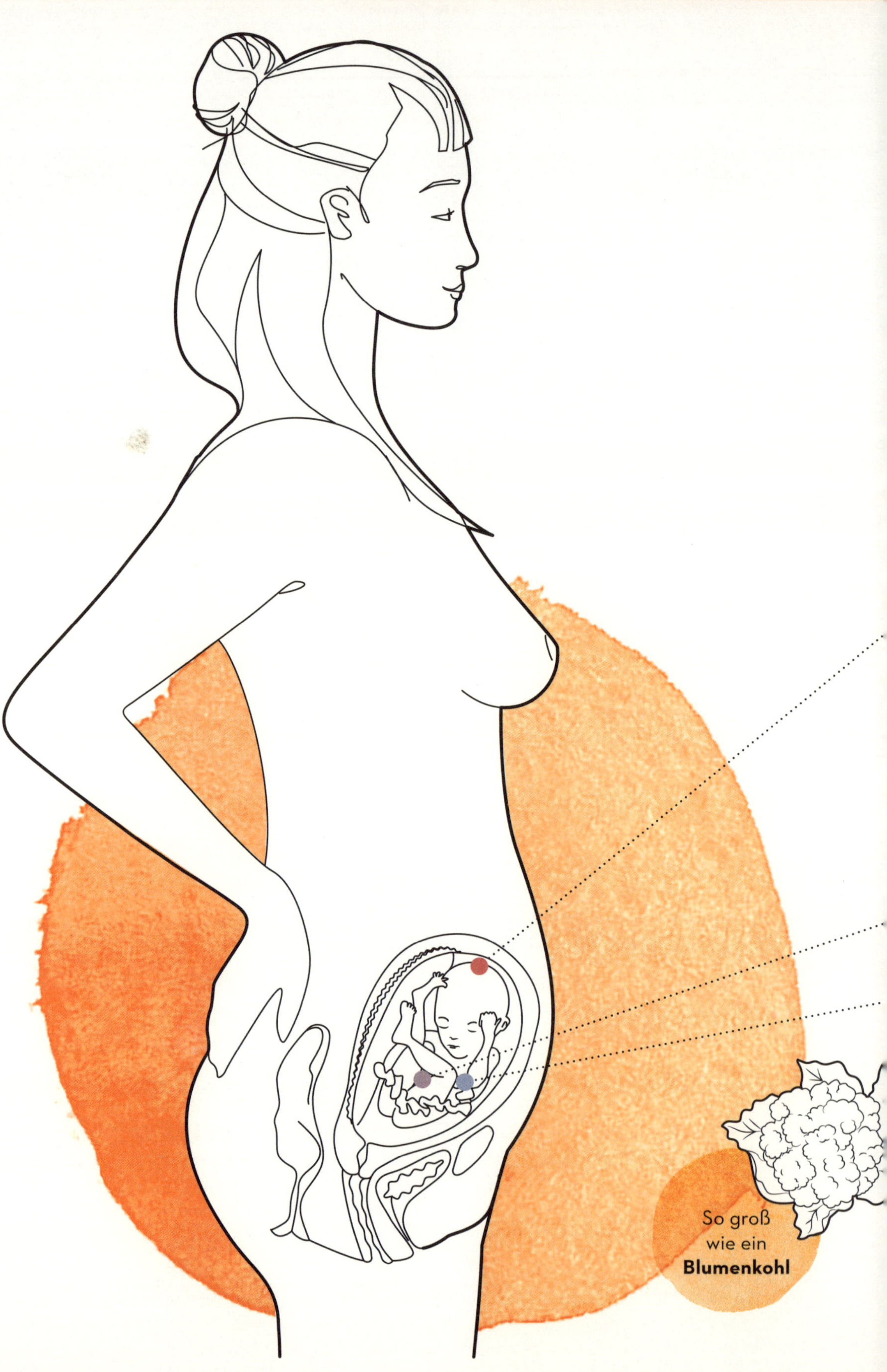
So groß
wie ein
Blumenkohl

Was passiert im 6. Monat?

Fein, feiner, Feinmotorik. Durch die immer ausgereifteren Nervenverbindungen kann Dein Baby im Bauch seine Bewegungen nun noch viel genauer koordinieren und spüren, was es dabei berührt. Anstatt wie bisher vor allem wild zu kicken und zu boxen, beginnt nun also die Zeit der vorsichtigen, tastenden Bewegungen: Das Kleine streicht von innen sacht über die Bauchdecke oder befühlt fasziniert sein eigenes Gesicht.

Haarige Angelegenheit. War Dein Baby bisher ein kleiner Glatzkopf, fangen nun seine Haare an zu sprießen. Je nach genetischer Veranlagung kommt da bei einigen ein richtiger Wuschelkopf zustande, bei anderen nur ein feiner Flaum. Haare, die alle Babys am Ende des 6. Monats hinzugewonnen haben, sind ihre Augenbrauen.

Mahlzeit. Gelangten bisher alle Nährstoffe, die Dein Baby braucht, direkt aus der Nabelschnur in seine Blutbahn, fängt nun der Verdauungstrakt an zu arbeiten. Das heißt: Trinkt Dein Kleines Fruchtwasser, absorbiert sein Magen daraus Nährstoffe, bevor der Rest als Urin wieder ausgeschieden wird. Viele Kalorien kommen dabei zwar noch nicht heraus – für die Versorgung Deines Kleinen ist immer noch hauptsächlich die Plazenta zuständig – doch durch diese Übung im Schlucken, Verdauen und Ausscheiden bereitet sich der Magen-Darm-Trakt Deines Babys optimal aufs Verwerten der ersten Milch nach der Geburt vor.

Fertigmachen zum Atmen. Im Gehirn Deines Babys reift das Atemzentrum heran, das vom Moment der Geburt an dafür zuständig sein wird, dass Dein Kleines niemals vergisst, Luft zu holen. Gleichzeitig bildet sich in den Lungen eine Flüssigkeit aus, die dafür sorgt, dass sie sich beim ersten Kontakt mit Sauerstoff vollständig entfalten.

Das 2. Trimester ist vorbei

Das zweite Trimester ist vorbei. So zäh und schleppend sich die ersten Schwangerschaftswochen für die meisten Frauen dahinziehen, so rasant ist das zweite Trimester vorbei. So viel erledigt, gemacht, geplant – und dabei stets die beruhigende Gewissheit gehabt, dass die Geburt noch lange nicht ansteht.

Mit dem Ende des zweiten Schwangerschaftsdrittels rückt der Abschied von der Babybauchzeit langsam in greifbare Nähe. Gerade jetzt, wo sich das Leben mit dem Bauchzwerg so vertraut anfühlt! Zeit, innezuhalten und zurückzuschauen auf das halbe Jahr, das Dein kleiner Bauchbewohner nun schon bei Dir ist. Was habt Ihr in diesen Monaten schon alles zusammen geschafft und erlebt!

Dein Kleines schwimmt nun nicht mehr losgelöst von Raum und Zeit in Deiner Gebärmutter herum, sondern lebt mit Dir Deinen Alltag. Es kennt nun Deine Stimme und die Deines Partners, Deiner Freunde und Kollegen. Es erschrickt vor Lärm, genießt mit Dir Deine Lieblingsmusik und erkennt bereits die Titelmelodie Deiner Lieblingsserie. Es lernt im Fruchtwasser den Geschmack der Lebensmittel kennen, die Du verzehrst und die Du in nicht allzu langer Zeit mit ihm teilen wirst. Es spürt, wann Du Stress hast und wann Du entspannt bist. Aus all diesen Eindrücken macht sich Dein Baby bereits jetzt ein Bild von dem Ort, an dem es bald landen wird. Es bereitet sich darauf vor, ein Teil der Welt zu werden, indem Du es mit in Deine Welt nimmst.

Du kennst Dein Baby mittlerweile immer besser: Du weißt, in welcher Position es sich am meisten bewegt, welche Geräusche es am liebsten mag, wann es wach ist und wann es schläfst. Du spürst, ob Du ein eher aktives oder ein eher ruhiges Kind im Bauch hast. Du merkst, wann Dein Kleines Kontakt sucht und wann es sich zurückzieht.

All das hast Du gelernt, während Du Dein altes Leben weitergelebt und gleichzeitig Vorbereitungen für Dein neues getroffen hast – Hut ab! Du hast wirklich allen Grund, stolz zu sein. Auf Dein Baby und auf Dich. Ihr seid schon jetzt ein starkes Team!

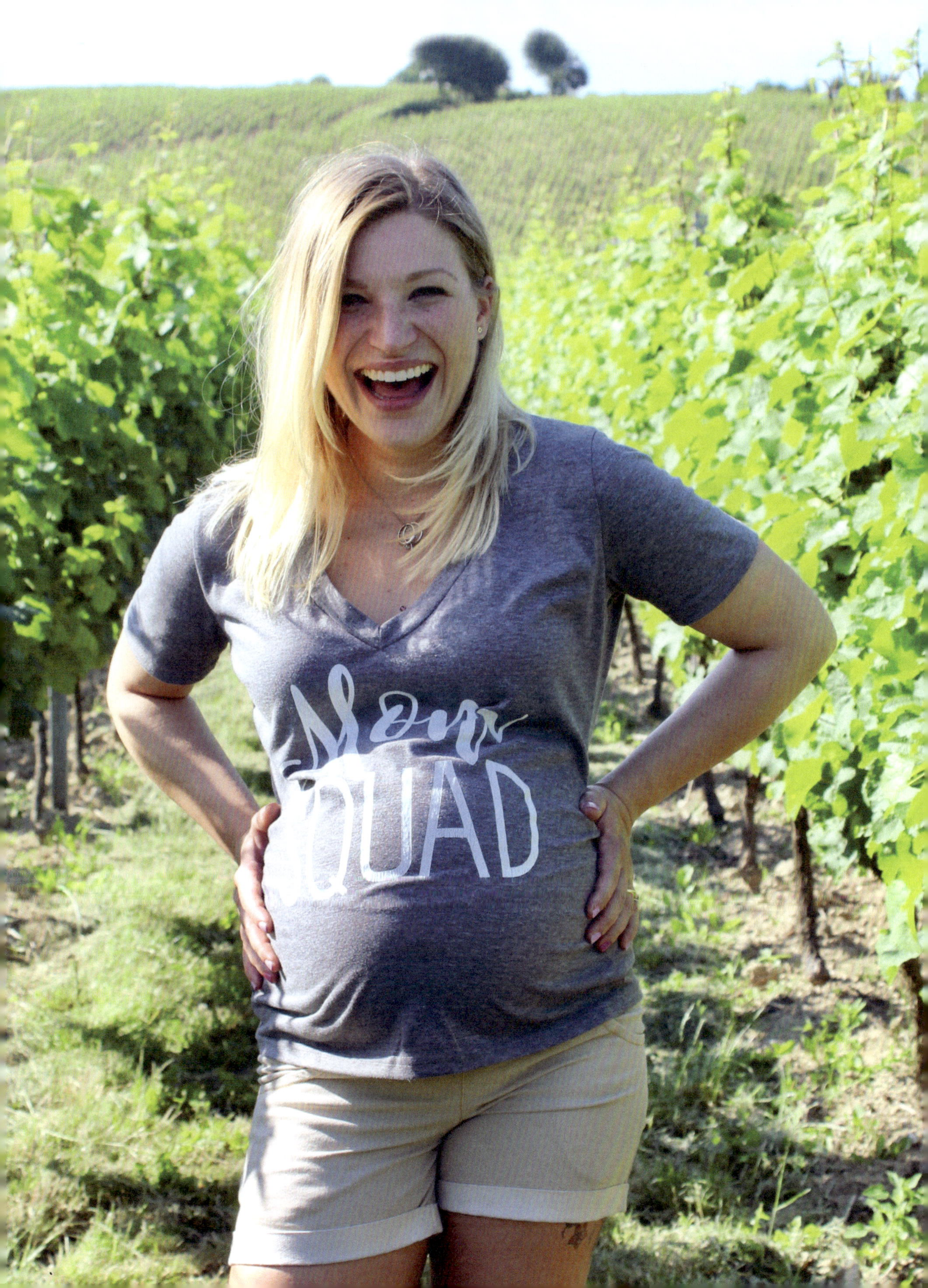
Mom
QUAD

2.-Trimester-Mantra

»Mein Baby zeigt mir schon, wer es ist.«

Dein Baby reagiert

Auch wenn Du es nicht spüren kannst: Dein Bauchbaby merkt, wenn Du Dich mit ihm beschäftigst. Immer. Kein Bauchstreicheln, keine liebevollen Worte sind umsonst, nur weil Du keine Bewegung in Deinem Bauch spürst – versprochen!

Eigener Charakter

Inzwischen offenbart Dein Baby schon ganz individuelle Vorlieben und Charakterzüge. Manche Ungeborene sind eher schüchtern und zurückhaltend, andere so vorwitzig und energiegeladen, dass sie wilde Purzelbäume schlagen. All diese Verhaltensweisen sind vollkommen normal und okay und geben Dir bereits jetzt einen kleinen Einblick in die unverwechselbare Persönlichkeit Deines Kindes.

Signale

Wenn Du Dein Baby gut spüren kannst, versuch mal, darauf zu achten, wie es sich in verschiedenen Alltagssituationen verhält: Wie reagiert es, wenn Du läufst oder rennst, liegst oder sitzt, singst oder lachst? Wann wird es ruhig, wann ist es aktiver? Auf diese feinen Signale zu achten ist nicht nur spannend, sondern auch die perfekte Vorbereitung auf die Zeit nach der Geburt, in der es ja auch darum geht, die leisen Zeichen zu lesen.

Bauchfeier

Manche Frauen genießen es, sich den runden Bauch anmalen oder massieren zu lassen. Andere machen einen Gipsabdruck zur Erinnerung. Wieder andere setzen ihn in einem Schwangerschafts-Fotoshooting in Szene. Wie auch immer: Gönn Deinem Bauch die Extra-Aufmerksamkeit, die er jetzt verdient!

Gemeinsam in Kontakt

Vielleicht mag der werdende Papa ja mal probieren, mit bloßem Ohr den Herzschlag des Babys zu erlauschen. Oder Deine Partnerin und Du lockt das Kleine mit einer Taschenlampe und spielt mit ihm Lichtkegel-Fangen – viele Ungeborene steigen darauf begeistert ein. Vielleicht wollt Ihr aber auch einfach nur gemeinsam Eure Hände auf Deinen Bauch legen und dem Bauchzwerg gute Gedanken und ganz viel Liebe schicken.

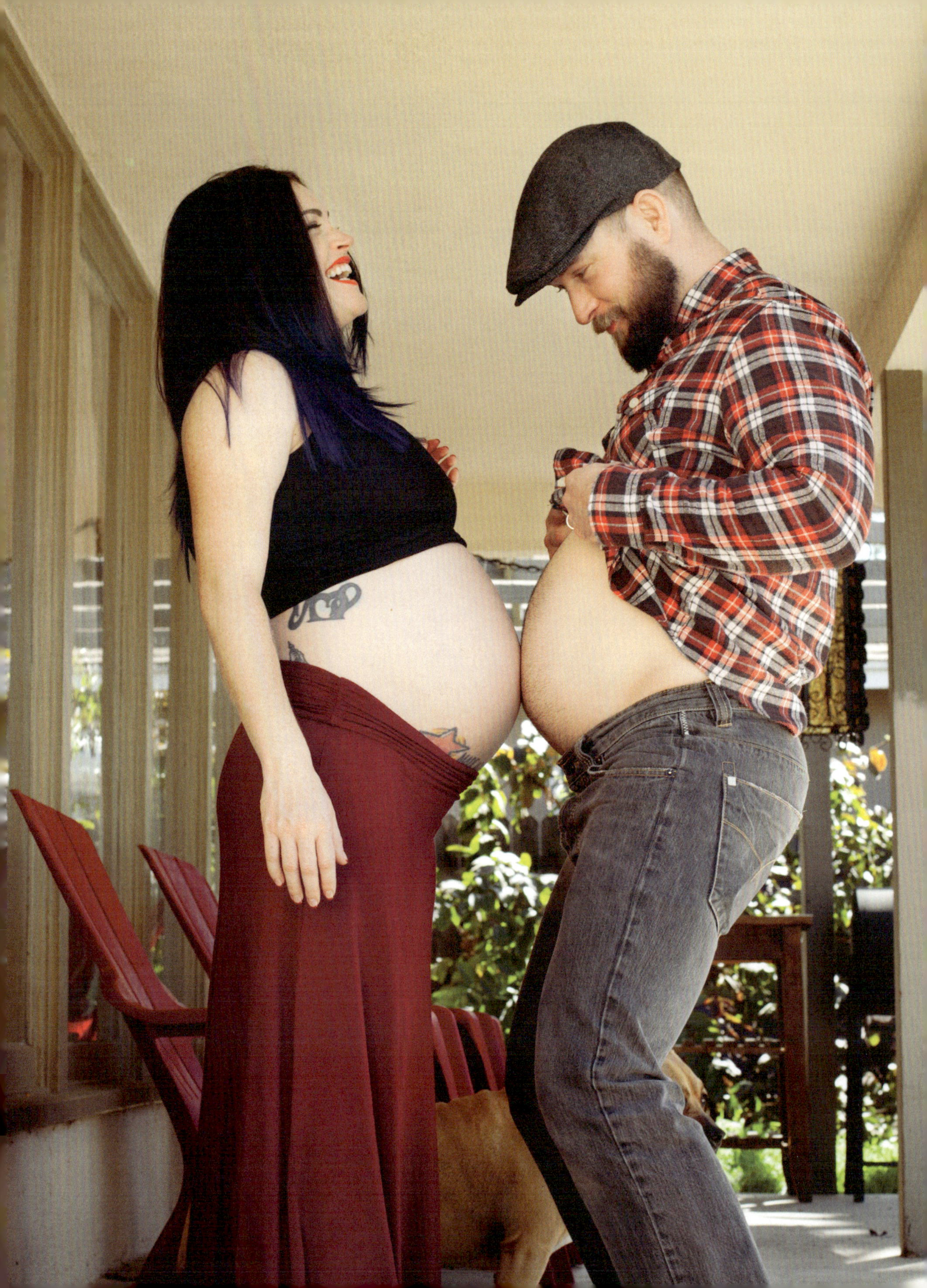

3

ENDSPURT

Das dritte Trimester

Die Spannung steigt

Den Anbruch des letzten Schwangerschaftsdrittels erleben viele Schwangere wie den Beginn eines Countdowns. Ungefähr neunzig Tage noch – dann ist das Baby da! Nicht nur der Bauch, auch der Busen wächst jetzt bei vielen Frauen noch einmal wie verrückt – klar, der Körper bereitet sich aufs Stillen vor. Das zusätzliche Gewicht macht sich im Alltag langsam bemerkbar: Treppensteigen wird anstrengend, Sporttreiben auch. Aus dem süßen Babybäuchlein ist eine beeindruckende Kugel geworden, die alle gerne mal anfassen wollen (Hey, Finger weg!) und mit der wir immer mal irgendwogegen stoßen – unser Gehirn hat sich noch nicht so richtig an die neuen Körpermaße gewöhnt. Manche Frauen fühlen sich trotzdem voller Energie – andere allmählich wieder so müde wie ganz zu Beginn der Schwangerschaft. Wie gut, dass in sechs Wochen der Mutterschutz beginnt!

Ungern schwanger

Nach einem guten halben Jahr mit Baby im Bauch haben die meisten Frauen eine ziemlich klare Meinung dazu, wie sie Schwangersein so finden. Von »himmlisch« bis »höllisch« ist alles dabei – sämtliche Gefühlsschattierungen dazwischen eingeschlossen. Nicht immer deckt sich das eigene Empfinden dabei mit den Vorstellungen von vor dem positiven Test. Das kann ganz schön ernüchternd sein: Da fiebert man jahrelang auf diese magischen Monate hin, um dann festzustellen – dieses Schwangersein ist nicht wirklich mein Ding. Tröstlicher Gedanke: Das Muttersein hält ganz viele, ganz unterschiedliche Phasen für Dich bereit. Die Babybauchzeit ist nur eine davon, danach folgt noch unendlich viel mehr. Und: Nicht gerne schwanger zu sein sagt weder etwas über Deine Beziehung zu Deinem Baby aus noch darüber, was für eine Mutter Du sein wirst. Es ist einfach so: Manche Frauen wären am liebsten dauerschwanger. Andere würden diesen Part am liebsten überspringen und gleich mit dem Babyalltag starten. Und beides ist okay. Natürlich wünschen wir Dir von Herzen, dass Du Deine Babybauchzeit genießen kannst, aber kein Mensch muss es lieben, schwanger zu sein – erst recht nicht zu jedem Zeitpunkt!

SABINE Wohlfühltermine nicht vergessen!

Im letzten Schwangerschaftsdrittel stehen im Kalender vieler Frauen vor allem viele Vorsorgeuntersuchungen, während die Freizeit-Termine oft weniger werden: Es ist langsam einfach alles anstrengend. Damit Du die letzten Wochen Deiner Schwangerschaft trotzdem genießen kannst, tut es Dir vielleicht gut, Dir ganz bewusst auch ein paar Termine einzuplanen, die nur Deinem Wohlbefinden dienen. Schwimmen zu gehen genießen viele Schwangere beispielsweise bis zum Geburtstermin sehr, auch Yoga tut meistens gut. Und wenn Du Dir geburtsvorbereitende Akupunktur gönnst, kannst Du jetzt schon etwas dafür tun, dass Dein Kleines und Du es in ein paar Wochen bei der Geburt hoffentlich leichter habt.

Jetzt schon Wehen?

Viele Schwangere erschrecken, wenn sie im letzten Schwangerschaftsdrittel plötzlich ein seltsames Ziehen in der Gebärmutter, den Oberschenkeln, im Rücken oder in der Scheide spüren. Kommt das Baby etwa zu früh?

Keine Sorge: Höchstwahrscheinlich sind das nur die Senkwehen, auch Übungswehen genannt. Sie setzen etwa ab der 34. bis 36. Schwangerschaftswoche ein, dauern einige Minuten und können sich wochenlang immer wieder zeigen. Sie fühlen sich ein bisschen wie Regelschmerzen an, können aber auch wie richtige Wehen in Wellen kommen und gehen.

Für Dich sind sie ein Zeichen, dass Dein Kind und Dein Körper sich gemeinsam auf die Geburt vorbereiten! Denn durch diese Wehen unterstützt Dein Körper Dein Kind bei seinen Bemühungen, in die richtige Startposition für die Geburt zu gelangen und ganz allmählich seinen Kopf in Dein Becken hineinzubewegen. Mach ihm Mut auf seinem Weg, lass Dich auf die Wehen ein und betrachte sie als Generalprobe für die Geburt: Jetzt kannst Du schon mal ganz in Ruhe ausprobieren, was Dir guttut, wenn Dein Körper allmählich mit der Geburtsarbeit beginnt.

Und wenn Du keine Übungswehen spürst? Dann mach Dir bitte keine Sorgen: Manche Frauen nehmen diese einfach nicht so stark wahr, bei anderen bereitet sich der Körper einfach mehr im Verborgenen auf die Geburt vor.

Die Sache mit den Schwangerschaftsstreifen

Einen kleinen Menschen in sich heranwachsen zu lassen fordert Deinem Körper Höchstleistungen ab – auch Deinem Bindegewebe, das die unglaubliche Dehnung Deines Babybauchs erst mal auffangen muss. Dabei kommt es oft zu kleinen Rissen im Gewebe, die nicht schmerzhaft, aber eben sichtbar sind – und gerade deshalb ein echtes Schreckgespenst für viele Schwangere darstellen. Denn sie können nicht nur anfangs ziemlich schlimm aussehen – rot oder lila, richtig blutunterlaufen. Sie haben auch den Ruf, einst schöne, straffe Körper für immer zu verschandeln, weil sie nie wieder weggehen. Deshalb cremen und pflegen viele Frauen ihren wachsenden Bauch täglich mit großer Sorgfalt, in der Hoffnung, damit das Entstehen der feinen Risse zu umgehen.

Leider hat alles Schwangerschaftsöl der Welt keine Chance gegen Deine Gene: Liegt Dir eine Bindegewebsschwäche im Blut, wirst Du höchstwahrscheinlich nicht ohne Schwangerschaftsstreifen aus Deiner Babybauchzeit herauskommen. Gräme Dich also nicht, wenn Du die ersten zarten Streifen auf Deiner Kugel erspähst – Du hast nichts falsch gemacht, Dein Baby bringt mittlerweile einfach die Dehnungskapazität Deiner Bauchdecke an ihre Grenzen. Das ist aber nicht so schlimm, wie es aussieht: Nach der Geburt werden die Dehnungsstreifen nach und nach immer mehr verblassen, bis sie schließlich fast nicht mehr zu sehen sind.

Alles durchgecheckt

Mögliche Termine im **dritten Trimester** – Du hast die Wahl!

Schwangerschaftsvorsorgen

Wann? ab jetzt alle zwei Wochen, bei Bedarf auch häufiger

Wo? in der Frauenarztpraxis, bei Deiner Hebamme oder bei Dir zu Hause

Worum geht's? besprechen, wie's Dir und Deinem Bauchzwerg geht. Und untersuchen, ob bei Euch beiden gesundheitlich alles im grünen Bereich ist.

Wichtig zu wissen: Scheue nicht davor zurück, Dir für die anstrengendste Zeit der Schwangerschaft Hilfsmittel verschreiben zu lassen – zum Beispiel Stützstrümpfe.

Geburtsvorbesprechung

Wann? meistens zwischen der 30. und der 36. Woche

Wo? in der Geburtsklinik Deiner Wahl, im Geburtshaus oder mit Deiner Hausgeburtshebamme

Worum geht's? All Deine Daten werden erfasst, Du kannst Deine Wünsche und Vorstellungen äußern, Fragen stellen und einen Geburtsplan hinterlegen, der in Deine Akte kommt.

Wichtig zu wissen Lass Dich nicht abwimmeln, wenn Deine Klinik ein Geburtsvorbereitungsgespräch für unnötig hält – es ist unglaublich entlastend, bei der Geburt nicht über Krankenversicherungsdetails sprechen und Wassergeburtswünsche diskutieren zu müssen, sondern alles Wichtige bereits in den Akten vermerkt zu wissen.

Der dritte Basis-Ultraschall

Wann? zwischen der 29. und der 32. Schwangerschaftswoche

Wo? in der Frauenarztpraxis

Worum geht's? Beim letzten Ultraschall Deiner Schwangerschaft liegt der Fokus darauf, zu schauen, ob Dein Baby gut versorgt ist, die Menge an Fruchtwasser ausreichend ist und die Plazenta noch gut arbeitet. Außerdem wird die Lage Deines Kindes gecheckt, damit Deine Begleiter und Du wissen, in welcher Startposition Dein Baby in die Geburt gehen will.

Wichtig zu wissen: Nicht erschrecken, wenn Du statt einer süßen Baby-Gesamtaufnahme diesmal auf dem Ultraschall-Schirm nur ein wildes Durcheinander aus Armen und Beinen siehst. Dein Kleines hat mittlerweile so wenig Platz im Bauch, dass es sich ganz schön zusammenfalten muss, um da reinzupassen.

Zeit für den Nestbau

Haben Schwangere einen natürlichen Nestbautrieb? Schwer zu sagen: In fast jeder Kultur machen werdende Mütter irgendwas, um sich auf die nahende Geburt vorzubereiten – doch nur in wenigen Ländern besteht dieses Vorbereitungsritual vor allem darin, Babykataloge zu wälzen und Babyfachmärkte leer zu kaufen. Trotzdem steckt in all diesen modernen Verhaltensweisen natürlich ein uralter Instinkt, der uns sagt: Da kommt bald ein schutzloser kleiner Mensch zur Welt, für den Du verantwortlich ist – tu alles dafür, dass es ihm hier gut gehen kann!

So richtig und wichtig dieser Impuls ist, so schamlos wird er teilweise ausgenutzt von den Herstellern diverser Babyprodukte, die werdenden Eltern suggerieren: »Ohne unser Fläschchen, unseren Schnuller, unser Überwachungssystem im Haus tut Ihr nicht das Beste für Euer Baby.« Und weil wir selten so unsicher und so offen für solche Marketingversprechen sind wie während der Schwangerschaft, geben werdende Eltern zwischen dem positiven Schwangerschaftstest und der Geburt oft viele Tausend Euro aus, um auch garantiert alles dazuhaben, was ihr Baby brauchen könnte.

Das Problem: Viele Eltern geben dabei mehr Geld aus, als sie eigentlich haben – und rutschen so in finanzielle Probleme, welche die erste Babyzeit dann überschatten. Darüber hinaus haben viele werdende Mütter und Väter gerade beim ersten Kind überhaupt keine Vorstellung davon, was im Alltag mit einem Baby wirklich hilfreich und nützlich ist – und was einfach nur sinnlos und teuer. Deshalb haben wir eine Erstausstattungsliste geschrieben, auf der alles steht, was Du in der ersten Zeit mit Baby wirklich brauchst – Du wirst staunen, wie wenig das ist!

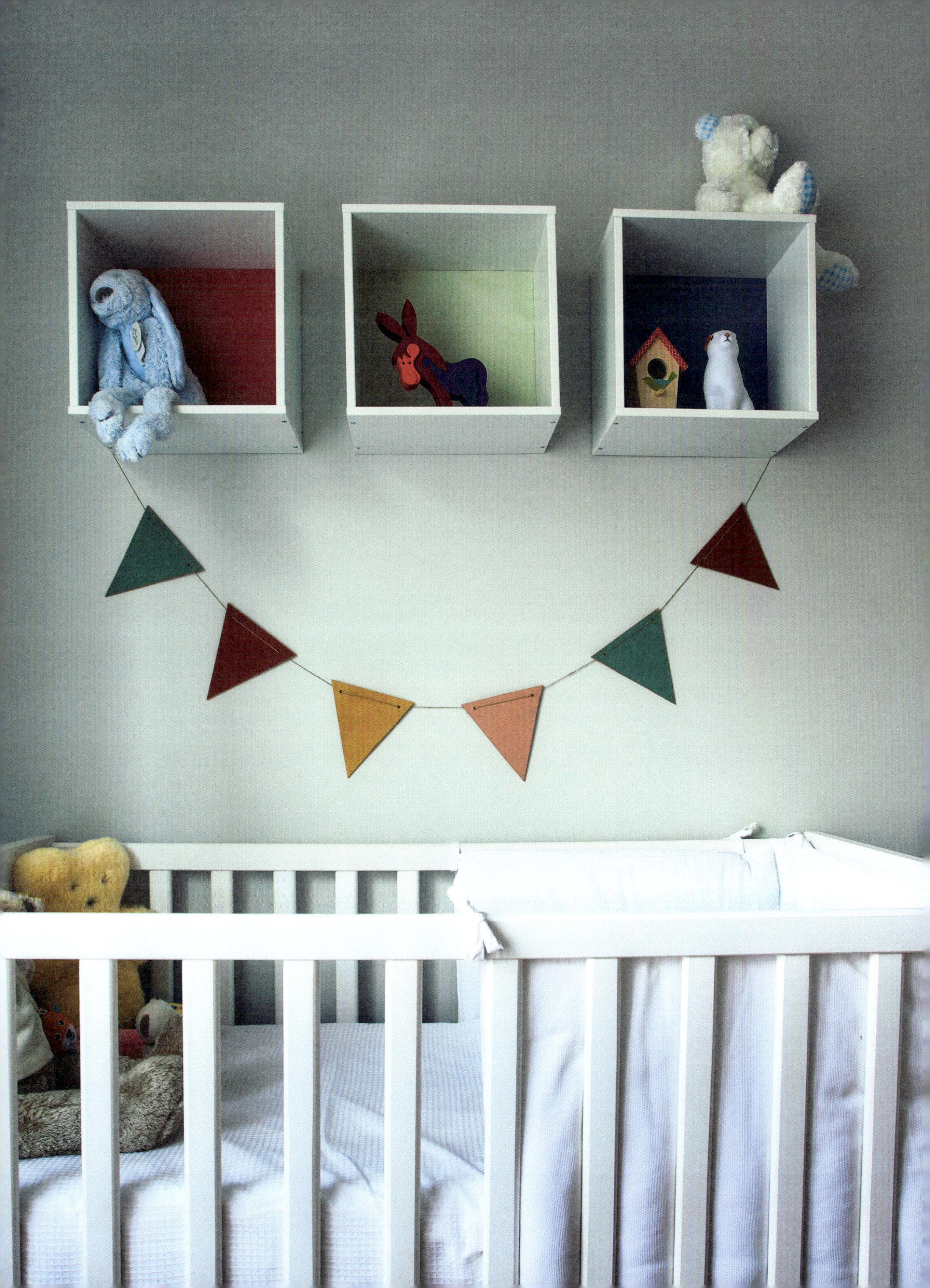

Alles, was Ihr braucht: Deine Erstausstattungsliste

Für den Kleiderschrank

- vier bis sechs Langarm-Bodys in Größe 56 – am besten Wickelbodys wählen, die vor dem Bauch geschlossen werden – viele Neugeborene mögen es nicht, wenn man ihnen etwas über den Kopf zieht.
- vier bis sechs Hemdchen in Größe 56 – am besten sogenannte Wickel- oder Flügelhemdchen oder Pullover
- drei Strampelanzüge in Größe 56
- 1 gemütliches, weiches Tuch zum Einwickeln und Pucken (mehr dazu auf S. 264), etwa 1 x 1 Meter groß
- zwei Wolle-Seide-Babymützchen
- drei Paar warme Wollsocken
- ein kuschelig warmer Wollwalkanzug in Gr. 56/62 zum Rausgehen – falls Dein Kind in einer ungemütlichen Jahreszeit zur Welt kommt

Für den Wickeltisch

- ein gemütlicher, elternrückenfreundlicher Wickelplatz mit weicher Wickelunterlage, darunter eine wasserfeste Wickelauflage
- eine Wärmelampe, am besten mit Abschaltautomatik
  eine Packung Windeln in Neugeborenengröße oder mindestens fünf Stoffwindeln in Neugeborenengröße
- eine kleine Schüssel zum Waschen oder Abhalten (siehe S. 296)
- 10 bis 15 Waschlappen, gerne aus Stoff
- für später ein Mobile, damit das Kleine was zu Gucken hat
- eventuell Mülleimer mit Deckel für die Windeln

Für zu Hause

- ein Stillkissen als gemütliches Nest beim Schlafen sowie als bequeme Stütze beim Stillen für Mama
- eine große Krabbeldecke, um gemeinsam mit dem Baby auf dem Boden spielen zu können
- ein Tragetuch oder eine gut sitzende Tragehilfe
- wenn gewünscht: eine Babybadewanne oder ein Badeeimer –

im Grunde genommen tut es aber auch das Waschbecken.

- ein Kapuzenhandtuch
- ein Badethermometer
- ein Fieberthermometer
- ein Kirschkernkissen – falls das Kleine mal Bauchweh hat
- zehn Mullwindeln – als Spucktücher, Lätzchen und zum Kuckuck-Spielen
- eventuell ein Paar Babypulswärmer – vielleicht liebevoll von der Oma gestrickt?

Für unterwegs

- eine Babyschale fürs Auto
- eine Wickeltasche oder ein Wickelrucksack
- im Winter: eine Tragejacke oder ein Tragemantel, unter dem man das Baby, im Tuch warm eingemummelt, mitnehmen kann
- wenn gewünscht: ein Kinderwagen – gern geliehen oder gebraucht –, längst nicht alle Babys mögen es, darin gefahren zu werden, doch einen Versuch ist es wert!

Fürs Stillen

- für die erste Zeit zwei bis drei Still-BHs etwa eine Körbchengröße größer als sonst (günstige gibt's im Drogeriemarkt), den perfekt passenden kannst Du erst im Lauf der Stillzeit erwerben
- Stilleinlagen, die auslaufende Milch auffangen (wenn Du Papiereinlagen verwenden möchtest, nimm von zwei Herstellern je eine Packung, dann kannst Du ausprobieren, was Dir am meisten behagt. Bei Verwendung von Stoffstilleinlagen reichen 3 Sets.)
- Telefonnummer Deiner Hebamme und einer Stillberaterin, falls es Probleme gibt

Wenn Du nicht stillen willst

- vier bis sechs Fläschchen aus Glas oder BPA-freiem Plastik mit Teesaugern
- Pre-Milch (Neugeboren-Ersatznahrung) in Bio-Qualität
- eine Flaschenbürste

- ein Topf zum Wasserkochen
- eventuell ein Sterilisator – ein Kochtopf zum Auskochen tut's aber auch

Zum Schlafen

- ein Schlafsack in Größe 56/62 – am besten mit einzeln herausnehmbarem Innenschlafsack
- Im Grund genommen kann Euer Baby einfach bei Euch im Bett schlafen oder in einem Beistellbettchen. Wenn Ihr das nicht möchtet braucht Ihr ein Babybett.

NORA Alles, was Du brauchst

Als ich mein erstes Baby bekam, hatten wir sehr wenig Geld. Und ich war wirklich froh, dass Sabine uns erklärte, was wir alles nicht brauchen: Kuscheltiere, Stubenwagen, Pflegecremes, Schnuller und so weiter. Stattdessen investierten wir in die absoluten Basics – Tragetuch und Stillkissen – und kamen super klar. Und trotzdem: Manchmal hat es mir gefehlt, ganz unvernünftig einfach ein paar nette Kleinigkeiten für mein Baby kaufen zu können, die vielleicht nicht unbedingt nötig, aber trotzdem einfach nett sind. Das habe ich in meinen drei weiteren Schwangerschaften dann nachgeholt: Hier ein süßer Baby-Schlafanzug, da ein Greifling, dort ein paar Baby-Legs für meinen kleinen Tragling. Das machte Spaß und tat mir gut. Bei Babyeinkäufen geht es schließlich nie nur darum, das Notwendige zu besorgen – es ist auch eine Art der Vorbereitung aufs Mutterwerden und auf die erste Zeit mit dem Neugeborenen. Deshalb denke ich: Wenn das Geld da ist, schadet es nicht, sich auch ein paar niedliche »Nice to have«-Produkte zu gönnen. Und trotzdem im Auge zu behalten, dass Nähe und Milch alles sind, was ein Neugeborenes wirklich unbedingt braucht.

SABINE Konsumdruck durch Angst

Werbung will verkaufen helfen – klar! Doch für mich ist eine ethische Grenze erreicht, wenn Marketingmenschen bewusst mit den Ängsten werdender Eltern spielen, um ihre fragwürdigen Produkte unters Volk zu bringen. So begleite ich immer wieder Eltern, die viel Geld in Überwachungssysteme investiert haben, die angeblich vor dem plötzlichen Kindstod schützen sollen: Sensormatten fürs Babybett, Atemfrequenzmesser mit integrierter Alarmfunktion, spezielle Babymonitore. Dabei ist der beste Schutz nach wie vor, zu stillen, nah beim Baby zu schlafen und als Eltern nicht zu rauchen. Wann immer Eltern also das Gefühl haben, hier gerade mit ihrer eigenen Angst manipuliert zu werden, wünsche ich ihnen das Selbstbewusstsein, zu sagen: »Stopp. Nicht mit uns.« Denn das einzige Produkt, das wirklich nachweislich Babyleben rettet, ist die Babyschale fürs Auto.

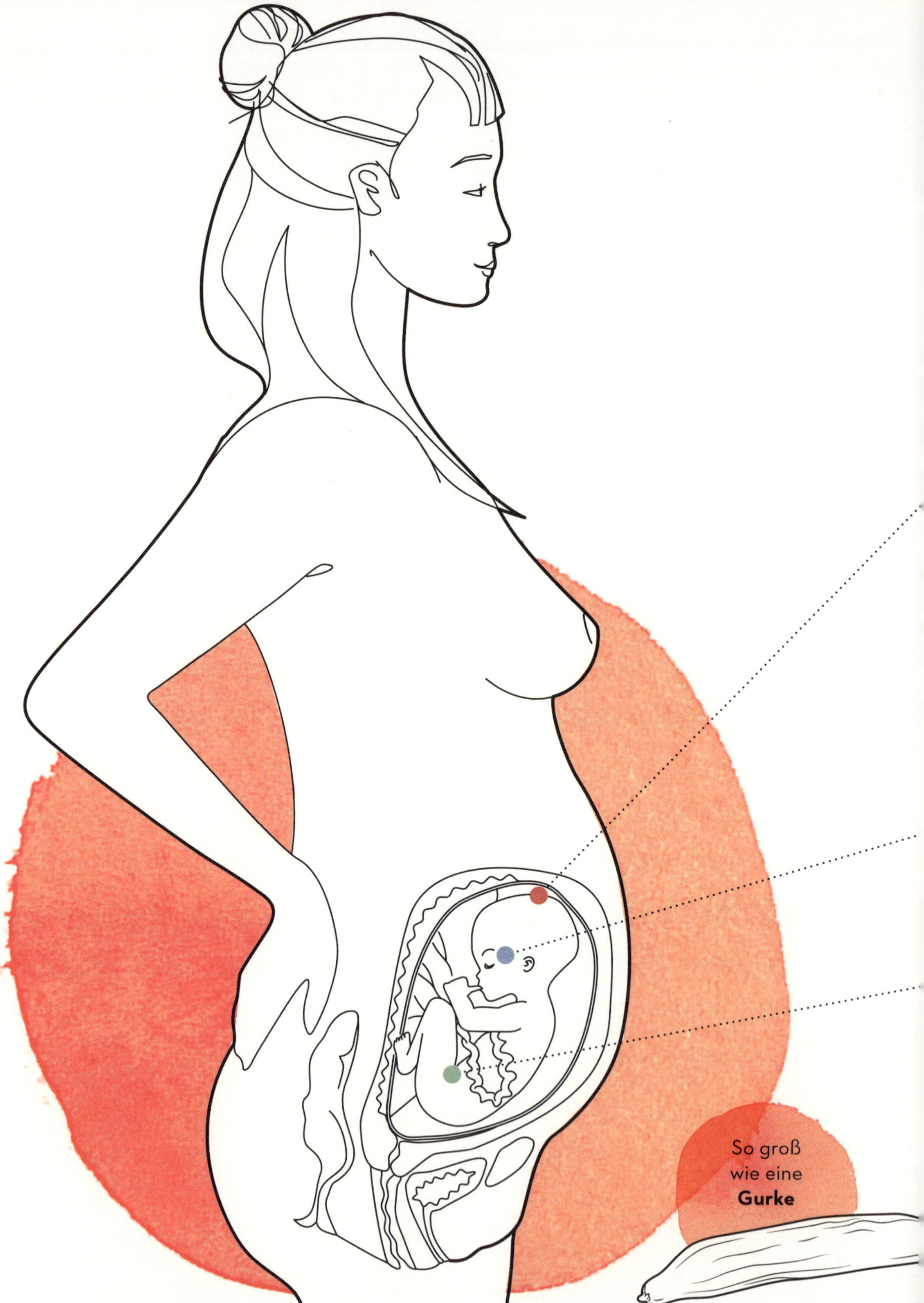
So groß
wie eine
Gurke

Was passiert im 7. Monat?

Ein Päckchen Zucker. Etwa ein Kilo wiegt Dein Baby jetzt – so viel wie eine Tüte Haushaltszucker oder ein Liter Milch. Mit seiner Länge von etwa 30 Zentimetern passt es noch gut in Deinen Bauch hinein, ohne sich zusammenfalten zu müssen – aber nicht mehr lange. Ab jetzt wird es nämlich nicht mehr nur länger, sondern vor allem auch sehr viel speckiger: Es lagert Fettzellen ein für die Zeit nach der Geburt.

Da ist ja Licht. Ziemlich rot, meine kleine Welt – Dein Baby öffnet seine Augen und betrachtet sein Zuhause. Dort ist es zwar naturgemäß ziemlich dunkel, doch vor allem wenn Du Deinen nackten Kugelbauch in die Sonne hältst, dringt durchaus etwas Licht herein. Weil Deine Bauchdecke und die Gebärmutterwand so gut durchblutet sind, kommt es bei Deinem Baby als tiefroter Schein an. Muss das toll aussehen! Ob aufgrund dieser ersten Seh-Erfahrung wohl Rot die Lieblingsfarbe so vieler Menschen ist?

Darm mit Charme. Dein Baby schluckt und verdaut nicht nur, es sammelt nun auch die ersten Abfallprodukte dieses Prozesses in seinem Darm. Mekonium oder Kindspech heißt dieser allererste Stuhl, den Du später pechschwarz und klebrig in einer seiner ersten Windeln finden wirst.

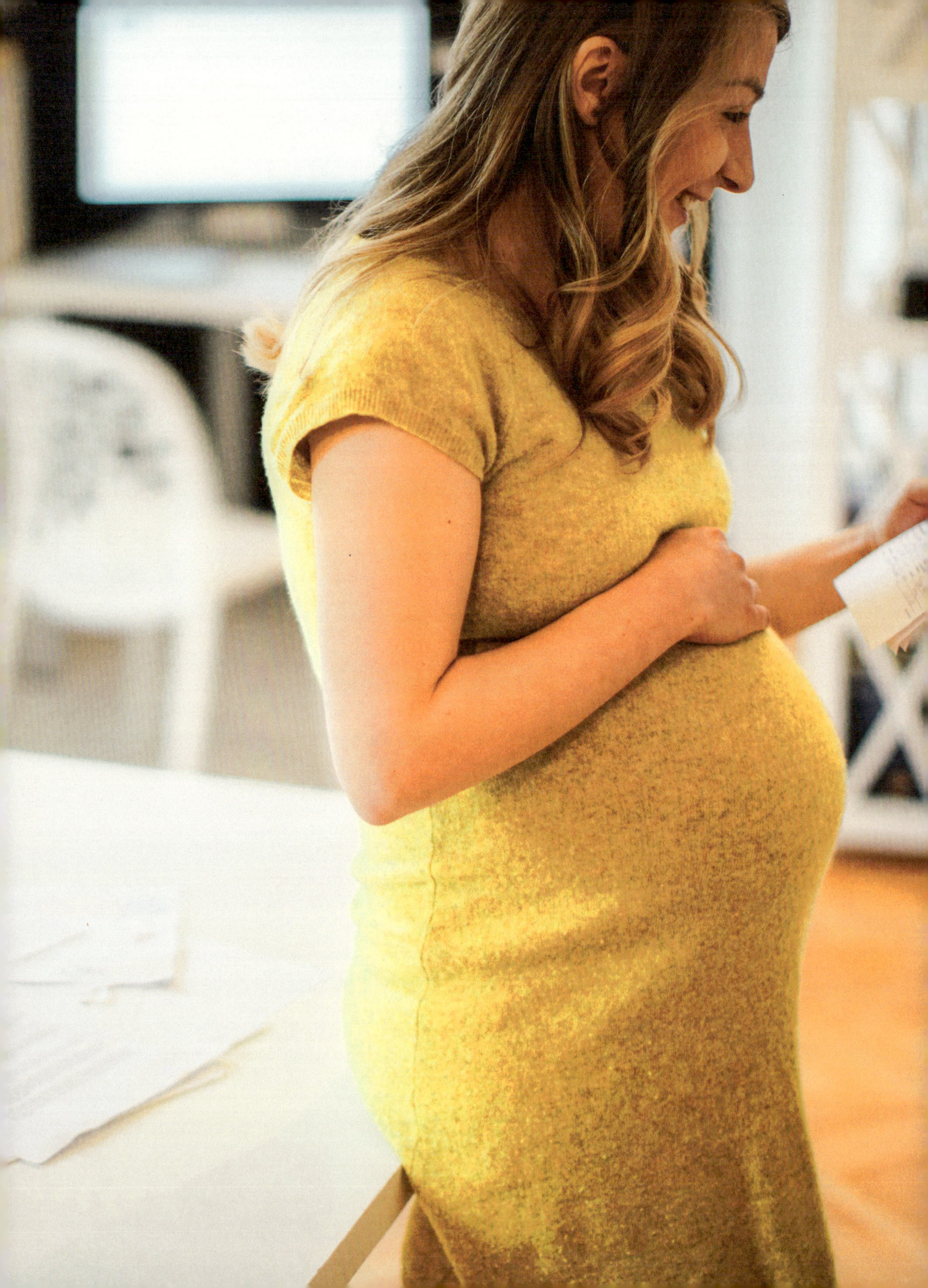

Karrierefalle Schwangerschaft?

Die meisten Frauen haben eine ganz konkrete Vorstellung davon, wie sie ihre Berufstätigkeit während der Schwangerschaft handeln wollen: Wie vorher auch. Schließlich dürfte es doch kein Problem sein, auch mit Kugelbauch bis zum Mutterschutz ganz normal weiterzuarbeiten – oder?

Es gibt durchaus Schwangere, für die dieser Plan aufgeht. Schwangersein ist schließlich keine Krankheit, und viele Jobs lassen sich natürlich auch prima mit Baby im Bauch erledigen. Doch nach unserer Erfahrung unterschätzen viele Frauen insbesondere beim ersten Kind, was für eine immense seelische und körperliche Kraftanstrengung so eine Schwangerschaft bedeuten kann – und wie schwierig es mitunter ist, angesichts dieser Mehrbelastung noch die Energie aufzubringen, auch noch im Job durchzupowern wie bisher.

Wir möchten Dir deshalb Mut machen, auch in der Job-Frage auf Dein Gefühl zu hören und Dich immer wieder selbst zu fragen, ob Du Dich den verschiedenen Anforderungen in Deinem Leben gerade noch gewachsen fühlst oder ob Du Dich dringend nach mehr Entlastung sehnst. Klar ist es niemandem angenehm, schon Wochen vor Beginn des Mutterschutzes die Segel zu streichen und möglicherweise dabei Kunden oder Kollegen hängenzulassen. Doch die Schwangerschaft ist eine Zeit, in der wir manchmal auch lernen müssen, Schwäche zuzulassen und uns einzugestehen, dass wir nicht alles schaffen können.

Fühlst Du Dich den Aufgaben in Deinem Job nicht mehr gewachsen, sprich in jedem Fall mit Deiner Frauenärztin darüber. Sie hat nämlich die Möglichkeit, Dir ein »individuelles Beschäftigungsverbot« zu erteilen, wenn sie Deine körperliche oder seelische Gesundheit (oder die Deines Babys!) in Gefahr sieht. Auch ein Teilzeit-Beschäftigungsverbot ist möglich, das besagt, dass Du zum Beispiel nur noch vier oder sechs Stunden täglich Deinem Beruf nachgehen kannst. Anders als eine lange Krankschreibung geht ein solches individuelles Beschäftigungsverbot nicht mit einem Einkommensverlust einher – Dein Gehalt wird bis zum Beginn des Mutterschutzes in voller Höhe übernommen.

NORA Baby und Beruf unter einen Hut kriegen

Mein Studium, meine Berufsaussichten, mein zukünftiges Einkommen? Als ich mein neugeborenes Baby im Arm hielt, gab es nichts, was mich weniger interessierte. Alles, was ich in diesem Moment wollte, war: Mama sein. Es war mein Mann, der mich daran erinnerte, dass das nicht für immer so bleiben würde. Und dass wir Kinderbetreuung und einen Plan für den Wiedereinstieg brauchten. Ich kümmerte mich eher widerwillig darum: Nach Kita-Wartelisten & Co. stand mir in den ersten Monaten nach der Geburt so gar nicht der Sinn. Doch dann passierte etwas Seltsames: Je sicherer ich in meiner Mama-Rolle wurde und je besser mein Kind und ich uns miteinander eingegroovt hatten, desto deutlicher spürte ich: Mich zieht es langsam wieder raus in die Berufswelt. Und zwar nicht, weil ich genug von meinem Kind habe. Sondern weil ich gemerkt habe, dass ich nicht nur Mama bin, wenn ich gerade stille oder Sandkuchen backe. Sondern auch, wenn ich am Schreibtisch sitze und mein Kind währenddessen bei seiner Tagesmutter spielt. Die besondere Verbindung zwischen uns, die ist nämlich immer da.

Die Mutterschutzrichtlinien

Das Mutterschutzgesetz gilt für alle schwangeren und stillenden Frauen, die in einem Beschäftigungsverhältnis stehen, für welches deutsches Recht angewandt wird. Die Staatsangehörigkeit und der Familienstand spielen keine Rolle. Auch der Arbeitsumfang (Vollzeit, Teilzeit oder Minijob) ist nicht von Belang. Der Mutterschutz findet auch bei einem befristeten Arbeitsverhältnis und in der Probezeit Anwendung.

Verantwortlich für die Sicherstellung des Mutterschutzes ist der Arbeitgeber, er ergreift anhand einer Gefährdungsbeurteilung, evtl. unterstützt durch Betriebsärztinnen oder Fachkräfte für Arbeitssicherheit, die notwendigen Schutzmaßnahmen. In einem persönlichen Gespräch können zudem individuelle Beeinträchtigungen, welche ärztlich bescheinigt sind, besprochen werden. Im Anschluss ist der Arbeitgeber verpflichtet, der zuständigen Aufsichtsbehörde die Beschäftigung und Art der Tätigkeit der Schwangeren mitzuteilen.

Kündigungsschutz

Der Kündigungsschutz gilt ab Beginn der Schwangerschaft, auch wenn sie noch nicht mitgeteilt wurde, sie muss im Fall einer Kündigung jedoch innerhalb einer Frist von 14 Tagen mitgeteilt werden. Das bedeutet, die Schwangerschaft muss zum Zeitpunkt der Kündigung bereits bestehen, damit der Kündigungsschutz wirksam werden kann.

Der Kündigungsschutz gilt bis vier Monate nach einer Geburt oder nach einer Fehlgeburt nach der 12. Woche.

Unzulässig sind:

- eine ordentliche oder außerordentliche Kündigung
- eine Änderungskündigung
- die Kündigung eines Probebeschäftigungsverhältnisses
- die Kündigung bei Insolvenz
- die Vorbereitung einer Kündigung (z. B.: Suche und/oder Einstellung einer dauerhaften Ersatzkraft)

Buchtipp zum Thema: *Don't worry, be Mami* von der Juristin Sandra Runge (Blanvalet 2017)

Es ist o. k.!

Es ist o. k., wenn Du richtig stolz auf Deine Kugel bist.

•

Es ist o. k., wenn Du Deinen Körper gerade nicht attraktiv findest.

•

Es ist o. k., wenn Du Deine Hebamme gerade manchmal mehr liebst
als Deinen Mann.

•

Es ist o. k., wenn Du Stützstrümpfe furchtbar findest.

•

Es ist o. k., wenn Du ganz schön Bammel vor der Geburt hast.

•

Es ist o. k., wenn Du gerade viel schneller in Tränen auszubrichst als sonst.

•

Es ist o. k., wenn Du denkst, dass die Schwangerschaft ruhig noch lange
so weitergehen könnte.

•

Es ist o. k., wenn Du so langsam wirklich eine Lust mehr hast.

•

Es ist o. k., wenn Du Dir noch überhaupt nicht vorstellen zu kannst,
dass da wirklich ein richtiger kleiner Mensch rauskommen wird.

•

Es ist o. k., wenn Du immer noch keinen Namen hast.

•

Es ist o. k., wenn Dir der Abschied von Deinen Kollegen schwer fällt.

Mehr als Hecheln – der Geburtsvorbereitungskurs

Sich gemeinsam auf die Geburt vorbereiten, und zwar sowohl körperlich als auch seelisch: Dafür ist der Geburtsvorbereitungskurs da. Mit dem Hechelkurs früherer Jahrzehnte hat die moderne Geburtsvorbereitung zum Glück nicht mehr viel zu tun. Stattdessen geht es darum, was bei einer Geburt anatomisch eigentlich ganz genau passiert, um Möglichkeiten der Schmerzlinderung, günstige Geburtspositionen, Atem- und Entspannungsübungen.

Geburtsvorbereitungskurse werden meist von Hebammen angeboten, es gibt aber auch Geburtsvorbereiterinnen mit anderen Grundqualifikationen. Werdende Eltern haben die freie Auswahl, wohin sie gehen: Auch wer in die Geburtsklinik geht kann einen Kurs bei einer freiberuflichen Hebamme buchen. Manche Schwangeren bevorzugen reine Frauen-Kurse mit einem Partnerabend, andere besuchen Paar-Kurse. An vielen Orten gibt es auch spezielle Kursangebote für Frauen, die bereits Geburtserfahrung haben, oder für Zwillingsmütter. Stimmt die Chemie zwischen Kursleitung und Teilnehmenden, ist so ein Geburtsvorbereitungskurs meist eine richtig schöne Gelegenheit, einander kennenzulernen, Fragen zu stellen, Ängste loszuwerden – und erste Kontakte für eine zukünftige Krabbelgruppe zu knüpfen. Die Kosten für den Kurs bei der Hebamme trägt die Krankenkasse.

Buchtipp: Ein Geburtsvorbereitungskurs zum Lesen ist »*Das Geburtsbuch. Vorbereiten – Erleben – Verarbeiten*«, das Nora in Abstimmung mit Sabine geschrieben hat.

SABINE Angst vor der Geburt? Du bist nicht allein!

Von allen Frauen, die ich durch die Schwangerschaft begleite, haben vielleicht zehn Prozent wirklich gar keine Angst vor der Geburt. Meist sind das Frauen, die bereits geboren haben und aus diesen Geburten mit einem tiefen Vertrauen in sich und ihren Körper hinausgegangen sind. Das ist natürlich klasse – aber eben nicht die Regel. Die meisten Frauen fürchten sich vor der Geburt, vor allem vor der ersten. Kein Wunder: Es ist ja auch eine unheimliche Vorstellung, keine Kontrolle mehr über den eigenen Körper zu haben und darüber hinaus womöglich noch schreckliche Schmerzen. Das letzte Schwangerschaftsdrittel ist nach meiner Erfahrung ein guter Zeitpunkt, diese Angst nicht länger beiseitezuschieben, sondern sich aktiv mit ihr auseinanderzusetzen und Strategien zu finden, sich von der Furcht nicht lähmen zu lassen.

Beruhigende Gedanken gegen die Angst

»Ich habe Angst, dass ich die Schmerzen nicht aushalte.«
Ich lasse mich von meinem Geburtsteam stützen und tragen und kann jederzeit die vielen Möglichkeiten der Schmerztherapie nutzen.

»Ich fürchte mich vor dem Kontrollverlust unter der Geburt.«
Ich nehme die Kräfte der Natur an und habe jederzeit die Kontrolle über mich selbst.

»Ich schäme mich jetzt schon, wenn ich daran denke, vor meinem Mann zu schreien, zu weinen und zu bluten.«
Ich berichte meinem Mann von den Gefühlen, die ich habe, und bitte ihn, mich zu unterstützen und mir Kraft zu geben.

»Ich habe Angst vor einem Kaiserschnitt.«
Ich weiß, dass der Kaiserschnitt nur mit meinem Einverständnis geschieht und er fachgerecht durchgeführt wird.

»Ich habe Angst davor, zu reißen.«
Ich kann sicher sein, dass sich mein Kind nur so viel Platz macht, wie es wirklich braucht, und ich dies auch kaum bemerke.

»Ich habe Angst, mein Baby nach der Geburt nicht lieben zu können.«
Ich lasse den Gedanken zu und bin ganz offen, was in den Sekunden, Minuten, Stunden und Tagen nach der Geburt geschieht.

NORA — Angst vor der Geburt — SABINE

Je näher es auf die Geburt zuging, desto mulmiger wurde es mir – vor allem beim ersten Kind. Ich hatte Angst vor den Schmerzen, Angst vor dem Kontrollverlust, Angst davor, es nicht zu schaffen.

Das ist total normal. Die erste Geburt vor sich zu haben fühlt sich an, wie mit verbundenen Augen auf einem Zehn-Meter-Turm zu stehen und zu wissen: Es gibt kein Zurück, ich muss hier bald runterspringen. Und dabei weiß ich nicht einmal, ob im Becken unter mir überhaupt Wasser ist …

Das trifft es gut. Eine unglaubliche Mutprobe.

Ja, und zwar eine, bei der ich mich nicht im letzten Moment noch umentscheiden kann. Die Geburt kommt, unausweichlich.

Mir haben damals viele gesagt: Bereite Dich am besten gar nicht vor, lass das Schicksal einfach seinen Lauf nehmen. Ich selbst hatte aber das ganz starke Bedürfnis, mich vorzubereiten, um mich sicherer zu fühlen.

Ich denke tatsächlich, in der Kombination aus beidem liegt die Kraft: Es ist gut, sich Gedanken darüber zu machen, was ich für eine gute Geburt brauche. Aber dann muss ich mich darauf einlassen, was passiert, auch wenn es bedeutet, dass am Ende alles anders kommt als geplant.

Und was, wenn die Angst mit jedem Tag, den die Geburt näher rückt, größer wird statt kleiner?

Dann ist es sinnvoll, zu schauen, wie aus dieser Angst, die lähmt und Kraft nimmt, ein gesunder Respekt werden kann. Dafür ist es hilfreich, die eigenen Ängste aufzudröseln. Habe ich Angst, die Wehen nicht aushalten zu können? Dann kann ich mich schon im Vorfeld über Möglichkeiten der Schmerztherapie informieren. Gruselt es mich vor dem Alleinsein? Dann organisiere ich mir ein Geburtsteam, das nicht von meiner Seite weicht. Vielen Frauen hilft auch der Gedanke: Ich muss da nicht alleine durch – mein Kind und ich, wir schaffen das gemeinsam.

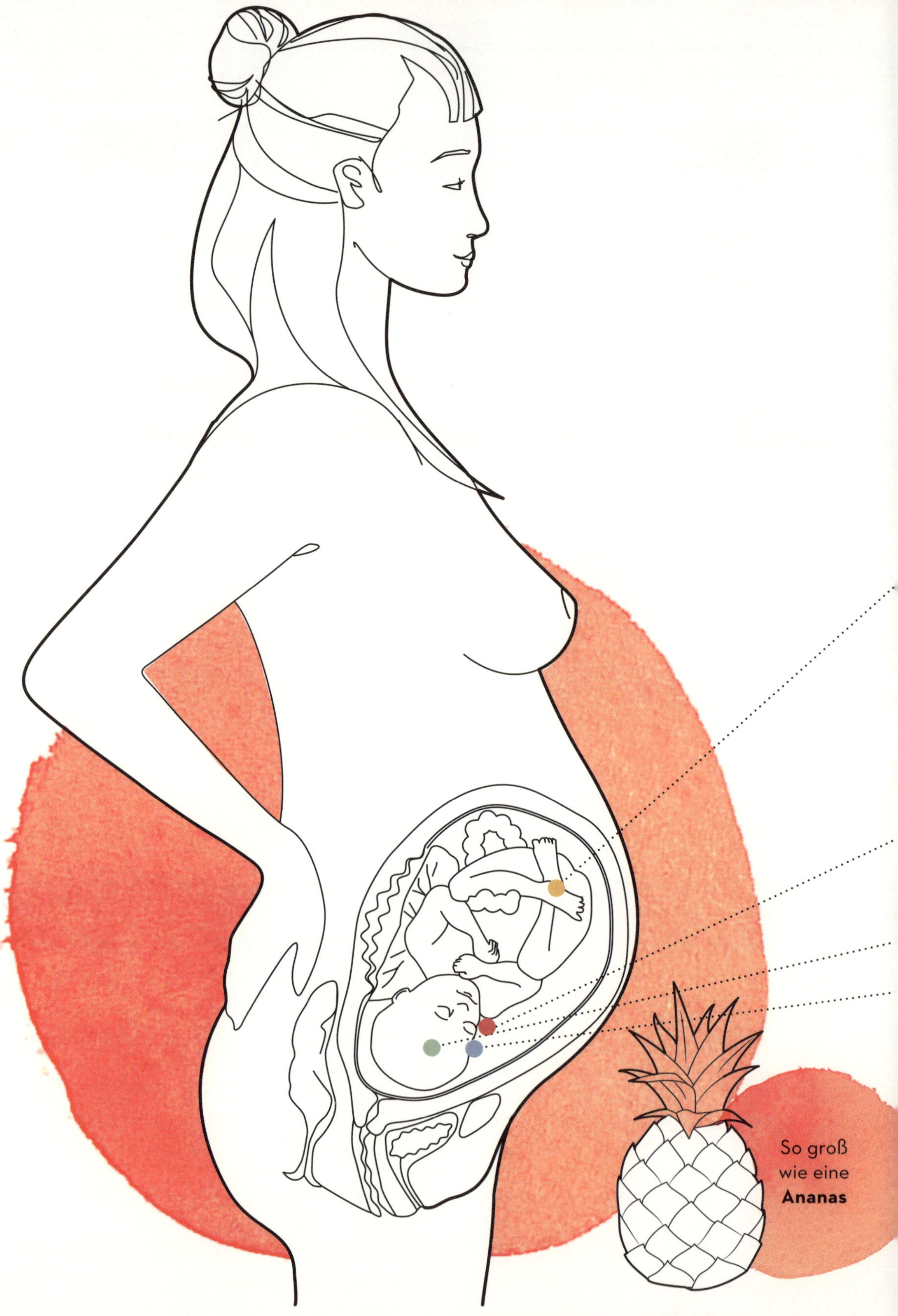
So groß
wie eine
Ananas

Was passiert im 8. Monat?

Der Gewichtsspurt. Ab jetzt legt Dein Kleines noch mal richtig zu, um sein optimales Geburtsgewicht zu erreichen. Etwa 250 Gramm beträgt seine wöchentliche Gewichtszunahme jetzt – eine unglaubliche Leistung für seinen kleinen Körper! Es ist nun bereits 1700 Gramm schwer und 40 Zentimeter lang.

Kleine Jungen, kleine Mädchen. Vermutlich weißt Du bereits, ob Dein Bauchzwerg einen Penis oder eine Vulva hat. Nun passiert, je nach Geschlecht, ein weiterer wichtiger Entwicklungsschritt: Bei Babyjungs wandern die Hoden aus dem Bauchraum nach unten und aus dem Körper heraus, bei kleinen Mädchen entsteht die Klitoris.

Neugierige Forscher. In seinen Wachphasen nimmt Dein Baby seine Umwelt jetzt schon ganz aktiv und interessiert wahr. So verfolgt es etwa den Lichtkegel einer Taschenlampe auf der Bauchdecke mit seinen Augen und versucht sogar, danach zu greifen oder hinterherzuschwimmen!

Kleine Persönlichkeit. Dein Baby war von Anfang an einmalig, doch jetzt entwickeln sich die Bereiche seines Gehirns, die für die Persönlichkeitsentwicklung besonders wichtig sind. Die Folge: Dein Kleines prägt individuelle Eigenheiten aus, die es unverwechselbar machen – etwa seine ganz eigene Lieblings-Daumennuckel-Position in Deinem Bauch, seine Lieblingsmusik, zu der es sich zuverlässig bewegt, und seine bevorzugte Schlafenszeit.

Ein bisschen Mama, ein bisschen Papa. Durch die extra Fetteinlagerungen ist Dein Baby nun nicht mehr so schmal und zerbrechlich, sondern rund und proper geworden. Dadurch treten auch seine individuellen Gesichtszüge deutlicher hervor – es sieht nun nicht mehr aus wie irgendein Baby, sondern zeigt bereits jetzt typische Familienähnlichkeiten.

Die Geburt vorbereiten

Die letzten Schwangerschaftswochen sind angebrochen. Bald wirst Du Dein Baby im Arm halten. So vieles habt Ihr bereits geschafft, eine große gemeinsame Kraftanstrengung steht Euch noch bevor: die Geburt – ein Thema, über das in unserer Kultur nicht viel gesprochen wird, und wenn, dann oft in geraunten Andeutungen, die eher gruseln als ermutigen. Dabei ist es so wichtig, über Geburten zu sprechen – schließlich ist Euer gemeinsamer Start ins Leben als Mama und Neugeborenes kein nebensächliches Detail, sondern total wichtig. Denn eine gute Geburtserfahrung kann Dich und Dein Baby richtig beflügeln, während eine belastende Geburtserfahrung die Babyflitterwochen ganz schön überschatten kann. Aber ist das nicht ohnehin Glückssache, wie die Geburt werden wird? Klar: Ein gewisser Schicksalsfaktor ist immer dabei. Doch es gibt auch viel, was Du hier und heute für eine gute Geburt tun kannst.

Jede Geburt kann gut und richtig sein

Wenn wir davon sprechen, dass wir Dir und Deinem Baby eine gute Geburt wünschen, dann meinen wir damit eine Geburt, mit der es Euch beiden gut geht. Nicht mehr und nicht weniger. Ob mit oder ohne PDA, im Geburtshaus oder in der Klinik, Spontangeburt oder per Kaiserschnitt: Jede Geburt kann gut und richtig sein, wenn sie sich für Mama und Baby gut und richtig anfühlt. Und niemandem als Dir selbst steht es zu, darüber zu urteilen, ob die Geburt gut war oder nicht. Wie Frauen eine Geburt erleben, hängt unserer Erfahrung nach vor allem davon ab, wie sie während der Geburt begleitet wurden. Das heißt: Auch eine geplante Wassergeburt, die irgendwann im OP endete, kann durchaus eine gute Geburt sein – solange die emotionale Unterstützung stimmt.

Pläne schmieden – flexibel bleiben

Ein Kind zur Welt zu bringen heißt, sich auf das Ungewisse einzulassen: Keiner kann bei einer natürlichen Geburt vorhersagen, ob sie zwei oder zwanzig Stunden dauern wird, wie sich die Wehen für Dich anfühlen werden, wie Dein Körper sich genau verhalten wird. Das heißt aber nicht, dass Du die Geburt einfach auf Dich zukommen lassen musst. Stattdessen liegt das Geheimnis einer guten Geburt darin, sich gleichzeitig gut vorzubereiten und entspannt zu bleiben. So hast Du einen Plan – und kannst ihn jederzeit loslassen, wenn es nötig wird.

Wie komme ich hin?

Die Entscheidung, wo Dein Baby zur Welt kommen soll, hast Du mittlerweile vermutlich getroffen. Jetzt ist Zeit für die Detailplanung: Wie kommst Du hin? Wer kann Dich fahren? Was brauchst Du unterwegs?

Wer soll dabei sein?

Es gibt Mütter, die bekommen ihre Babys am liebsten allein. Doch den allermeisten Frauen hilft es sehr, bei der Geburt nicht allein zu sein, sondern zuverlässige und vertraute Wegbegleiter um sich zu haben. Bei der Frage, wen Du bei Deiner Geburt dabeihaben willst, darfst Du guten Gewissens allein auf Dein Gefühl hören: Wer tut Dir bedingungslos gut? Wer bleibt ruhig und zuversichtlich, auch wenn es mal stressig wird? Wer gibt Dir Kraft und nimmt Dir Deine Ängste? Ob Dein Partner, Deine beste Freundin oder Deine Mutter – wer immer für Dich ein echter Fels in der Brandung ist, sollte dabei sein. Weil eine Geburt aber auch eine sehr intime Angelegenheit ist, spricht viel dafür, Dein Geburtsteam relativ klein zu halten: Deine Hebamme plus ein bis zwei Lieblingsmenschen zur emotionalen Unterstützung sind oft die Optimalbesetzung für ein Geburtsteam. Doch wie immer: Wie viele Menschen genau Du um Dich brauchst, entscheidest Du selbst!

Wenn der Vater nicht mit will zur Geburt

Früher waren Väter im Kreißsaal verpönt, heute ist das Handhalten und Nabelschnurdurchschneiden für viele erste Papa-Pflicht. Sich gegen solche gesellschaftlichen Erwartungen zu stellen ist also gar nicht so leicht. Trotzdem ist es sinnvoll, ganz ruhig und wertfrei zu besprechen: Wie geht es Dir mit dem Gedanken an die Geburt? Willst Du eigentlich dabei sein, oder würdest Du lieber draußen warten? Fakt ist: Viele Gebärende wünschen sich ihre Partnerin oder ihren Partner zur Geburt an ihrer Seite. Fakt ist aber auch, dass die besten Geburtsbegleiter Menschen sind, die gerne bei der Geburt dabei sind und nicht notgedrungen aus Pflichtgefühl. Spielt deshalb ruhig mehrere Optionen durch und schaut, mit welcher Lösung beide gut leben können.

Vielleicht ja eine Doula?

Du wünschst Dir einfühlsame Begleitung bei der Geburt von jemandem, den so schnell nichts aus der Ruhe bringt? Dann kannst Du Dir überlegen, eine so genannte Doula zu engagieren – eine nicht medizinische Geburtsbegleiterin, die sich allein um Dein Wohlergehen kümmert. Anders als Deine Hebamme hat Deine Doula nicht die Aufgabe, parallel zu Deiner emotionalen Begleitung auch noch medizinische Untersuchungen durchzuführen oder auf irgendwelche technischen Geräte zu achten. Die Aufmerksamkeit der Doula ist einzig und allein bei Dir und Deiner Gefühlswelt. Damit Ihr Euch bei der Geburt bereits gut kennt und einander vertraut, gehören mehrere Vorbereitungstermine während der Schwangerschaft zum Doula-Betreuungspaket dazu. Auch nach der Geburt ist die Betreuung noch nicht vorbei: In einem abschließenden Nachgespräch kannst Du gemeinsam mit Deiner Doula das Geburtserlebnis noch einmal durchsprechen und verarbeiten. Kostenpunkt: Etwa 450 bis 750 Euro für die gesamte Betreuung, die privat getragen werden müssen.

NORA

Geschwisterkinder

SABINE

Während vor meiner ersten Geburt all meine Gedanken darum kreisten, wie ich das wohl schaffen würde, drehten sie sich kurz vor der zweiten Geburt vor allem um meine damals zweijährige Tochter. Was würden wir mit ihr machen, wenn die Wehen einsetzten? Wie würde sie die plötzliche Trennung verkraften? Sie hatte bis dahin noch nie ohne uns irgendwo übernachtet, war immer nur von uns ins Bett gebracht worden. Was, wenn das ausgerechnet am Tag der Geburt ihrer kleinen Schwester nicht möglich sein würde?

So geht es tatsächlich vielen Frauen, die schon Mütter sind: Sie beschäftigen sich intensiver mit der Frage, was die Geburt für ihr älteres Kind bedeutet, als damit, was sie selbst für die anstehende Geburt brauchen.

Es hat eben auch nicht jeder ein Großelternpaar um die Ecke.

Ja, doch ich denke, dass man Geschwisterkindern da ruhig auch etwas zutrauen kann. Selbst wenn sie noch nie woanders geschlafen haben: In einer solchen Ausnahmesituation übernachten auch kleine Kinder mal in vertrauter Umgebung, etwa bei einer gut befreundeten Familie.

Viele Eltern haben halt Angst, dass bei so einer Aktion die Geburt des Geschwisterchens gleich mit negativen Gefühlen verknüpft wird.

Das habe ich so in der Praxis noch nie erlebt. Im Gegenteil: Die Eltern wundern sich meist, wie toll Kinder kooperieren, wenn sie spüren, dass es jetzt wirklich drauf ankommt. Wichtig finde ich nur, dass alle älteren Geschwisterkinder eine vertraute Bezugsperson um sich haben und nicht alleine in der Spielecke eines Krankenhauses warten, während drinnen im Kreißsaal geboren wird.

Manche Eltern wünschen sich ja auch, dass ihr Kind bei der Geburt dabei ist …

Ja, und gerade bei einer außerklinischen Geburt ist das prinzipiell auch möglich. Allerdings ist es auch dann wichtig, dass das Kind eine eigene Bezugsperson hat, die mit ihm jederzeit das Geburtszimmer verlassen kann. Denn während manche Kinder den Geburtsprozess ganz interessiert verfolgen, fühlen sich andere davon verängstigt oder überfordert. Und eine Familiengeburt ist nur dann eine gute Sache, wenn sich wirklich alle damit wohlfühlen.

Die Kliniktasche

Das Wichtigste zuerst: Solltest Du aus irgendeinem Grund ohne Kliniktasche zur Geburt im Kreißsaal aufkreuzen, ist das total okay: Im Krankenhaus ist selbstverständlich alles da, was Du und Dein Baby braucht inklusive Erstlingsoutfit für Dein Neugeborenes. Trotzdem gibt es vielen werdenden Eltern ein gutes Gefühl, eine kleine Tasche mit persönlichen Dingen zu packen für die Geburt und die erste Zeit danach. Hier ein paar Anregungen, was Du einpacken könntest:

- Deinen Mutterpass und Deine Krankenversicherungskarte – die wollen Deine Geburtshelfer in der Klinik nämlich gleich zu Beginn haben.
- Traubenzucker, Müsliriegel & Co.: Schnelle Energie für Dich und Deine Geburtsbegleiter
- zwei bis drei bequem sitzende Hosen
- ein langes T-Shirt oder kurzes Nachthemd, das Du während der Eröffnungsphase tragen willst
- warme Socken
- zwei bis drei Unterhosen
- Zopfgummis, wenn Du langes Haar hast, damit es Dich bei der Geburtsarbeit nicht stört
- Lieblingsmusik plus Abspielmöglichkeit
- Zeitvertreib, falls die Geburt langsam vorangeht – zum Beispiel ein gutes Buch, Spiele oder Häkelnadel und Garn
- etwas, das Dir Kraft gibt und Dich an zu Hause erinnert, z. B. ein Lieblingskissen, ein Glücksbringer, eine Kerze oder ein mit einem besonderen Duft benetztes Tuch
- Handy und Ladegerät, um Fotos zu machen und Kontakt zur Außenwelt zu halten
- bequeme Klamotten für den ersten Tag nach der Geburt (wir empfehlen: Jogginghose, T-Shirt, ein zum Stillen geeignetes Top und einen Bademantel)
- Zahnbürste, Zahnpasta, Deo, ggf. Make-up und andere persönliche Hygieneartikel
- ein Neugeborenen-Outfit für den Heimweg
- Telefonnummern für alle Fälle (Notruf, Hebamme, Taxi, Babysitter)

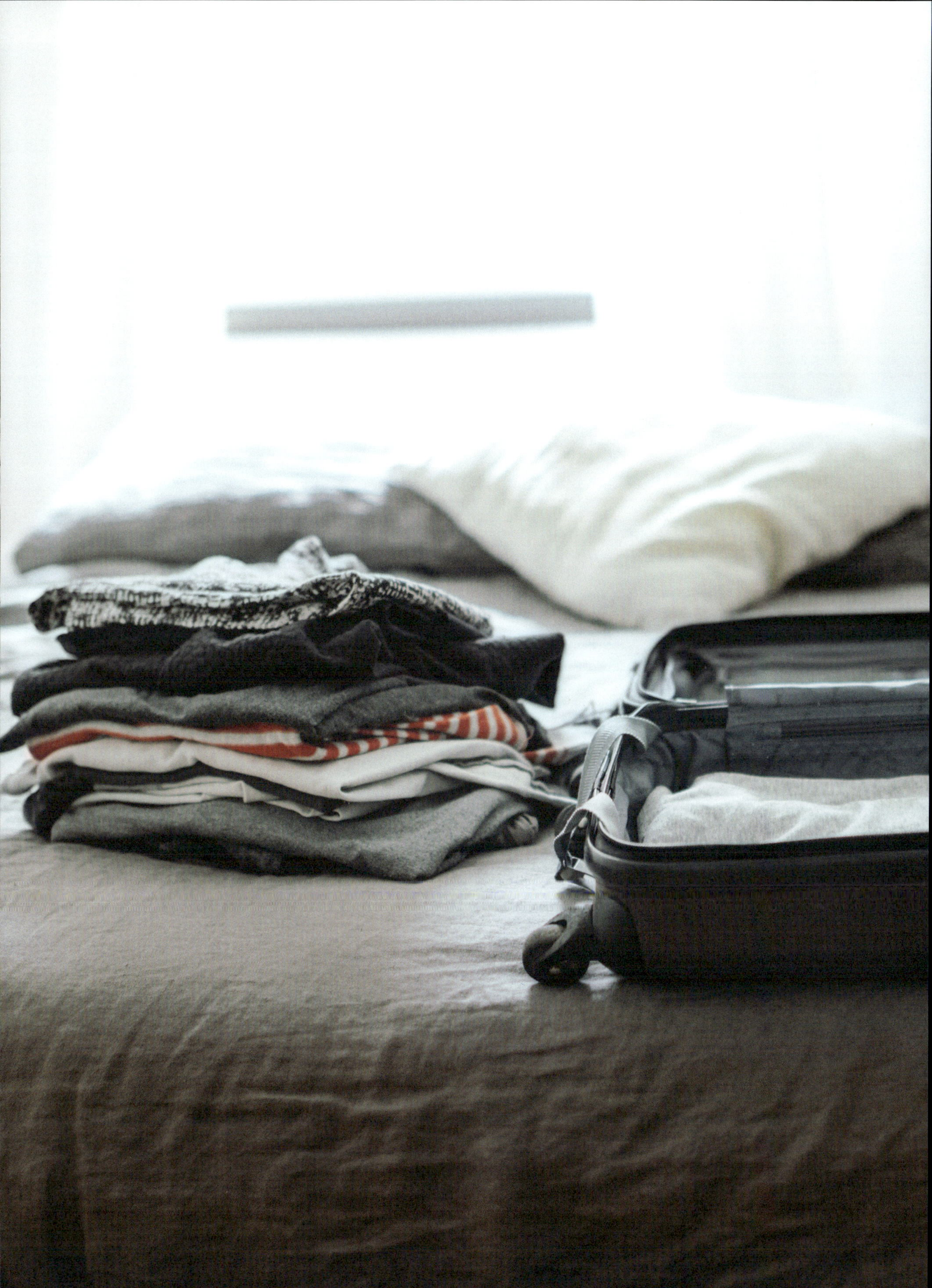

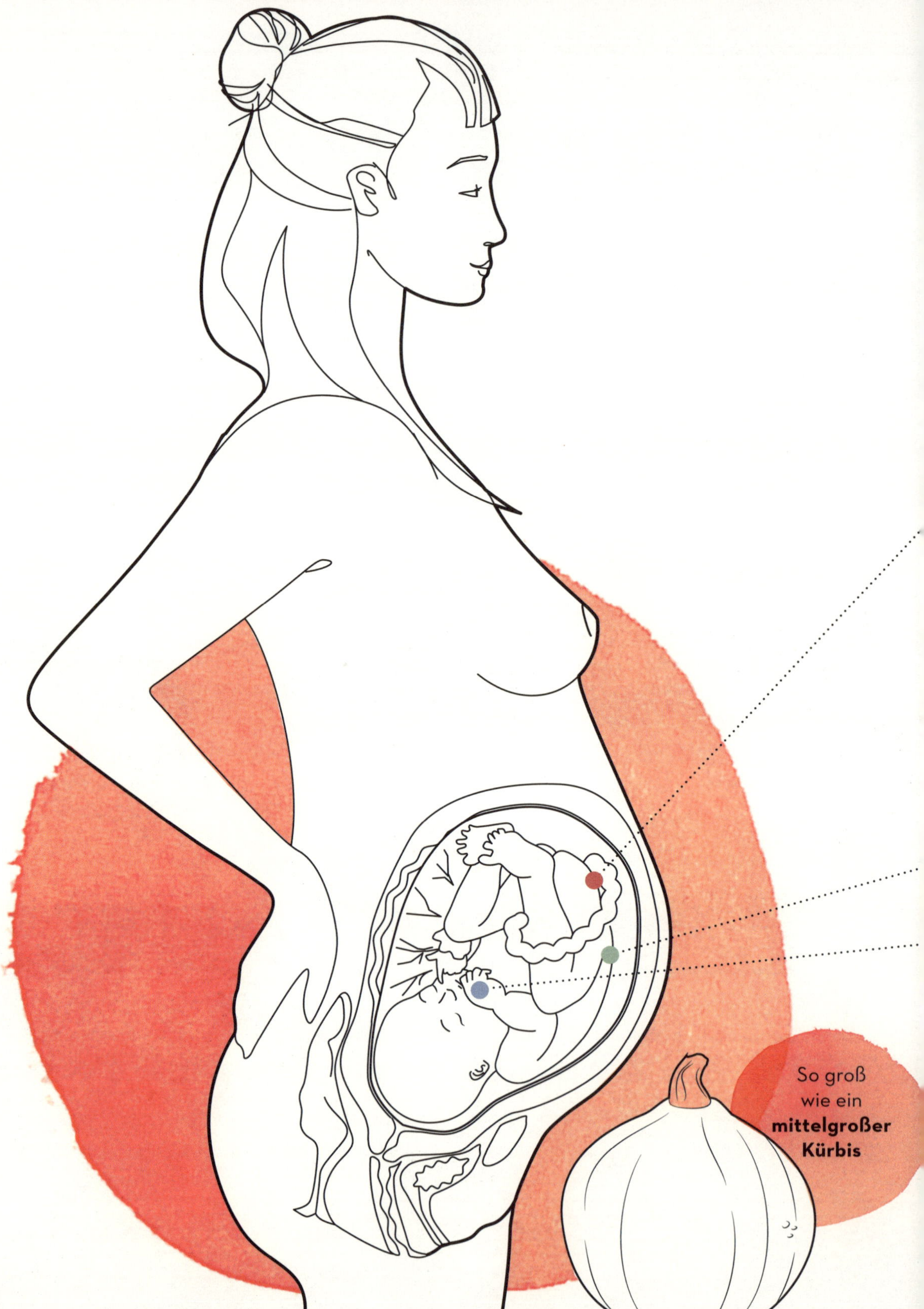
So groß
wie ein
mittelgroßer
Kürbis

Was passiert im 9. Monat?

Fast fertig. Ein perfekter kleiner Mensch von etwa 2600 Gramm und 47 cm Länge, der auf engstem Raum kuschelig zusammengerollt auf den Geburtsbeginn wartet – das ist Dein Baby im 9. Monat Deiner Schwangerschaft. Alle Organe haben bereits ihre Arbeit aufgenommen, auch die Lunge ist für die ersten Atemzüge bereit. Das Gehirn verarbeitet bereits sämtliche eintreffenden Reize und Informationen zu Gedanken und Träumen. Käme Dein Baby jetzt schon zur Welt – es wäre bereit fürs Leben. Trotzdem tut ihm jeder Tag im Bauch noch gut.

Auf Wiedersehen, Fell. War die Haut Deines Babys bislang von einem Haarflaum bedeckt, fallen ihm diese Härchen nun langsam aus. Dein Baby schluckt sie mit dem Fruchtwasser, wodurch sie schließlich im ersten Stuhl des Babys, dem Mekonium, landen. Auch die Vernix, die schützende Cremeschicht auf der Babyhaut, bildet sich langsam zurück – schließlich wird sie bald nicht mehr gebraucht. Es bleibt aber genug zurück, dass Dein Kleines gut durch den Geburtskanal flutschen kann

Spielkind. Langweilig wird es Deinem Kleinen im Bauch nicht – dafür hat es viel zu viele Möglichkeiten, sich zu beschäftigen. Es nuckelt an seinen Fäustchen, spielt mit der Nabelschnur, beobachtet seine Umwelt, lauscht Deinem Herzschlaf und den Geräuschen von draußen und freut sich, wenn Du Deine Hand auf Deinen Bauch legst und ihm so schon jetzt ganz nah bist.

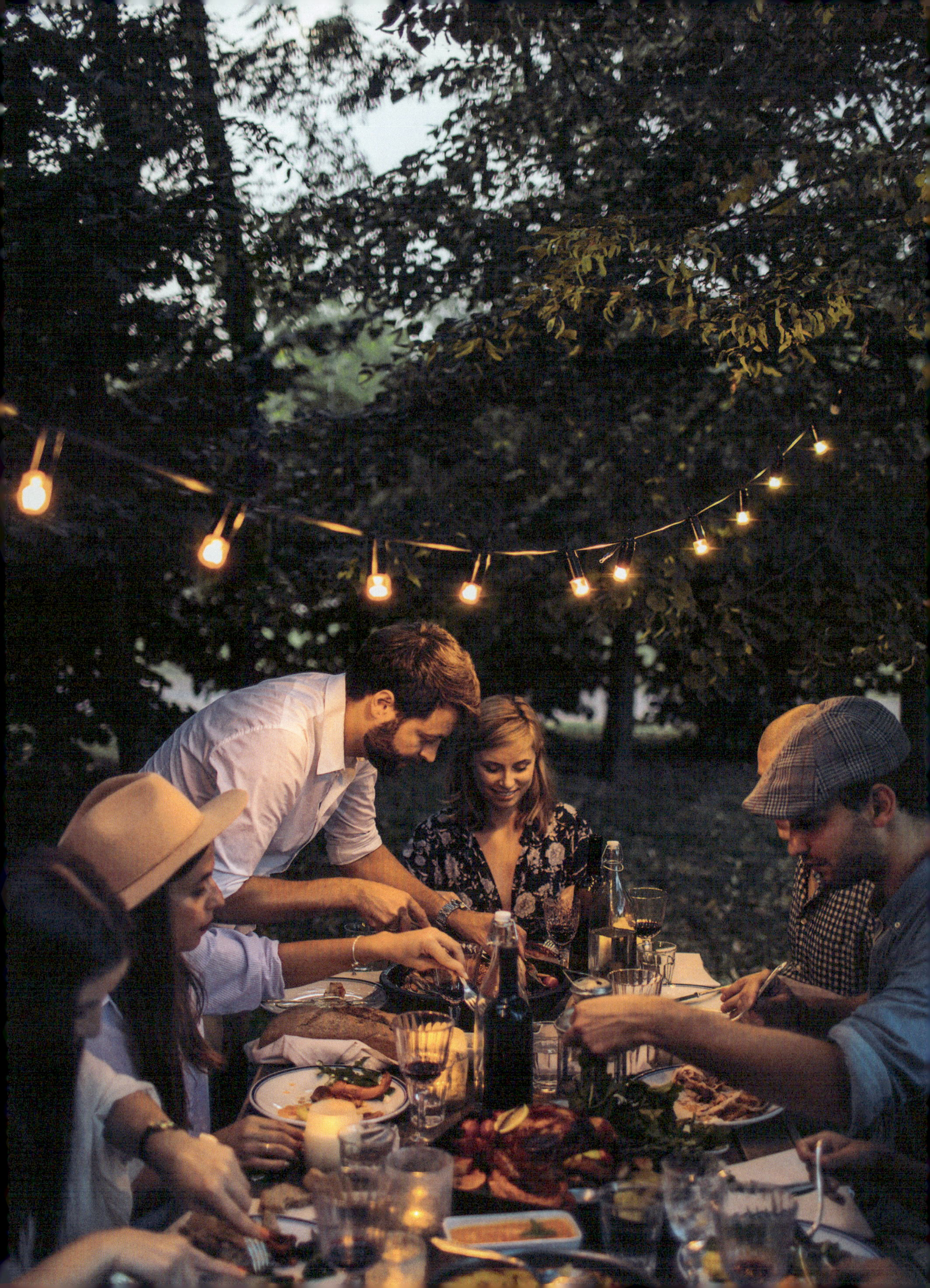

Tu Dir was Gutes vor der Geburt

Die letzten Schwangerschaftswochen noch zu genießen, ist manchmal gar nicht so leicht: Der Bauch ist so riesig, die Luft oft so knapp, und die Gedanken kreisen immer wieder um die Frage, wie die Geburt wohl wird. Umso wichtiger ist es, dass Du Dich jetzt noch mal richtig gut um Dich selbst kümmerst: Alles, was Deinem Wohlbefinden dient, kommt jetzt genau richtig. Gönn Dir doch nochmal einen richtig ausführlichen Friseurtermin mit allem Schnickschnack oder eine professionelle Maniküre. Triff Dich mit Deinen Freundinnen zum Frühstücken in der Stadt. Geht als Paar noch mal richtig schön essen und danach ins Kino, oder macht Euch einen Wohlfühlabend zu Hause mit Massagen und alkoholfreien Cocktails. Was auch immer Dir gut tut: Jetzt ist der richtige Zeitpunkt dafür. Das gilt insbesondere, wenn Dein errechneter Geburtstermin bereits verstrichen ist und Ihr bereits ungeduldig werdet. Versucht, die zusätzlichen Schwangerschaftstage als geschenkte Paarzeit zu begreifen. Genießt die Freiheit, die es mit sich bringt, gerade noch kein Neugeborenes zu haben. Und seid Euch sicher: Eurem Baby tun diese Wohlfühlmomente kurz vor der Geburt genauso gut wie Euch!

Realistische Erwartungen ans Wochenbett

Wie sich das Wochenbett für Dich anfühlen wird, kann im Vorhinein niemand wissen: Manche jungen Eltern genießen es als ihre persönlichen Babyflitterwochen, andere haben ganz schön mit der Umstellung zu kämpfen. Beides ist völlig normal und okay. Wichtig ist aus unserer Sicht nur, sich nicht schon vor der Geburt in ein Korsett von Plänen und festgezurrten Terminen zu begeben, sondern Dir und Euch erst mal Zeit zu geben, mit dem neuen Leben vertraut zu werden. Macht also keine Versprechungen, wer das Baby wann zum ersten Mal sehen darf. Setz Dich nicht unter Druck, wann Du wieder in Deine alten Jeans passen willst. Stell Dich darauf ein, dass so ein Baby erst mal alles durcheinanderwirbelt: die Tage und die Nächte, die Mama und den Papa, Eure Beziehung und Euer Leben.

Es kann gut sein, dass Ihr in den ersten Babywochen so müde seid wie noch nie in Eurem Leben – es kann aber auch sein, dass Euer Baby auf die Welt kommt und erst mal gefühlt nur schläft. Es kann sein, Ihr tragt bald ein brüllendes Bündel durch die Wohnung – es kann genauso gut sein, Euer Kleines meldet sich kaum. Vielleicht klappt das Stillen wie von selbst, vielleicht braucht Ihr Unterstützung. Vielleicht siehst Du nach der Geburt schnell wieder so aus wie vorher, vielleicht braucht Dein Körper länger, um sich von den Anstrengungen der vergangenen Monate zu erholen. Es kann passieren, dass das Wochenbett Momente für Dich bereithält, in denen Du denkst: »Hilfe, so hatte ich mir dieses Muttersein nicht vorgestellt!« Und andere, in denen Du das Gefühl hast: »Hey, das klappt doch schon ganz gut.« Dass all diese widersprüchlichen Erfahrungen und Empfindungen ganz nah beieinanderliegen – das ist vielleicht das typischste Gefühl im Wochenbett. Ärgere Dich nicht über dieses heillose Durcheinander der Emotionen, nimm es an als Teil eines gewaltigen Veränderungsprozesses, den Ihr gerade gemeinsam durchlauft. Dein Baby ist richtig, so wie es ist. Ihr als Eltern seid richtig, so wie Ihr seid. Ihr braucht alle nur noch ein bisschen Zeit, um Euch aneinander zu gewöhnen. Gönnt Euch die Ruhe und den Raum dafür, auch wenn die Wohnung darüber übergangsweise im Chaos versinkt.

Unterstützung fürs Wochenbett organisieren

Auch wenn der Gedanke für viele Frauen gewöhnungsbedürftig ist: Nach der Geburt wirst Du nicht gleich wieder herumspringen und den Haushalt schmeißen können wie gewohnt, sondern wirst dabei Hilfe und Unterstützung brauchen. Versuche, darin keine Belastung, sondern eine tolle Chance zu sehen: Endlich mal richtig verwöhnen lassen! Das hast Du Dir nach den letzten Monaten wirklich verdient! Kläre deshalb unbedingt schon im Vorfeld, wer sich, wenn das Baby da ist, darum kümmert, dass der Laden läuft: Kann Dein Partner das Einkaufen, Kochen und Putzen übernehmen? Habt Ihr Freunde und Verwandte, die helfen wollen? Wer über kein solches soziales Netzwerk vor Ort verfügt oder lieber professionelle Wochenbett-Unterstützung hätte, kann sich auch eine sogenannte Mütterpflegerin (z. B. eine FamilienLotSinn©) buchen.

Komm schon, Baby!

Die letzten Tage der Schwangerschaft werden Dir vermutlich lang. Du willst jetzt endlich Dein Baby kennenlernen! So gut wir diese Ungeduld auch verstehen können: Versuch, noch ein bisschen Geduld zu haben. Denn all die Versuche, die Geburt jetzt anzuschubsen, bedeuten in den meisten Fällen nur eines: unnötigen Stress. Vertrau darauf, dass Dein Baby schon weiß, wann es geboren werden möchte. Es wird den für sich perfekten Zeitpunkt finden. Denk daran, dass es aus geburtshilflicher Sicht keinen Geburtstermin gibt, sondern nur einen Geburtszeitraum. Eine Terminüberschreitung von weniger als zwei Wochen liegt noch mitten in diesem Zeitraum und ist keine echte Übertragung – Dein Baby wird also auch noch an ET+13 termingerecht geboren.

Versuche, Dich nicht unter Druck zu setzen: Es geht sowieso nur noch um wenige Tage, die Du warten musst auf Deinen kleinen Spatz. Anstatt also mit fragwürdigen Cocktails zu experimentieren und Dich durchs Treppenhaus zu quälen, gönn Dir lieber noch ein bisschen Ruhe vor dem Sturm. Mach schöne Spaziergänge, schlafe viel und gern, hau Dich aufs Sofa und guck kitschige Komödien – sehr bald wirst Du für solchen Luxus nämlich erst mal kaum noch Zeit haben!

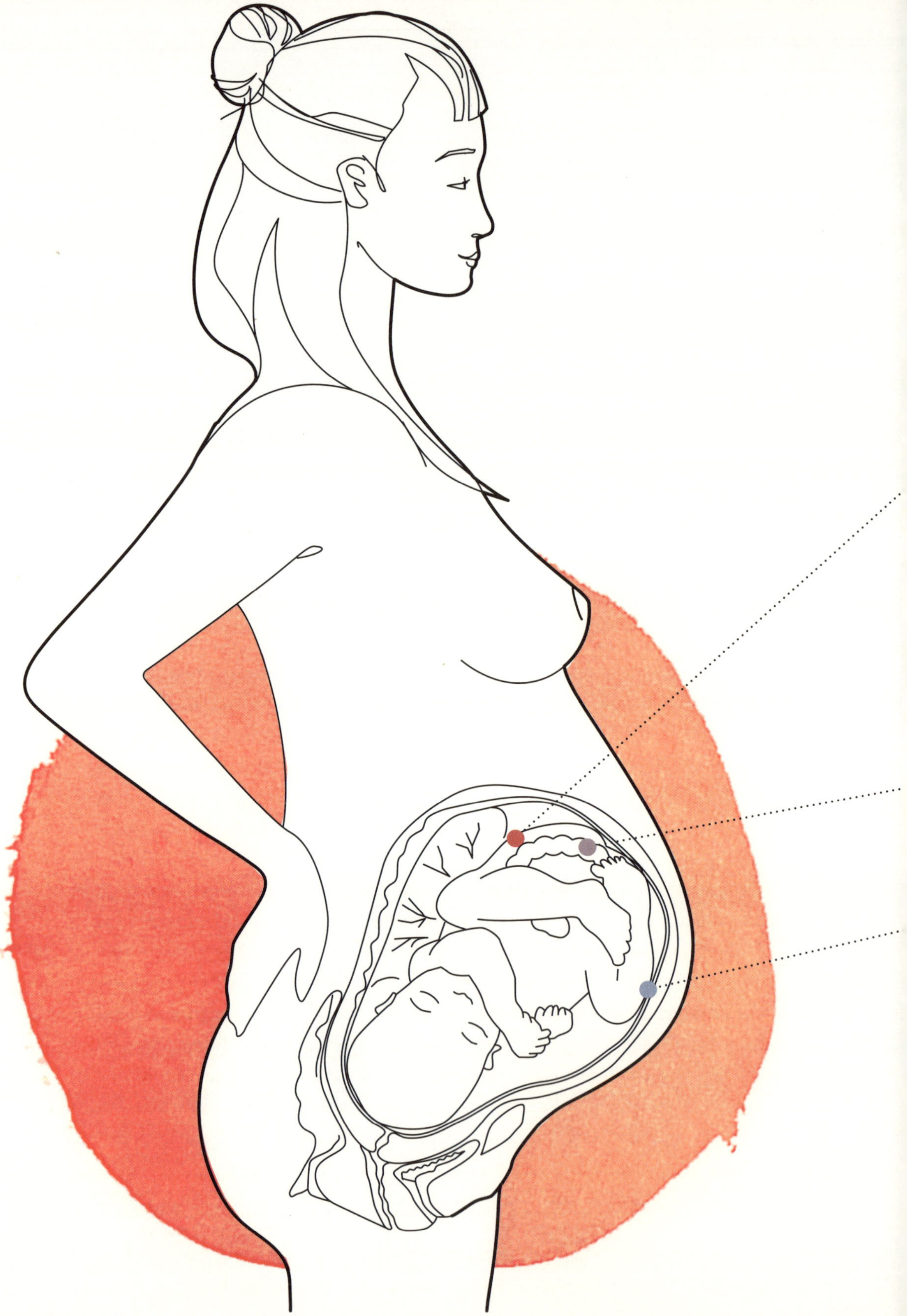

Was passiert im 10. Monat?

Groß und schwer. Dein Baby ist nun um die 3500 Gramm schwer und 50 cm groß, wobei 15 Prozent seines Körpergewichts aus sogenannten braunen Fettzellen besteht, die für den Temperaturhaushalt Deines Babys superwichtig sind: Mit ihnen kann es nämlich Wärme halten, Kälte abfedern und Energie speichern. Innerhalb der letzten Monate ist es von der Größe eines Senfkorns auf die Maße einer stattlichen Wassermelone herangewachsen – kein Wunder, dass Dein Bauch sich anfühlt, als würde er bald platzen!

Schutzimpfung der Natur. Durch die Nabelschnur gelangen nun spezielle Antikörper zu Deinem Baby. Dieser sogenannte Nestschutz schützt Dein Kleines vor verschiedenen Krankheitserregern und kann durch das Stillen ausgebaut und verlängert werden.

Am Ende der Reise. Dein Baby spürt: Seine Zeit im Bauch neigt sich dem Ende entgegen. Die Plazenta verkalkt langsam und kann es nicht mehr viel länger versorgen. Der Raum in der Gebärmutter wird allmählich zu klein. Und die Neugierde auf Mama und Papa ist groß. Also gibt das Kleine ein Hormon ab, das dem Körper seiner Mutter signalisiert: Wehen machen, bitte! Jetzt ist Zeit zum Geborenwerden!

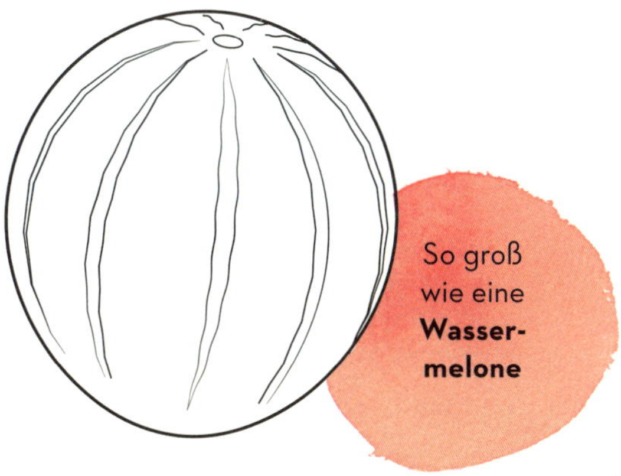

Das 3. Trimester ist vorbei

Mittlerweile ist Dir Dein Bauchbaby wahrscheinlich schon sehr vertraut geworden. Du kennst seine Lieblingsseite im Bauch und seine typischen Bewegungsmuster, weißt, wann es schläft und wann es wach ist, wann es kickt und wann es Schluckauf hat. Und trotzdem fühlt es sich auch jetzt noch manchmal völlig irreal an, dass da ein richtiger kleiner Mensch in Dir wohnt, dem ebenso wie Dir bald das wohl bislang größte Abenteuer Eurer gemeinsamen Reise bevorsteht: Die Geburt. Nimm Dir Zeit, Dich gemeinsam mit Deinem Baby auf diesen besonderen Tag vorzubereiten und Dich emotional von Deiner Schwangerschaft zu verabschieden.

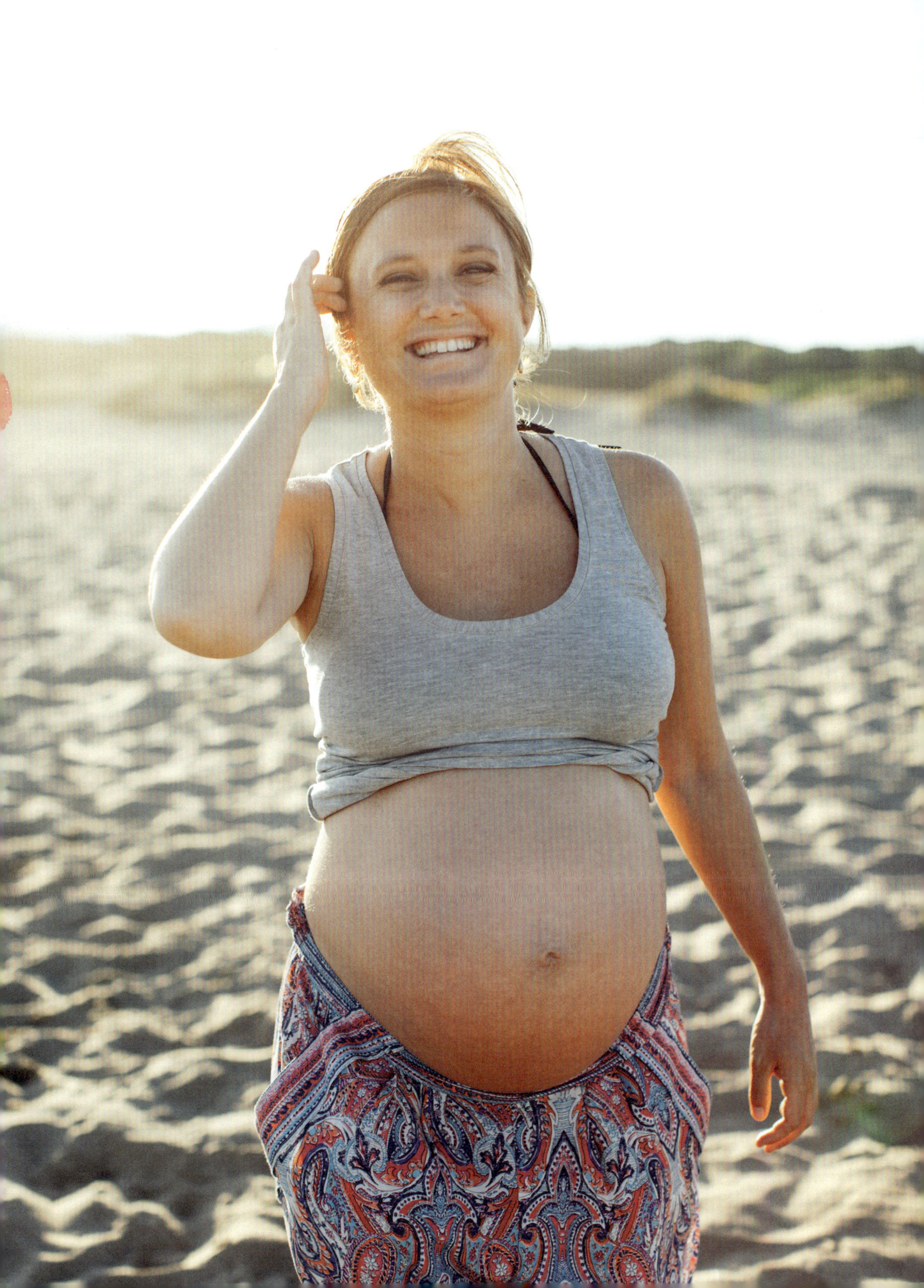

3.-Trimester-Mantra

»Mein Baby und ich, wir schaffen die Geburt gemeinsam.«

Innere Bilder

Trau Dich, Dir Deine ganz persönliche Traumgeburt auszumalen. Wie würdest Du Dich fühlen? Wo würdest Du sein? Was genau würde passieren? Mal Dir so konkret wie möglich aus, wie Dein Baby und Du gemeinsam diesen Weg geht, und wie sich perfekt alles ineinanderfügt: seine Kraft und Deine Kraft. Deine Gebärfähigkeit und sein unbedingter Wille, geboren zu werden. Und erzähl Deinem Baby von diesen Gedanken.

Schwimmen

Wasser ist das Element Deines Babys, darin ist es zu Hause. Wenn Du gegen Ende der Schwangerschaft schwimmen gehst, kannst Du daran denken und Dich dabei mit Deinem Baby besonders verbunden fühlen: Nun seid Ihr beide gehalten von Wasser und fühlt Euch beinahe schwerelos, obwohl Ihr beide in den vergangenen Monaten so viel zusätzliches Gewicht angesammelt habt!

Sonne

Wenn Du Dir die Sonne auf den nackten Bauch scheinen lässt, wird das Zuhause Deines Babys in ein leuchtend rotes Licht getaucht. Stell Dir vor, wie toll das aussehen muss! Vielleicht magst Du Deinem Kleinen ja in den letzten Schwangerschaftswochen immer wieder ganz bewusst so ein Farbenbad schenken – und Dir selbst auch.

Lage des Babys

Deine Hebamme zeigt Dir sicher gerne, wie Du Kopf und Rücken, Hände und Füße ertasten kannst. Liegt das Kleine in einer für Dich unbequemen Lage, kannst Du ihm mit Deinen Händen zeigen, wie es für Dich angenehmer wäre, indem Du in die Richtung streichelst, in die es rutschen soll.

Erzählen

Ob Angst oder Vorfreude, Erschöpfung oder Euphorie: Teile Deine Gefühle mit dem Baby. Sprich mit ihm, sing ihm etwas vor, lass es teilhaben an der Achterbahn der Emotionen, die es ohnehin mitbekommt und spürt – so knüpfst Du ein Band, das Euch bei der Geburt und darüber hinaus verbindet.

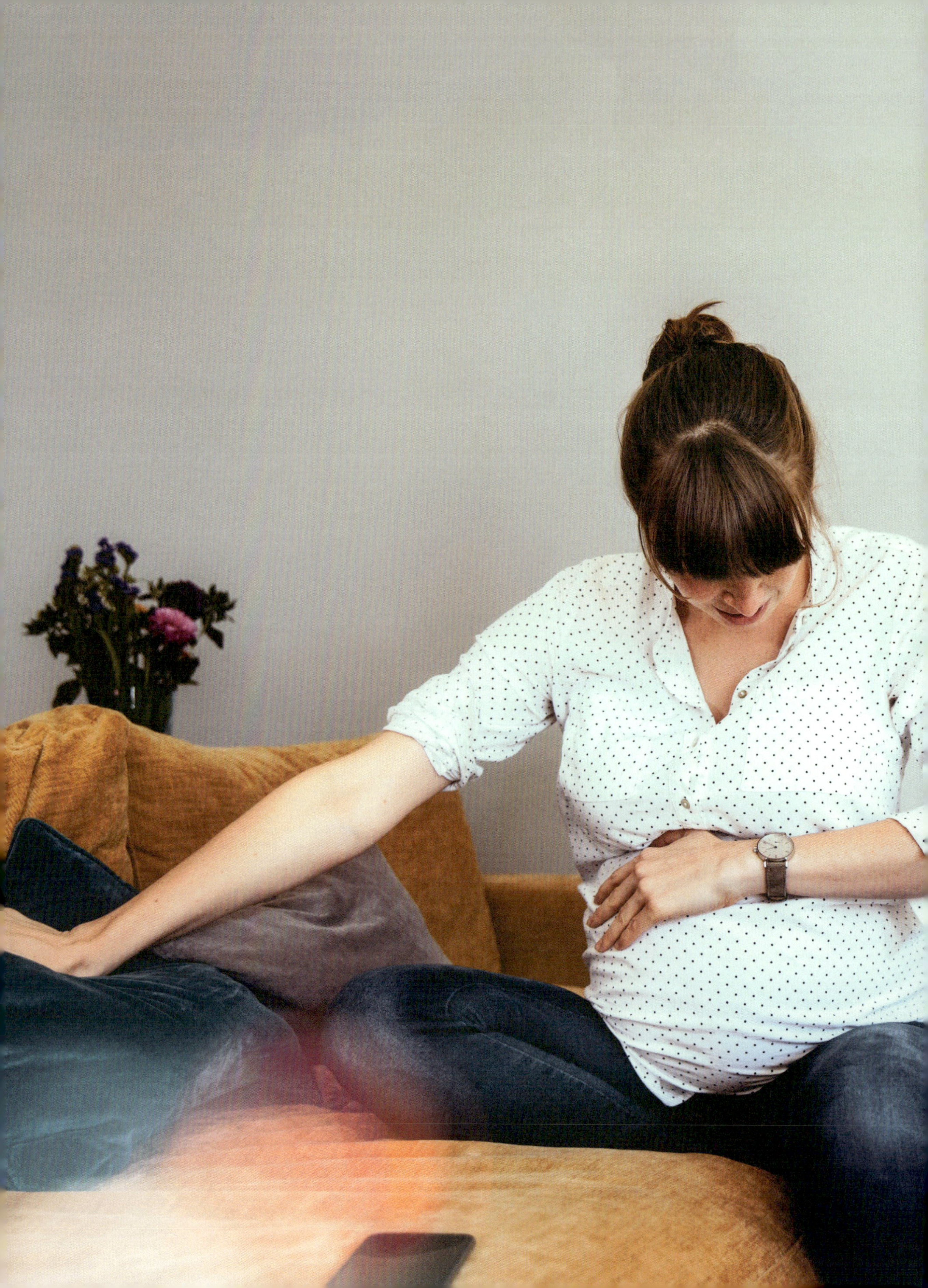

4

DIE GEBURT

Was sind Deine Wünsche?

Diese Frage für Dich ehrlich zu beantworten ist ein ganz wichtiger Teil Deiner individuellen Geburtsvorbereitung. Die meisten Schwangeren wünschen sich heute eine natürliche Geburt, die nicht allzu lange dauern und nicht allzu schmerzhaft sein soll. Außerdem wollen sie sich die gesamte Zeit über sicher und gut begleitet fühlen und sich keine Sorgen um ihre eigene Gesundheit oder die ihres Kindes machen müssen.

Fast alle Frauen wünschen sich außerdem, unter der Geburt nicht nur von professionellen Geburtshelfern, sondern auch von mindestens einem vertrauten Menschen begleitet zu werden. Ganz oben auf der Wunschliste dafür steht bei den meisten der eigene Partner, manche wünschen sich aber auch ihre Mutter, ihre Schwester, eine enge Freundin oder eine Doula als Geburtsbegleiterin. Der Wunsch nach liebevoller Begleitung ist es auch, der Frauen, die eine natürliche Geburt anstreben, und Frauen, die sich einen Kaiserschnitt wünschen, eint: Sie alle wollen im Moment des Mutterwerdens nicht alleine sein, sondern sich unterstützt und getragen fühlen.

Konkret heißt das: Um eine Geburt als gute Geburt zu erleben, braucht jede werdende Mutter:

- ein Umfeld, das sie dabei unterstützt, ihr Baby so zur Welt zu bringen, wie sie es sich wünscht
- konkrete Hilfe im Umgang mit den Geburtsschmerzen
- besondere Unterstützung, wenn die Geburt länger dauert oder kräftezehrender ist als erwartet
- liebevolle Begleitung durch vertraute Menschen
- das gute Gefühl, in sicheren Händen zu sein und professionell betreut zu werden

Der Geburtsplan

Wissenschaftliche Untersuchungen zeigen: Einen Geburtsplan zu schreiben gibt Frauen das Gefühl, mehr Kontrolle über ihren Körper und die bevorstehende Geburt zu haben – und allein dieser psychologische Aspekt führt dazu, dass sie später zufriedener mit ihrem Geburtserlebnis sind und mit einer positiveren Selbstwahrnehmung aus der Geburt gehen. Tatsächlich konnten asiatische Wissenschaftler belegen, dass hohe Erwartungen an die Geburt nicht etwa die Fallhöhe für schwangere Frauen erhöhen, sondern die Chancen auf eine gute Geburt: Je klarer Frauen positive Erwartungen an ihre Geburtserfahrung formulieren, desto positiver erleben sie statistisch gesehen die Geburt, während geringere Erwartungen Frauen im Nachhinein eher unzufrieden mit der Geburt sein lassen.

Beispiel für einen Geburtsplan

Für die Geburt unseres Kindes habe ich folgende Wünsche:

- Bitte bieten Sie mir keine Medikamente zur Schmerzlinderung an. Wenn ich welche wünsche, werde ich von selbst danach fragen.
- Ich möchte unter der Geburt jederzeit essen und trinken können.
- Mein Mann und meine Doula sollen stets bei mir sein, auch im Fall eines Kaiserschnitts.
- Falls es keine medizinische Indikation dafür gibt, möchte ich auf einen Dammschnitt verzichten und lieber einen Dammriss in Kauf nehmen.
- Außer meinem Mann, meiner Hebamme, und, falls es notwendig sein sollte, meinem Arzt sollen sich keine weiteren Personen im Gebärzimmer aufhalten. Ich stelle mich nicht als Testperson für Ärzte in der Ausbildung oder Hebammenschülerinnen zur Verfügung.
- Solange es keine medizinischen Einwände gibt, möchte ich mich jederzeit frei bewegen können. Ich erwarte die dafür notwendige Unterstützung wie ein mobiles CTG-Gerät und, falls ich eine PDA benötigen sollte, eine, mit der ich gehen kann.

- Solange keine medizinische Indikation besteht, möchte ich keine medikamentösen oder manuellen wehenfördernden Mittel, ebenso möchte ich auf wehenhemmende Maßnahmen verzichten. Ich möchte keinen routinemäßigen Zugang gelegt bekommen.
- Soweit es keine medizinische Indikation dafür gibt, sollte auf das Absaugen des Mund- und Rachenraums unseres Babys verzichtet werden.
- Ich möchte unser Baby sofort auf den Bauch gelegt bekommen.
- Durchtrennen Sie nach der Geburt bitte nicht sofort die Nabelschnur, sondern lassen Sie sie erst auspulsieren.
- Mindestens in der ersten Stunde möchte ich nicht unnötig von unserem Baby getrennt werden. Soweit möglich, möchten wir in dieser Stunde unser Baby in Ruhe begrüßen können, ohne Störungen durch Fremde oder Untersuchungen.
- Ich möchte stillen und mein Baby innerhalb der ersten Stunde das erste Mal anlegen.
- Ohne unsere ausdrückliche Zustimmung bekommt unser Baby kein Wasser, keinen Tee, keine Glukose und keine Milchnahrung.
- Unser Baby soll zu keinem Zeitpunkt einen Schnuller bekommen.
- Bitte geben Sie unserem Baby nur nach Absprache mit uns Vitamin K und/oder Vitamin D.

Eine mutmachende und hilfreiche Empfehlung zur Begleitung schwangerer Frauen unter der Geburt ist im Jahr 2018 von der Weltgesundheitsorganisation (WHO) herausgegeben worden. Hier findest Du Argumentationshilfen für Deine persönliche Wunschgeburt: **https://www.who.int/publications/i/item/9789241550215** (Unter anderem auf Englisch, Französisch und Chinesisch verfügbar) sowie unter **www.awmf.org/leitlinien/detail/II/015-083.html**.

Es geht los!

Du willst gar nicht so genau wissen, was bei einer Geburt passiert? Das verstehen wir sooooo gut! Warum wir auf den kommenden Seiten trotzdem ziemlich detailliert beschreiben, was bei einer Geburt passiert, hat einen einfachen Grund: Wissen hilft gegen Angst. Ja, es ist erst mal unangenehm, sich mit einem Thema zu befassen, das mit so vielen Ängsten und Tabus besetzt ist. Aber es kann auch einfach befreiend sein, zu verstehen: Ach das passiert genau, wenn mein Baby zur Welt kommt! Und so kann ich ihm und mir dabei helfen!

Vielleicht möchtest Du ja mal Deinen ganzen Mut zusammennehmen und Dir die folgenden Seiten in Ruhe durchlesen. Wir sind uns sicher: Danach wirst Du nicht mehr Angst vor der Geburt haben, sondern weniger.

Die Zeichnungsblutung

Eine vaginale Blutung kurz vor oder am Beginn der Geburt wird als Zeichnungsblutung oder Zeichnen bezeichnet. Diese Blutung entsteht durch minimale Verletzungen an Gefäßen des Muttermundes bei dessen Eröffnung oder beim Abgang des Schleimpropfes, der den Muttermund verschlossen hat. Sie ist nicht ungewöhnlich und kann einer leichten Regelblutung entsprechen.

- Wenn Du eine vaginale Blutung feststellst, ist es nur normal, wenn Du verunsichert bist.
- Wende Dich zur Klärung, ob alles in Ordnung ist, an Deine Hebamme oder Deine Geburtsbegleiter.
- Nimm Kontakt zu Deinem Kind auf – es ist vermutlich genauso aufgeregt wie Du!

Geburtsbeginn mit Platsch: Der Blasensprung

Die Fruchtblase, die aus zwei Eihäuten besteht und das Kind im Bauch umhüllt, ist mit Fruchtwasser gefüllt. Unter anderem schützt sie das Kind vor Stößen und Keimen. Im Normalfall öffnet sich die Fruchtblase erst unter Wehen, kurz bevor Dein Kind zur Welt kommt. Manchmal beginnt die Geburt aber auch damit, dass Du plötzlich anfängst, Fruchtwasser zu verlieren, obwohl Du noch überhaupt keine Wehen spürst.

Das kann dann ungefähr so aussehen: Du sitzt beim Abendessen und merkst auf einmal, dass es in Deiner Unterhose feucht und warm wird. Mist. Du rennst zur Toilette und merkst: Es hört gar nicht auf … Flüssigkeit fließt in einem Rinnsal aus Dir heraus. Sie riecht süßlich, vielleicht sind kleine, weiße Flöckchen in der Flüssigkeit. Falls das Fruchtwasser nicht klar oder mit weißen Flöckchen durchsetzt ist, sondern eine andere Farbe hat: Bitte merke Dir dies und teile es später Deinen Geburtsbegleitern mit – sie können daraus Rückschlüsse ziehen, wie es dem Baby im Bauch geht. Ist das Fruchtwasser klar und durchsichtig, besteht beispielsweise kein Grund zu erhöhter Wachsamkeit. Ist es hingegen grünlich verfärbt, bedeutet das, dass Dein Kleines vor Schreck seinen ersten Stuhlgang – das sogenannte Kindspech oder Mekonium – ins Fruchtwasser abgesetzt hat. Das ist nicht schlimm, hat aber unter Umständen Auswirkungen darauf, wie Deine weitere Geburtsbegleitung aussieht, damit Dein Baby gesund und sicher zur Welt kommen kann.

Und dann? Atme einmal tief durch und versuche Dich an diese Zeilen zu erinnern. Vermutlich ist Dein Partner hinterhergerannt und ebenso aufgeregt wie Du. Und wenn Ihr schon so aufgeregt seid, wird es auch Euer Kind sein, welches urplötzlich tiefer ins Becken hineingedrückt wird. Versuche auch an das Kind zu denken, ihm und Dir Ruhe zu vermitteln. Es ist nichts Schlimmes passiert, aber es ist sehr wahrscheinlich, dass jetzt die Zeit zum Gebären gekommen ist – auch wenn Du noch etwas Zeit bis zu Deinem eigentlichen Geburtstermin gehabt hättest. Hilfreich wäre es, für den Fall der Fälle sogenannte Flockenwindeln zu Hause bereitzulegen (Du brauchst sie ohnehin spätestens im Wochenbett), normale Binden können diese Flüssigkeitsmengen nämlich nicht auffangen. Wenn Du Dich also nun seelisch und körperlich wieder sortiert hast, kannst Du Kontakt zu Deiner Hebamme aufnehmen oder am geplanten Geburtsort anrufen. Dort wird man Dich beraten, was Du nun machen kannst und welches Vorgehen gut wäre. Die genauen Empfehlungen, wie Du Dich nach einem Blasensprung verhalten sollst, sind regional und international sehr unterschiedlich.

Hier einige Ideen

- In 50 Prozent der Fälle, in denen noch keine Wehen begonnen haben, setzen sie innerhalb von 24 Stunden von alleine ein.
- Zumeist nach 24 Stunden wirst Du zur Geburtseinleitung gebeten, wenn die Wehen nicht von alleine einsetzen. Eine Überwachung wird Dir vermutlich schon zuvor angeraten, hierbei wird das Hauptaugenmerk auf der frühzeitigen Erkennung und gegebenenfalls Behandlung von Infektionen liegen.
- Entsprechend neuesten Forschungsergebnissen ist es nicht notwendig, zu liegen, wenn sich die Fruchtblase nach der 37. Schwangerschaftswoche öffnet. Nur davor und bei Beckenendlage, Schräglage oder Querlage ist ein liegender Transport mit dem Rettungswagen zur Vermeidung eines Nabelschnurvorfalls erforderlich.
- Es gibt viele Möglichkeiten, die Geburt zu fördern, nicht nur mittels Medikamenten sondern auch naturheilkundlich. Vielleicht magst Du Deine Hebamme hierzu befragen.

Und nun: Alles Gute für die Geburt!

Wie eine natürliche Geburt verläuft

Eine spürbare Wehe, dann eine halbe Stunde gar nichts, dann die nächste Wehe: So erleben viele Frauen den Beginn ihrer Geburt. Und sind sich zu Anfang oft gar nicht sicher: Sind das wirklich schon Geburtswehen, oder übt mein Körper nur? Dass die Geburt wirklich losgeht, erkennen Frauen typischerweise daran, dass ihre Wehen stärker, häufiger und regelmäßiger werden.

Doch: So wie jede Frau und jedes Baby einzigartig ist, ist es auch jede Geburt. Dass die meisten Geburten mit langsam einsetzenden Wehen beginnen, die sich allmählich in Intensität und Häufigkeit steigern, bedeutet deshalb noch lange nicht, dass das bei jeder Mutter so sein muss. Manche Frauen berichten auch über sehr plötzlich über sie hereinbrechende Wehen, die gleich im Minutentakt kamen. Andere Frauen wehen über Tage unregelmäßig vor sich hin, ohne das Gefühl zu haben, dass die Geburt schon wirklich losgegangen sei – und sind dann überrascht, wenn es plötzlich ganz schnell geht, weil der Muttermund schon fast geöffnet ist. Und manche Geburten beginnen tatsächlich wie im Kino: mit einem unverhofften Blasensprung, nachdem die Schwangere in einer Pfütze steht. Doch wie auch immer eine Geburt einsetzt: Hat sie einmal begonnen, ist sie nicht mehr aufzuhalten. Denn nun beginnt im Körper der Mutter und ihres Babys ein jahrtausendealtes evolutionäres Programm zu wirken, das dahingehend optimiert ist, beide so kraftvoll und sicher wie möglich durch die Geburt zu lotsen.

Erfahrene Geburtshelfer teilen den Verlauf einer Geburt in drei Phasen ein, die unterschiedlich lange dauern und sich auch ganz unterschiedlich anfühlen.

Die 1. Phase: Muttermund, öffne dich!

Zu Beginn der Geburt schwimmt das Baby in der Gebärmutter, jetzt will es in den Geburtskanal. Dazwischen liegt eine Art Pforte: der sogenannte Muttermund. Dieser Ausgang und Eingang zur Gebärmutter verändert sich im Laufe des Lebens einer Frau immer wieder. In unschwangeren Zeiten ertasten ihn manche Frauen, um zu sehen, wo sie im Zyklus stehen. In der Schwangerschaft behalten Frauenärzte ihn vor allem bei frühzeitigen Wehen genau im Auge, weil eine sehr zeitige Öffnung des Muttermundes auf eine bald bevorstehende Geburt verweisen kann.

Die meisten Frauen haben ihren Muttermund bis zur ersten Geburt jedoch weder gespürt noch wahrgenommen – viele haben nicht einmal gewusst, dass es ihn gibt. Nun ist er plötzlich im Zentrum aller Aufmerksamkeit, denn: Am Anfang jeder natürlichen Geburt steht, dass sich der Muttermund öffnen muss. Und zwar auf zehn Zentimeter Durchmesser: So viel Platz braucht das Baby, um sich aus der Gebärmutter heraus- und in den Geburtskanal hineinzuschieben. Die ersten Geburtswehen nennen Geburtshelfer deshalb Eröffnungswehen: Sie haben das Ziel, den Muttermund Millimeter für Millimeter für das Baby zu öffnen. Wie lange das dauert, ist individuell höchst verschieden. Etwa eine Stunde pro Zentimeter, geben viele Hebammen in Geburtsvorbereitungskursen ihren erstschwangeren Zuhörerinnen als Faustformel an die Hand. Doch der Nutzen solcher Durchschnittswerte ist fraglich: Auch zwei Stunden pro Zentimeter kommen vor und sind völlig im Rahmen, während es bei anderen Frauen viel schneller geht. Fest steht: Die Eröffnungsphase ist meist die längste Phase der Geburt, und dazu eine Zeit, die von vielen Frauen vor allem beim ersten Kind als eher schwierig empfunden wird. Der Grund: Viele Schwangere haben in diesem Stadium der Geburt das Gefühl, nicht viel anderes tun zu können, als die Wehen auszuhalten und darauf zu warten, dass der Muttermund endlich aufgeht.

Wehen passiv zu erdulden, anstatt aktiv mitzuarbeiten, ist häufig die Folge davon, dass Geburtshelfer Frauen nicht gut anleiten: Wer eine Frau mit Wehen stundenlang allein in einem Bett liegen lässt, darf sich nicht wundern, wenn sie dort erschöpft und unsicher einfach liegen bleibt und die Geburt ihres eigenen Kindes mehr oder weniger über sich ergehen lässt. Dabei ist eindeutig belegt: Die Eröffnungsphase wird für Frauen sowohl körperlich als auch seelisch viel leichter, sobald sie dabei mitarbeiten! Ein guter Start in eine natürliche Geburt ist deshalb eine aktive Eröffnungsphase, in der sich die Frau in unterschiedliche Positionen begibt und mit fachkundiger Begleitung nach Wegen sucht, sich der Wehengewalt nicht mit zusammengebissenen Zähnen entgegenzustemmen, sondern sich auf die Wucht der Kontraktionen einzulassen und sich bewusst für ihre Kraft zu öffnen.

Die 2. Phase: Das Baby macht sich auf den Weg

Ist der Muttermund fast ganz offen, verändert sich etwas: Das Baby im Bauch schiebt nun spürbar sein Köpfchen nach unten. Es merkt: Gleich ist mein Weg frei! Und bringt sich in Position, um in den Geburtskanal einzutreten. In diesem Stadium der Geburt erleben viele Frauen einen emotionalen Einbruch: Nach stundenlanger Geburtsarbeit haben sie ausgerechnet jetzt das Gefühl, einfach nicht mehr zu können. Spannenderweise ist für erfahrene Hebammen ausgerechnet das Schimpfen und Klagen einer Gebärenden, nun aber wirklich keine Kraft mehr zu haben und einfach nur noch nach Hause zu wollen, ein gutes Zeichen. Denn diese für die sogenannte Übergangsphase typischen Äußerungen verweisen darauf, dass nun auch die zweite Phase der Geburt bald geschafft ist und das Baby gleich zur Welt kommt.

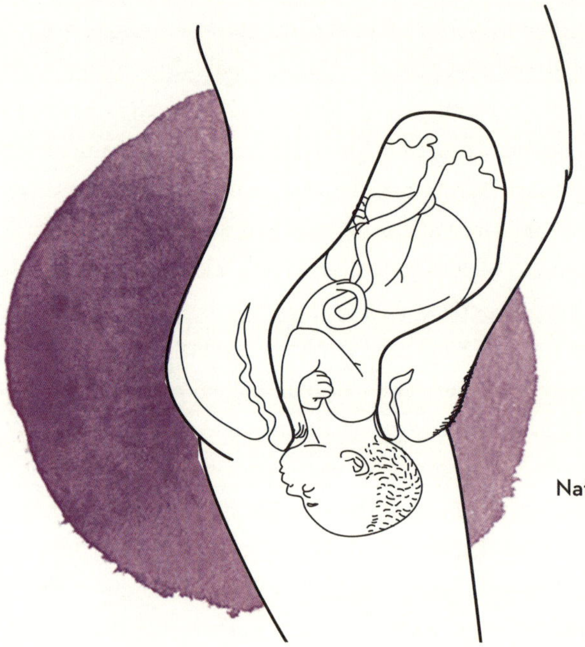

Natürliche Geburt

Die 3. Phase: Jetzt wird geboren!

Der Muttermund ist bis auf den letzten Saum hin verschlupft (mehr dazu ab S. 239), das Baby drückt nun kräftig mit seinem Köpfchen nach unten und schiebt sich mit einer Schraubbewegung ins Becken. Das fühlt sich vielleicht komisch an! Manchen Frauen macht es Angst, zu spüren, wie ihr Becken von innen geweitet wird – kann so ein Beckenknochen eigentlich zerspringen? Keine Panik: Das passiert nicht! Die Beckenknochen sind zwar massiv, aber untereinander verschiebbar, sodass das Baby sich gefahrlos durchschieben kann.

Ganz typisch dabei: Das Gefühl, plötzlich ganz, ganz dringend noch mal aufs Klo zu müssen. Nicht verwirren lassen: Das ist das Kind, das bei seinem Weg durch den Geburtskanal auf Beckenknochen, Steißbein und Darm drückt. Einige Frauen erleben dabei den Druck in den Darmbereich so stark, dass sie das Gefühl haben, ihr Baby wolle durch den falschen Ausgang zur Welt kommen – auch das kann natürlich nicht passieren und ist nichts als ein Zeichen dafür, dass es nun wirklich nicht mehr lange dauert.

Unverkennbares Zeichen für den Beginn der allerletzten Phase ist dann der plötzlich einsetzende starke Drang, das Baby bei den Wehen aktiv mit nach draußen zu schieben. Das Einsetzen der sogenannten Presswehen empfinden viele Frauen als einen so unglaublich starken Druck nach unten, dass sämtliche Instruktionen von Hebammen und Ärzten in diesem Moment bedeutungslos werden. Das Einzige, was jetzt noch zählt, ist der Befehl des eigenen Körpers: SCHIEB!

In den letzten Momenten der Geburt wird der Körper der Frau noch einmal von einem riesigen Schub Adrenalin dermaßen aufgeputscht, dass alle Erschöpfung der Übergangsphase verfliegt. Mit unbändiger Kraft drückt die Mutter ihr Kind auf die Welt, was oft mit einem archaischen Urschrei einhergeht, der von einer ungeheuren Kraftanstrengung zeugt. Das Austreten des Köpfchens spüren viele Frauen an einem scharfen Brennen am Scheidenausgang. Dann braucht es noch einen kräftigen Schub, mit dem die Schultern geboren werden – und der Rest des kleinen Körpers flutscht einfach hinterher. Es ist vollbracht – Dein Baby ist geboren!

Was dann geschieht: Die Nachgeburtsphase

Kein Grund zur Eile: Das ist in den Minuten nach der Geburt das oberste Prinzip. Geht es Mutter und Kind gut, gibt es keinen Grund, das Kleine sofort hochzunehmen oder gar zu untersuchen. Auch die Nabelschnur kann erst mal ruhig dranbleiben: Sie versorgt das Baby auch in den ersten Minuten nach der Geburt noch mit wertvollem Sauerstoff.

Manche Mütter wünschen sich, dass ihnen ihr Baby gleich auf die nackte Brust gelegt wird, andere wollen ihr Kind zunächst ganz in Ruhe betrachten, bevor sie es aufnehmen und Haut an Haut mit ihm kuscheln. Viele Mütter werden bei diesem ersten Hautkontakt von Glückshormonen geradezu überflutet, während andere so erschöpft und überwältigt von der Geburtserfahrung sind, dass sie in den ersten Minuten danach das Gefühl haben, vor lauter Reizüberflutung irgendwie gar nichts mehr spüren zu können – beides ist ganz normal. Ein Gefühl kennen jedoch fast alle Mütter: Sie sind froh, die Geburt geschafft zu haben und haben nicht die geringste Lust auf noch mehr Wehen.

Noch ist die Geburt aber nicht ganz vorbei: Nachdem das Baby geboren ist, muss nun auch noch sein Zuhause der vergangenen neun Monate geräumt werden. Und das heißt: Innerhalb der ersten Stunde nach der Geburt wird mit einigen wenigen Kontraktionen auch noch die Plazenta geboren, die das Baby bisher mit Nahrung und Sauerstoff versorgt hat. Diese sogenannte Nachgeburt ist ein Klacks im Vergleich zur »richtigen« Geburt kurz zuvor, trotzdem fühlen viele Frauen einen gewissen inneren Widerstand dagegen, jetzt noch mal Wehen zu haben und noch mal mitschieben zu müssen, wo sie doch eigentlich nur mit ihrem Baby schmusen wollen. Für Geburtshelfer ist die Geburt jedoch erst mit der Geburt der Plazenta ganz abgeschlossen: Ist diese vollständig, können sie sichergehen, dass keine Reste in der Gebärmutter zurückgeblieben sind und dass es keinen Grund gibt, Mutter und Kind in ihrer Kennenlernzeit zu stören.

Ein bis zwei Stunden nach der Geburt ist es dann sinnvoll, vorsichtig danach zu sehen, ob die Mutter sich bei der Geburt Risse oder andere kleine Verletzungen zugezogen hat, und diese dann gegebenenfalls unter lokaler Betäubung zu nähen. Sich so kurz nach der Grenzerfahrung Geburt schon wieder da unten anfassen, untersuchen und eventuell sogar nähen zu lassen, kostet viele Mütter Überwindung. Was hilft: Das Baby dabei auf der Brust liegen zu haben und seinen ganz besonderen Neugeborenenduft einzuatmen. Der macht nämlich ein bisschen high – und lässt so im Idealfall die Hebamme oder Ärztin am anderen Ende des Bettes in einem Nebel aus Glückshormonen verschwinden.

Das Geheimnis guter Geburtsbedingungen

Es ist wirklich faszinierend, wie die Natur dafür gesorgt hat, dass Menschenmütter selbstbestimmt und sicher ihre Babys zur Welt bringen können – trotz erschwerter Bedingungen dank aufrechtem Gang und verhältnismäßig großen Babyköpfchen, wie sie bei uns Menschen nun mal üblich sind. Der Trick: Mit Einsetzen der Geburtswehen schüttet der weibliche Körper einen ganz speziellen Hormon-Cocktail aus, der beeinflusst, wie Du die Geburt erlebst. Und diese Hormone haben es wirklich in sich! Sie regen die Wehen an, lindern gleichzeitig die Geburtsschmerzen, bringen Dich vielleicht sogar in Trance, geben Dir Energie und Durchhaltevermögen und öffnen gleichzeitig Dein Herz ganz weit für den kleinen Menschen, der da kommen wird.

Klingt zu gut, um wahr zu sein? Und so gar nicht nach dem, was viele Frauen von ihren Geburten erzählen? Nun ja: Diese Botenstoffe gibt es garantiert, und ihre Wirksamkeit als Wehenbeschleuniger, Schmerzlinderer, Beruhigungsmittel, High-Macher und Liebeshormon sind klar bewiesen. Doch die Sache hat einen Haken: Die natürlichen Geburtshormone können ihre Arbeit nur unter bestimmten Rahmenbedingungen tun: Dafür brauchen sie viel Ruhe, dämmeriges Licht, wenig direkte Ansprache, wenig Berührungen. Bei Stress und Panik verziehen sie sich lieber. Klingt gemein, hat aber einen guten Grund: In der Menschheitsgeschichte war es schließlich sinnvoll, die Geburt eines Babys unter schlechten Geburtsbedingungen – etwa auf der Flucht oder in anderen hektischen Situationen – möglichst lange aufzuhalten. Gute Geburtsbedingungen hingegen waren stets geschützte Geburtsbedingungen: Wenn eine Frau im Kreis anderer Frauen im Schein des Feuers ohne Störungen von außen in Ruhe ihr Kind kriegen konnte.

Fortschrittliche Geburtsorte setzen deshalb heute ganz bewusst auf Geburtsbedingungen, die es Deinen körpereigenen Geburtshelfern leicht machen, Dich bei der Geburt zu unterstützen: Wo Du Dich sicher und geborgen fühlen, Dich frei bewegen und auch mal zurückziehen kannst, wo das Licht gedimmt ist und Gespräche allenfalls in gedämpftem Tonfall geführt werden und wo Du einfühlsam unterstützt und begleitet wirst – da lassen sich die hilfreichen Hormone leichter hervorlocken. Und sorgen nachweislich dafür, dass Du weniger Schmerzmittel brauchst, ein geringeres Kaiserschnitt-Risiko hast und die Geburt nachher in besserer Erinnerung behältst.

SABINE Bewegung und Ruhe – beides hat seine Berechtigung

Ja, es stimmt: Die komplette Eröffnungsphase liegend im Bett zu verbringen ist eher ungünstig. Doch aktiv bei der Geburt mitzuarbeiten heißt nicht, permanent in Bewegung sein zu müssen. Das kostet nämlich unglaublich Kraft, und die ist beim Kinderkriegen eine kostbare und endliche Ressource. Deshalb plädiere ich für eine gesunde Balance aus aktiven Geburtsphasen und Entspannungszeiten, in denen die Gebärende sich ruhig hinlegen und vielleicht sogar ein bisschen schlafen kann.

Die günstigsten Geburtspositionen

In Filmen sehen Geburten irgendwie immer gleich aus: Frauen liegen auf dem Rücken, die Beine angewinkelt, den Oberkörper aufgestützt, und werden beim Pressen angefeuert. Dabei ist die Rückenlage für eine natürliche Geburt die unvorteilhafteste Geburtsposition gleich nach dem Kopfstand!

Grund dafür ist, dass bei Geburten im Idealfall auch die Schwerkraft mithilft: Steht, hockt, sitzt oder kniet die Frau unter der Geburt, wird das Baby so automatisch nach unten, also in Richtung Ausgang gedrückt. Nur im Liegen klappt das nicht: Da zieht die Schwerkraft das Baby nach unten, während es eigentlich nach vorne muss. Woran liegt es dann, dass trotzdem so viele Frauen – nicht nur im Fernsehen! – ihre Babys im Liegen kriegen?

Aus ganz banalen Gründen wurde die Geburt in Rückenlage in den Geburtskliniken dieser Welt inzwischen zum Standard: Frauen, die auf dem Rücken liegen, lassen sich gut per CTG überwachen, können einfach mit Infusionen und Spinalanästhesien versorgt werden und lassen sich leicht vaginal untersuchen – sie liegen dafür ja schon in der richtigen Position auf einer bequemen Höhe. Dumm nur, dass die für Geburtshelfer so praktische Rückenlage für den Geburtsverlauf selbst so viele Nachteile hat: Das Baby findet nicht nur schwerer den Weg durch den Geburtskanal, seine Mutter trägt von einer Geburt in Rückenlage statistisch gesehen auch deutlich mehr Scheidenrisse und andere Geburtsverletzungen davon als in aufrechteren Geburtspositionen.

Wünschst Du Dir eine natürliche Geburt, ist ein wichtiger Schritt dahin deshalb, sich mit anderen Geburtspositionen vertraut zu machen. Eine gute Hebamme ermutigt Dich dann unter der Geburt, immer wieder verschiedene Positionen einzunehmen und so herauszufinden, welche Geburtsposition für Dich am besten passt. Viele Frauen gebären ihre Kinder gerne in der tiefen Hocke, gehalten von ihrem Partner. Andere bekommen ihre Kinder im Vierfüßlerstand oder vor dem Bett kniend. Und wenn Du unter der Geburt plötzlich doch den starken Impuls verspürst, Dich auf den Rücken zu legen? Dann kann auch das für Dich eine gute Geburtsposition sein, natürlich. Entscheidend für eine gute Geburt ist allein, dass Du selbst in die Haltung findest, in der es Dir gut geht.

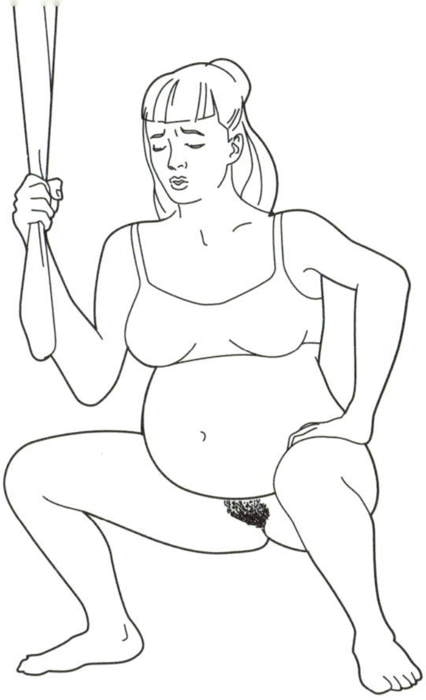

Die tiefe Hocke sieht anstrengend aus, wird von vielen Frauen aber als sehr kraftvolle Geburtsposition empfunden – auch, weil die Schwerkraft mithilft.

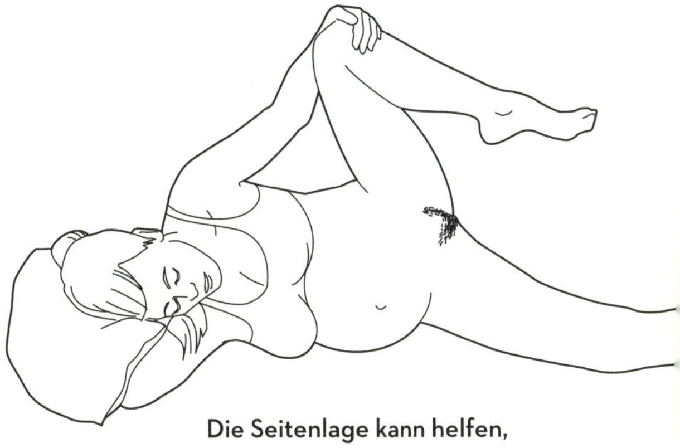

Die Seitenlage kann helfen, Kraft zu sparen und sehr schnelle Geburtsverläufe etwas abzumildern.

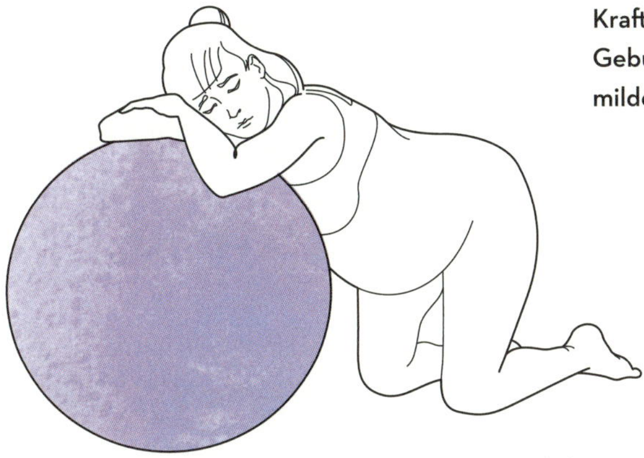

Kniend können viele Frauen die Wehen gut veratmen. Dabei stützen sie sich entweder auf einen Ball, auf das Bett oder auf ihren Partner.

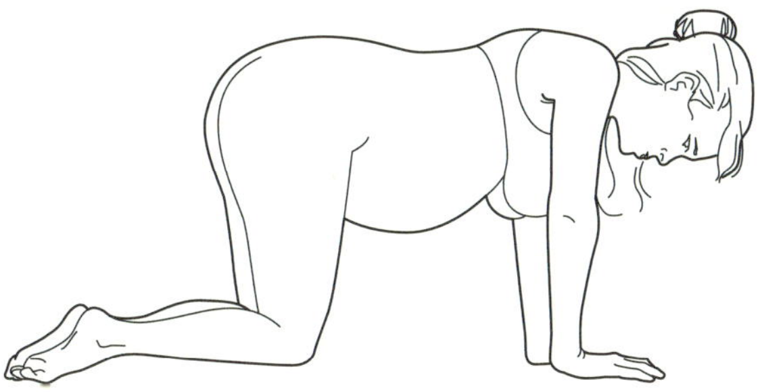

Der Vierfüßlerstand gibt Dir die optimale Möglichkeit, Dich unter der Geburt zu bewegen und der Kraft der Wehen nachzugeben, um Deinem Baby nach draußen zu helfen.

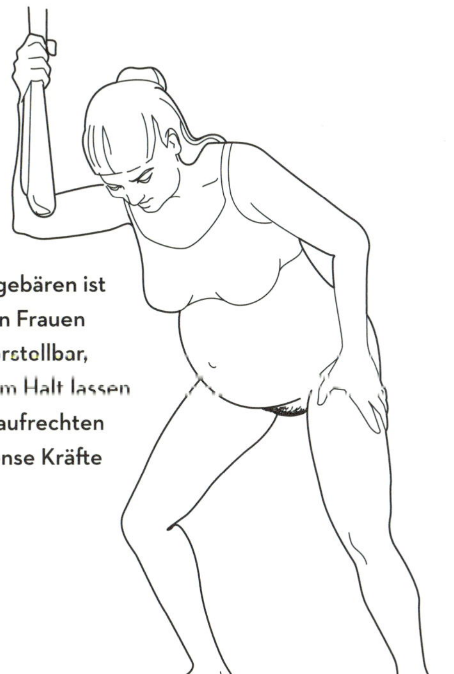

Im Stehen zu gebären ist für die meisten Frauen zunächst unvorstellbar, doch mit gutem Halt lassen sich in dieser aufrechten Position immense Kräfte mobilisieren.

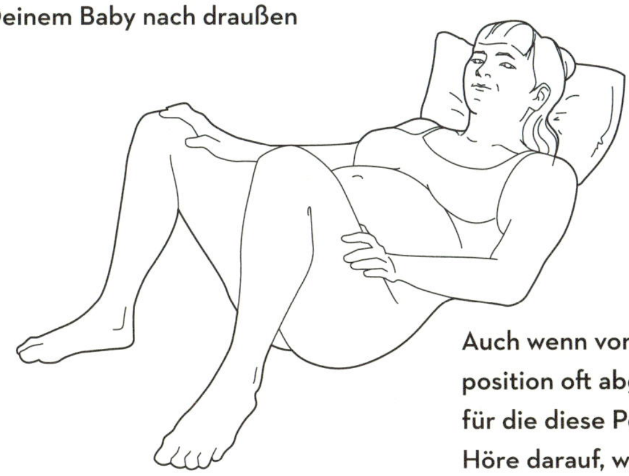

Auch wenn von der Rückenlage als Geburtsposition oft abgeraten wird, gibt es Frauen, für die diese Position genau die Richtige ist. Höre darauf, was Dein Körper Dir sagt!

Wie Du Dir selbst durch die Geburt helfen kannst

Gebären heißt sich öffnen. Das wird Dir umso leichter fallen, wenn es Dir gelingt, trotz aller Anstrengung und aller Schmerzen nicht gegen die Wehen anzukämpfen, sondern loszulassen, mitzuarbeiten und Dich ganz bewusst »aufzumachen«. Diese fünf Tricks können dabei helfen:

Das Geheimnis der richtigen Atmung. Richtig zu atmen hast Du wahrscheinlich schon im Geburtsvorbereitungskurs geübt. Wenn Du angesichts der Wehenmacht alles wieder vergessen hast, ärgere Dich nicht: Das ist total normal. Deine Hebamme zeigt Dir sicher gerne, wie Du jetzt in eine für Dich hilfreiche Atmung finden kannst. Gehen davon die Schmerzen weg? Das wäre zu viel versprochen. Aber die Erfahrung zeigt, dass gutes Atmen die Wehen tatsächlich erträglicher machen kann.

Tönen macht offen. Tiefe Töne gegen Geburtsschmerzen: Klingt verrückt, hilft aber tatsächlich. Und so geht's: durch die Nase einatmen, kurz die Luft anhalten und dann durch den Mund mit einem laaaangen, gesungenen Ton auf »Aaaaa-ah« wieder ausatmen. Die weite Öffnung des Mundes führt dabei unterbewusst dazu, dass wir auch an einer anderen Stelle unseres Körpers »aufmachen« – da, wo das Baby raus soll, nämlich!

Die Macht der Bilder. Zugegeben: Dass Bilder in Deinem Kopf das Geburtsgeschehen beeinflussen sollen, klingt erst mal etwas esoterisch. Aber es funktioniert wirklich: Stellst Du Dir während der Eröffnungsphase beispielsweise eine sich öffnende Blume vor – besonders gut geht das mit einer Sonnenblume oder einer Lotusblüte – öffnet sich Dein Muttermund tatsächlich schneller. Wieso genau das funktioniert, weiß keiner – aber die Macht solcher Bilder hat schon vielen Gebärenden geholfen.

In den Schmerz atmen. Wehen können an ganz unterschiedlichen Stellen wehtun: im Bauch, im Rücken, im Becken, in den Beinen ... Wo immer Du die Schmerzen auch spürst – manchmal hilft es, zu versuchen, genau an diesen Ort hin zu atmen. Klingt erst mal seltsam, weil Luft natürlich immer in die Lunge geht, hilft aber wirklich: Wenn Du Deine Atmung gedanklich auf eine bestimmte Stelle Deines Körpers richtest, ist sie kurze Zeit später nämlich tatsächlich messbar besser durchblutet.

In Bewegung bleiben. So eine Geburt ist irre anstrengend – da ist es nur verständlich, dass Du vielleicht den Impuls hast, Dich hinzulegen und die Sache einfach über Dich ergehen zu lassen. Doch Deinem Baby fällt es leichter, in den Geburtskanal zu rutschen, wenn Du in Bewegung bleibst: Wenn Du während der Wehenpausen immer mal wieder die Position wechselst, gehst und stehst, kniest und hockst oder Dein Becken kreisen lässt, wird Dein Baby im Bauch nämlich so zurechtgeruckelt, dass es sich prima in den Geburtskanal vorarbeiten kann.

SABINE Marathon-Geburten

Viele Eltern wünschen sich für die Geburt vor allem eines: Dass sie schnell geschafft ist. Doch es gibt Geburten, die dauern einfach lange. Sehr lange. Manche Paare habe ich mehr als einen Tag lang begleitet, bis ihr Baby endlich da war. Für viele Menschen ist das unvorstellbar: als Mutter so lange zu kämpfen, aber auch als Hebamme so lange am Stück die Verantwortung zu tragen. Doch ich habe selbst immer wieder erleben dürfen, wie Menschen bei einer solchen Marathon-Geburt über sich hinauswachsen. Die Eltern, die immer neue Kraftreserven aktivieren. Das Kind, das die ganze Zeit mitarbeitet. Und natürlich auch die Hebamme, die stets sicherstellen muss, dass es allen Beteiligten noch gut geht. Ich habe es oft erlebt, dass Frauen nachher sagten: Zum Glück ging es nicht so schnell, wie ich gehofft hatte – wir haben diese Zeit einfach gebraucht!

NORA Wenn das Baby ganz schnell kommt

Meine zweite Geburt war eine richtige Blitzgeburt: Um drei Uhr nachts wachte ich mit leichten Wehen auf, um 3.10 Uhr weckte ich meinen Mann, um 3.20 Uhr riefen wir Sabine an, die sofort ins Auto sprang – und um 3.25 Uhr spürte ich plötzlich schon den Drang, zu schieben, da waren mein Mann und ich noch ganz alleine zu Hause. Ich versuchte noch, den Pressdrang zu unterdrücken, doch mein Körper hatte offensichtlich andere Pläne: »Ich sehe schon das Köpfchen«, rief mein Mann, da parkte Sabine gerade vor unserem Haus und spurtete die Treppen hinauf. Ich weiß noch, wie ich in diesem Moment an einen Satz aus dem Geburtsvorbereitungskurs zurückdachte: »Den schnellen Babys geht es immer gut«, hatte Sabine da gesagt. »Deshalb keine Angst vor einer Sturzgeburt: Diese Kinder sind danach immer völlig fit, sonst hätten sie die Geburt gar nicht so rasant geschafft!« Die Erinnerung an diese Worte nahm mir alle Angst. Ich holte noch einmal tief Luft – und brachte mein Kind zur Welt, wenige Sekunden, bevor Sabine durch die Tür kam.

Die Wassergeburt

Das Baby in der warmen Wanne zur Welt bringen: Eine tolle Vorstellung, oder? Tatsächlich erleben viele Frauen Wassergeburten als ausgesprochen sanft und schön, das Verletzungsrisiko ist gering, und die Babys kommen oft tiefenentspannt zur Welt. Damit aus der Wassergeburt tatsächlich etwas werden kann, ist es jedoch wichtig, vorher ein paar Details abzuklären.

- Sind am ausgewählten Geburtsort in den letzten Monaten tatsächlich Babys im Wasser zur Welt gekommen? In vielen Kliniken wird die Badewanne nämlich eher zur Entspannung während der Eröffnungsphase genutzt, zur eigentlichen Geburt geht's dann aber doch ins Bett.
- Gibt es irgendwelche Vorbedingungen, die am Geburtsort erfüllt sein müssen, um in die Wanne zu dürfen? (Manche Kliniken bestehen auf einer Voranmeldung, andere auf einen Hepatitis-C-Test, wieder andere schließen Frauen aus, die bereits einen Kaiserschnitt hatten)
- Die Chancen auf eine echte Wassergeburt steigen, wenn Du nicht zu früh in der Eröffnungsphase in die Wanne gehst, sondern erst wenn Dein Muttermund schon ein Stück geöffnet ist.

Jede Geburt hat ihre Klippen

SABINE Du musst nicht leiden!

Wie Frauen mit Geburtsschmerzen umgehen, ist ganz verschieden. In meiner Arbeit in der außerklinischen Geburtshilfe habe ich oft erlebt, dass Gebärende in Sachen Schmerzbewältigung regelrecht über sich hinauswachsen können, wenn sie erst mal die für sie richtige Position und Atmung gefunden haben – doch das heißt nicht, dass Du mit dem Ehrgeiz in die Geburt gehen musst, ebenfalls ohne Schmerzmittel zu gebären. Im Gegenteil: Heute muss hierzulande zum Glück keine Frau mehr die Geburt ihres Kindes als Qual erleben. Vom Schmerzmittel per Tropf bis zur PDA gibt es in der Klinik viele Möglichkeiten, Leiden zu lindern und neue Kraft zu schenken. Und es ist völlig legitim, diese Helfer auch zu nutzen.

»Ich werde das schon schaffen« ist eine großartige Grundeinstellung, um in die Geburt zu gehen. Doch genauso wichtig ist es, Dich emotional darauf einzustellen, dass es vermutlich Momente geben wird, an denen Du genau daran zweifeln wirst. Denn fast jede Geburt hält Momente bereit, an denen Schwangere am liebsten alles hinschmeißen würden. Typische Klippen auf der Geburtsreise sind zum Beispiel:

- **Das fiese Erbrechen.** Die Muskelkontraktionen bei den ersten Wehen drücken nämlich nicht nur das Baby in der Gebärmutter ordentlich zusammen, sie nehmen auch Magen und Darm mit in die Mangel. Die Folge: Viele Frauen kriegen jetzt erst mal Durchfall und müssen sich übergeben – nicht gerade ein Traumstart in die Geburt! Doch zum Glück sind diese unangenehmen Begleiterscheinungen des Geburtsbeginns bald vorbei: Sind Magen und Darm erst mal leer, lässt das Krankheitsgefühl nach, und die Geburtsarbeit kann beginnen.
- **Der Geburtsschmerz ist schlimmer als gedacht.** Über Geburtsschmerzen lesen oder reden ist das eine, sie plötzlich am eigenen Leib zu spüren etwas völlig anderes – klar, dass viele Frauen da von der Heftigkeit der Wehen erst mal völlig überwältigt sind und angespannt versuchen, dem Schmerz auszuweichen. Jetzt wird es Zeit, Deine Hebamme an Bord zu holen: Sie weiß, wie

Du aus der Spirale aus Angst und Anspannung herausfinden und in einen Atemrhythmus finden kannst, der die Wehenarbeit unterstützt und die Schmerzen erträglicher macht.

- **Die Angst, dass das noch stundenlang so weitergeht.** Viel belastender als die Geburtsschmerzen selbst empfinden viele Frauen die Angst vor dem, was noch vor ihnen liegt. Dauern Geburten nicht üblicherweise viele Stunden? Werden Wehen nicht immer heftiger und noch schmerzhafter? Allein der Gedanke daran lässt in vielen Frauen die blanke Panik hochsteigen. Dabei werden Geburtsschmerzen keineswegs immer schlimmer, im Gegenteil: Zahlreiche Frauen empfinden die ersten Wehen als die schwersten. Hast Du Dich also erst mal in die Geburt eingefunden, ist der schlimmste Part oft schon geschafft. Und die Presswehen ganz zum Schluss, vor denen sich manche Frauen fürchten, beschreiben viele Mütter als das Beste an der Geburt überhaupt: So viel Power spürt man selten im Leben! Und das Gefühl, das eigene Kind mit aller Kraft ins Leben zu schieben, ist einfach unvergleichlich.
- **Schwach und elend statt stark und selbstbewusst.** Kraftvoll zu gebären ist für viele Frauen eine tolle Vorstellung. Umso enttäuschender ist es da, wenn die Geburt so kräftezehrend ist, dass Du irgendwann das Gefühl hast, einfach nicht mehr zu können. Doch selbstbestimmt gebären heißt nicht, dass dabei keine Schwäche erlaubt ist. Im Gegenteil: Es gehört zum ganz normalen Rhythmus natürlicher Geburten, dass sich Phasen der aktiven, tatkräftigen Wehenarbeit mit Phasen des Ausruhens abwechseln. Sich zwischendurch erschöpft und ausgebrannt zu fühlen ist also ein ganz normaler Bestandteil einer selbstbestimmten Geburt. Deine Hebamme kann Dir dabei helfen, in solchen Momenten neue Kraft und neue Zuversicht zu schöpfen.

NORA — Das Paar als Geburtsteam — SABINE

Für mich war bei allen meinen Geburten mein Mann die größte Stütze. Einfach weil er da war, ruhig blieb, meine Hand hielt und mir Mut zusprach. Mehr brauchte er eigentlich gar nicht zu tun.

Das erlebe ich auch oft so, auch wenn Männer selbst oft das Gefühl haben, bei der Geburt eine ziemlich unwichtige Nebenrolle zu spielen und fast nichts für ihre Partnerin tun zu können.

Was sagst Du diesen Männern?

Dass jede Frau unter der Geburt etwas anderes braucht – aber fast jede wünscht sich etwas, das ihr ihr Partner geben kann. Manche wünschen sich, dass er einfach nur da ist. Andere brauchen eine ganz aktive Form der Unterstützung: anfeuern, festhalten, mitatmen.

Ich kenne aber auch Frauen, die sagen: Wenn ich ehrlich bin, hat mich mein Mann im Kreißsaal mit seiner Nervosität eher gestresst.

Deshalb ist gute Hebammenbegleitung so wichtig: Damit der Mann auch mal rausgehen und durchatmen kann, ohne seine Frau allein zu lassen.

Mein Mann hat gesagt, ihm habe es am meisten geholfen, sich bei der Geburt nicht so sehr auf die Wehen zu konzentrieren, sondern auf die Wehenpausen. Auf die Zeit also, in der wir zusammen ausruhen und Kraft sammeln konnten.

Ich erinnere mich sehr gut daran. Es ist ein wahres Geschenk, wenn der Partner als Fels in der Brandung dasteht und zu erspüren versucht, was seine Frau gerade braucht.

Hauptsache natürlich?

Eine natürliche Geburt – das wünschen sich die meisten Frauen. Doch was heißt das überhaupt genau: Natürlich? Klar: In unserem modernen Sprachgebrauch nutzen wir den Begriff der »natürlichen Geburt« vor allem, um vaginale Geburten von den immer häufiger werdenden Kaiserschnittgeburten abzugrenzen. Doch in dem Begriff der Natürlichkeit schwingt weit mehr Bedeutung mit als der Verzicht auf eine Operation. Eine natürliche Geburt, darunter verstehen die meisten Menschen auch: eine Geburt, wie die Natur sie vorgesehen hat. Ein schöner Gedanke, gerade für werdende Eltern: der Natur nicht ins Handwerk zu pfuschen, sondern die Geburt ihren natürlichen Gang gehen zu lassen – sanft, frei, ungezähmt und ohne künstliche Eingriffe von außen: »Die Natur weiß schon, was sie tut.«

In dieser Überzeugung steckt eine große Kraft – und gleichzeitig ein großes Enttäuschungspotenzial. Denn was, wenn die Geburt trotz allen Vertrauens in Mutter Natur nicht so glatt verläuft wie erhofft? Viele Frauen suchen dann die Schuld bei sich: Die Natur macht schließlich keine Fehler. – Stimmt das überhaupt?

Tatsache ist: Das gerade unter Schwangeren beliebte Bild von »Mutter Natur«, die für uns alle sorgt und schon von Anbeginn der Menschheit alle Weichen so gestellt hat, dass wir unsere Kinder gut und sicher zur Welt bringen können, ist nicht gänzlich falsch – es hat aber einen entscheidenden blinden Fleck. Die Natur denkt und handelt nämlich nicht wie ein Mensch und erst recht nicht wie eine Mutter, die sich um jedes einzelne ihrer Kinder sorgt. Stattdessen spiegelt sich in dem, was wir unter dem »Lauf der Natur« verstehen, das Grundprinzip der Evolution: Ziel ist das Überleben einer Art – einzelne Lebewesen spielen dabei keine Rolle. So hat die Natur dafür gesorgt hat, dass Menschenfrauen Menschenbabys auch ohne Eingriffe von außen gut und sicher zur Welt bringen können – mit einer gewissen »Fehlerquote«, die aus evolutionärer Sicht nicht weiter dramatisch ist: Wenn bei jeder zehnten oder zwanzigsten Geburt etwas schiefgeht, gefährdet das schließlich nicht den Fortbestand unserer Art. Spätestens an diesem Punkt wird klar: »Mutter Natur« kann nicht nur schützend und fürsorglich, sondern auch kaltherzig und grausam sein.

Zum Glück liegt es in der Natur des Menschen, dem nicht tatenlos zuzusehen, sondern einzugreifen, d. h., Leiden zu verringern und Leben zu retten. In Bezug auf Deine Geburt heißt das: Es ist gut, der Natur zu vertrauen – darauf, dass sie uns Frauen darauf vorbereitet hat, unsere Kinder aus eigener Kraft zur Welt zu bringen. Aber wenn das aus irgendeinem Grund nicht klappt, ist das nicht Dein Fehler, sondern nur ein Beleg dafür, dass auch in der Natur Dinge schieflaufen können. Eine nicht natürliche Geburt ist deshalb keine Geburt zweiter Klasse, sondern eine Erinnerung daran, dass gute Geburtshilfe immer beides bedeutet: die gesunden Abläufe einer natürlichen Geburt nicht unnötig zu stören. Und bei nicht gesunden Geburtsverläufen so entschlossen einzugreifen, dass Mutter und Kind nicht in Gefahr geraten.

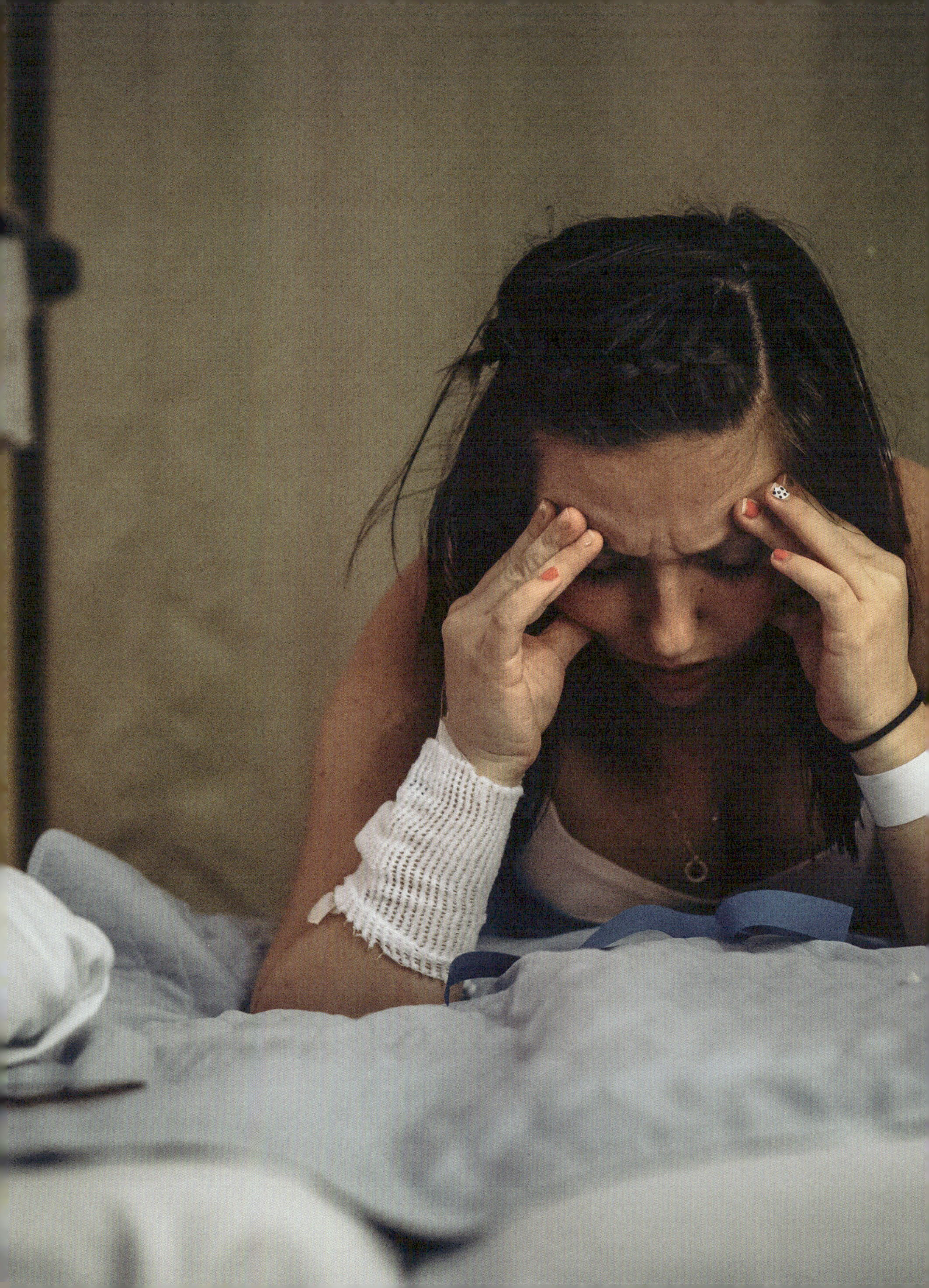

Die Sache mit den Schmerzen

Denken wir an eine Geburt, so denken wir an Schmerzen. Das verrät allein schon unsere Sprache: Die Wehen heißen Wehen, weil sie so wehtun. Der Kreißsaal heißt Kreißsaal, weil die Frauen darin vor Schmerzen kreischen. Und schon in der Bibel steht geschrieben, dass wir Frauen unsere Kinder unter Schmerzen gebären sollen. Kein Wunder, dass Kinderkriegen und Schmerzen für uns untrennbar miteinander verknüpft sind. Die Folge: Die meisten Schwangeren fürchten sich davor, die Schmerzen könnten für sie geradezu unerträglich sein. Deshalb nimmt dieser Punkt auch bei jedem Info-Abend im Krankenhaus besonders viel Raum ein: »Möglichkeiten der Schmerzlinderung in unserem Hause«.

Dass Geburten auch ganz anders erlebt und beschrieben werden können, zeigt ein Blick in andere Länder und Kulturen. So lautet das englische Wort für »Wehen« beispielsweise »labour«, also »Arbeit« – und lenkt damit den Fokus weg von den Schmerzen und hin zu der Anstrengung, welche die Kontraktionen für die Frau bedeuten. In einigen afrikanischen Volksstämmen wird der Geburtsschmerz hingegen als »Lotse« bezeichnet – schließlich zeigt er der Gebärenden und den Frauen, die sie begleiten, wie weit die Geburt schon fortgeschritten ist und welche Position die Frau am besten einnehmen soll, um dem Baby herauszuhelfen.

Bei einer Geburt erleben Frauen viele intensive Gefühle: Kraft, Aufregung, Anstrengung, Demut, Vorfreude können darunter sein, und natürlich auch Schmerzen. Doch anders, als unsere Sprache und die Darstellung von Geburten in westlichen Büchern und Filmen vermuten lässt, müssen Schmerzen unter der Geburt weder das Einzige sein, was Du spürst, noch müssen sie die prägendste Empfindung im Mix der Emotionen sein.

Keine Frage: Geburtsschmerzen können heftig sein, sie können sich überwältigend stark und unheimlich schlimm anfühlen. Sie können aber auch zum Hintergrundrauschen einer Geburtserfahrung werden, in der das Gefühl eigener Kraft und Stärke dem Schmerz die Spitze nimmt und ihn erträglich macht, all seiner Wucht zum Trotz. Doch wovon hängt es ab, als wie schmerzhaft eine Frau ihre Geburt erlebt?

Eine Frage der Biologie. Menschen sind unterschiedlich schmerzempfindlich. Es gibt Frauen, die nehmen Geburtsschmerzen schlicht nicht so intensiv wahr wie andere – auch ohne spezielle Vorbereitung.

Eine Frage der Erwartung. Was wir spüren, hängt immer stark davon ab, womit wir rechnen. Gehen wir davon aus, dass eine Geburt furchtbar wehtun wird, erleben wir die Schmerzen intensiver, als wenn wir innerlich damit rechnen, dass sich die Schmerzen im Rahmen des Erträglichen bewegen werden.

Eine Frage der kulturellen Zuschreibungen. Unsere Gefühle werden immer auch davon geprägt, was in unserer Gesellschaft als normal gilt. Wachsen Mädchen mit dem festen Bild auf, dass Geburten ganz schlimm wehtun, erleben sie sie später auch als schmerzhafter, als wenn sie mit der kulturellen Prägung aufwachsen, dass Geburten vor allem ein freudiges Fest sind.

Eine Frage der Begleitung. Von einem vertrauten Menschen umsorgt zu werden senkt unser Schmerzempfinden nachweislich. Frauen, die eine Eins-zu-eins-Betreuung durch ihre Hebamme oder eine vertraute Doula erfahren, erleben ihre Geburten als signifikant weniger schmerzhaft als Frauen, die sich unter der Geburt alleingelassen fühlen.

Eine Frage der anderen Gefühle. Empfindungen beeinflussen sich gegenseitig, im Guten wie im Schlechten. So können Vorfreude, Euphorie und Dankbarkeit unser Schmerzempfinden signifikant verringern, während Angst und Verzweiflung Schmerzen unerträglich stark werden lassen können.

SABINE Wenn sich alle Pläne ändern

Die Geburt steht bevor, der Plan steht – und plötzlich kommt alles ganz anders. In meinem Hebammenalltag erlebe ich das sehr häufig: Mal platzt der Plan von der Klinikgeburt, weil das Baby es so eilig hat, dass es zu Hause kommt. Mal wird nichts aus der erhofften Geburt im Geburtshaus, weil die kindlichen Herztöne anzeigen, dass eine Verlegung ins Krankenhaus ratsam ist. Deshalb finde ich es so wichtig, dass sich Schwangere zwar auf die Geburt vorbereiten, gleichzeitig aber auch flexibel bleiben: Jede Geburt ist eine Wundertüte, und es kann immer alles anders kommen, als man denkt. Was auch immer geschieht: Schick Deinem Baby gute Gedanken, vertrau Dir und Deinem Körper, und versuche, Dich auf die neue Situation einzulassen. Auch wenn sie sich ganz anders anfühlt als gedacht: Diese Geburt ist Deine Geburt.

Sechs ermutigende Fakten zur natürlichen Geburt

Wie lang ist's bis nach draußen?

14 Zentimeter. Das ist die Wegstrecke, die ein Baby von der Gebärmutter bis zum Scheidenausgang zurücklegen muss. Klingt nach nicht besonders viel, oder? 14 Zentimeter: So lang ist eine Häkelnadel, ein Kugelschreiber, ein Smartphone. Sich diese kurze Strecke vor Augen zu halten hilft vielen Frauen bereits bei der gedanklichen Vorbereitung auf die Geburt. Es geht nicht um einen ultralangen Weg. Sondern darum, meinem Baby zu helfen, das kugelschreiberkurze Stückchen zwischen Bauch und Welt zu überwinden.

Das Baby gibt das Startsignal

Wann geht es endlich los? Gegen Ende der Schwangerschaft warten viele Frauen ungeduldig auf den Beginn der Geburt. Was gegen die Ungeduld hilft: sich bewusst zu machen, dass die Wehen keineswegs irgendwann willkürlich einsetzen, sondern dass das Baby im Bauch dazu den Startschuss gibt. Ist es reif dafür, geboren zu werden, gibt es mit einem besonderen Hormoncocktail das Startsignal, das dazu führt, dass im Körper seiner Mutter die Wehen einsetzen. Hilfreicher Gedanke deshalb, wenn es losgeht: Mein Baby ist bereit – dann bin ich es auch!

Die Sache mit dem Muttermund

Und, wie viele Zentimeter schon? Kaum eine Fernsehgeburt kommt ohne diese Frage aus. Weshalb selbst geburtsunerfahrene Menschen meist zumindest eine grobe Ahnung davon haben, dass bei so einer Geburt irgendwas zunächst aufgehen muss, damit das Baby rauskommen kann. Das stimmt: In der ersten Phase jeder Geburt geht es darum, dem Baby sozusagen den Weg nach draußen frei zu machen. Dazu muss zunächst der etwa fünf Zentimeter lange Gebärmutterhals verschlupfen, sich also aus dem Geburtskanal zurückziehen. Und dann muss sich der Muttermund, der die Gebärmutter verschließt, auf einen Durchmesser von zehn Zentimeter öffnen, damit das Baby hindurchpasst. Das heißt: Insgesamt müssen die ersten Geburtswehen 15 Zentimeter Geburtshindernis wegarbeiten, bevor das Baby geboren werden kann. Gemessen wird von den meisten Geburtshelfern jedoch nur die Öffnung des Muttermunds, nicht das Verschlupfen des Gebärmutterhalses. Die Folge: Viele Frauen fühlen sich entmutigt, wenn sie nach stundenlanger Wehenarbeit »nur« bei einem oder zwei Zentimetern Muttermundöffnung sind. Schnell setzt das Gefühl ein: Ich habe ja noch fast nichts geschafft! Dabei hat die Frau in Wirklichkeit schon sechs bis sieben Zentimeter Weg für das Baby freigemacht, also ein Drittel der Gesamtstrecke – das ist eine Menge und fühlt sich gleich ganz anders an! Deshalb immer im Hinterkopf behalten: Wenn ein Geburtshelfer den Muttermund tastet und feststellt, um wie viele Zentimeter er bereits geöffnet ist, kommen immer noch mal fünf Zentimeter extra dazu, die zeigen: Die Geburt ist schon viel weiter, es ist schon viel mehr Wegstrecke geschafft, als die starren Zentimeterangaben uns weismachen wollen.

Spielraum im Becken

Ist das Baby mit dem Köpfchen durch den Muttermund durch, ist seine nächste Station auf dem Weg in die Welt das Becken seiner Mutter. Das besteht aus den weichen, dehnbaren Muskeln des Beckenbodens und dem Becken selbst, das aus Knochen besteht. Die Vorstellung, ihr Baby durch ein hartes, unflexibles Knochengebilde schieben zu müssen, bereitet vielen Frauen Unbehagen: Was, wenn das Kleine nicht durchpasst? Was, wenn es irgendwo stecken bleibt? Deshalb ist wichtig zu wissen: Das Becken einer Frau ist unter der Geburt viel flexibler als früher angenommen. Die Schwangerschaftshormone haben dafür gesorgt, dass bestimmte Teile des Beckens (für alle, die's genau wissen wollen: die Iliosakralgelenke sowie die sogenannten Schambeinäste) so gelockert wurden, dass sie dem Baby unter der Geburt Platz machen können. Zusätzlich kann das Steißbein während der Geburt noch um bis zu zwei Zentimeter nach hinten ausweichen, um das Köpfchen durchzulassen.

Immer schön flexibel bleiben

Menschenbabys haben bei ihrer Geburt einen verhältnismäßig großen Kopf. Deshalb flutschen sie nicht einfach aus ihren Müttern heraus wie andere Säugetier-Babys, sondern müssen sich ordentlich anstrengen, um sich durch den Geburtskanal zu schieben. Evolutionsbiologen glauben, das sei der Preis dafür, dass wir Mütter aufrecht gehen (dafür brauchen wir ein eher schmales Becken) und gleichzeitig Babys mit klugen Köpfchen auf die Welt bringen (denn schlaue Gehirne brauchen mehr Platz). Doch zum Glück hat die Evolution auch dafür gesorgt, dass die Köpfchen unserer Babys nicht fest verknöchert, sondern formbar und flexibel sind. Der Trick: Ihr Schädel ist nicht wie unserer aus einem Stück, sondern besteht aus mehreren einzelnen Schädelplatten, die untereinander verschiebbar sind. Klingt zugegebenermaßen ein bisschen gruselig, ist aber unter der Geburt ungeheuer praktisch: An engen Stellen können sich die Schädelplatten so nämlich übereinanderschieben und so wertvollen Platz gewinnen.

Du und Dein Baby: Ein unschlagbares Geburtsteam

Da muss ich alleine durch, da kann mir niemand helfen – mit diesem Gefühl gehen viele Frauen in die Geburt. Und das ist schade, denn: Sich auf sich allein gestellt zu fühlen macht die Wehenarbeit oft anstrengender und zermürbender, als sie sein müsste. Deshalb ist es für werdende Mütter so wichtig zu wissen, dass sie durch die Geburt eben nicht alleine durchmüssen. Sie können sich nicht nur ein Geburtsteam zusammenstellen, das sie von außen unterstützt, sie tragen auch einen tatkräftigen Verbündeten und Mitstreiter in sich – ihr Baby! Denn bei einer natürlichen Geburt lässt sich das Kleine nicht einfach passiv auf die Welt schieben, es hilft aktiv dabei mit. Es stößt sich mit den Füßchen ab, schraubt sein Köpfchen ins Becken, schiebt und drückt und macht sich lang und nutzt dabei die Kraft der Wehen genauso aus wie seine Mutter. Das ist natürlich verdammt anstrengend für beide, gleichzeitig ist es aber auch ungeheuer bestärkend zu wissen: Ich bin in dieser Erfahrung nie allein. Ich arbeite zwar schwer daran, dieses Baby auf die Welt zu bringen, aber mein Baby arbeitet in mir mit – und gemeinsam schaffen wir das!

Dein Anwalt im Kreißsaal
Bei der Geburt brauchst Du Deine Kraft für Dich und das Baby – da sollst Du Dich nicht auch noch um Deine Krankenkassendaten kümmern oder mit dem Kreißsaalteam diskutieren müssen. Briefe Deinen Lieblingsmenschen, der Dich zur Geburt begleitet, deshalb als Deinen Interessenvertreter und Fürsprecher in Sachen Geburt: Er kennt Deinen Plan für die Geburt, weiß, was Du willst und was Du nicht willst, und vertritt Deine Interessen als Dein persönlicher Außenminister, damit Du Dich aufs Wesentliche konzentrieren kannst: Dein Kind zur Welt bringen!

Wie ein Kaiserschnitt verläuft

Sich eine natürliche Geburt wünschen und eine natürliche Geburt erleben sind zwei unterschiedliche Dinge: Von den etwa 30 Prozent Kaiserschnitt-Geburten, die wir heute in Deutschland haben, haben schließlich etwa die Hälfte als natürliche Geburten begonnen, die dann im Operationssaal endeten. Aus diesem Grund ist es aus unserer Sicht wichtig, dass Du Dich in Deiner Schwangerschaft zumindest einmal auch mit der Möglichkeit eines Kaiserschnitts befasst – auch wenn Du fest davon ausgehst, dieses Wissen nie zu brauchen. Denn auch wenn wir Dir von Herzen wünschen, dass Du die Geburt erlebst, die Du Dir erträumst, wissen wir auch: Jede Geburt ist eine Wundertüte – man weiß nie, was drinsteckt. Lass uns deshalb gemeinsam auch einen Blick darauf werfen, was bei einer Geburt im OP passiert – damit Du vorbereitet bist, falls doch alles anders kommt.

Bei einem Kaiserschnitt geht alles viel schneller als bei einer natürlichen Geburt. Drei Geburtsphasen und eine Nachgeburtsphase gibt es trotzdem:

Die OP-Vorbereitung

Bei einem geplanten Kaiserschnitt passiert alles ganz in Ruhe, bei einem sogenannten sekundären Kaiserschnitt, der unter der Geburt beschlossen wird, geht's ein bisschen schneller, doch der prinzipielle Ablauf bleibt gleich: Vor dem Eingriff schaut ein Anästhesist vorbei und erklärt, wie das mit der Betäubung gleich funktioniert. (In den allermeisten Fällen darfst Du bei der Kaiserschnitt-Geburt Deines Kindes heute wach bleiben und wirst nur von der Brust abwärts betäubt – so spürst Du keine Schmerzen und kannst die ersten Lebensminuten Deines Babys live miterleben.) Dann legst Du alle Schmuckstücke ab (auch alle Ohrringe und Piercings) und schlüpfst in den OP-Kittel und die Anti-Thrombose-Strümpfe. Außerdem wird Dir ein Zugang gelegt, durch den Du später Kochsalzlösung und Schmerzmittel bekommen kannst. Kommt jemand aus Deinem persönlichen Geburtsteam mit in den OP, kriegt auch derjenige einen Kittel und einen Mundschutz. Dann geht's auf die Operationsliege (nicht erschrecken, die ist ganz schön kalt!), wo jetzt die OP-Vorbereitungen beginnen. Dabei werden die Schamhaare so wegrasiert, dass sie dem operierenden Arzt beim Schneiden nicht im Weg sind, außerdem bekommst Du einen Blasenkatheter gelegt (das klingt unangenehmer, als es ist). Anschließend werden Deine Arme und Beine auf dem OP-Tisch festgeschnallt. Darüber erschrecken viele Schwangere – wer wird schon gerne so festgehalten! –, doch die Fixierung hat einen wichtigen Grund: Die Betäubung führt manchmal dazu, dass Menschen unkontrollierte Bewegungen machen, und dieses Ruckeln wäre während der Operation gefährlich. Keine Sorge: Zum Baby-Bekuscheln werden die Arme nachher gleich wieder losgemacht! Ist Dein Körper fixiert, wird er abgedeckt und ein Tuch als Sichtschutz aufgespannt – Du sollst Dir schließlich nicht in den eigenen Bauchraum gucken. Dann trudelt das Operationsteam ein – meist ein Arzt und ein Assistenzarzt und mindestens eine Hebamme, dazu kommen noch OP-Schwestern und -helfer und manchmal ein Medizinstudent, der zugucken und lernen soll. Der Anästhesist nimmt am Kopfende des OP-Tisches Platz, gegenüber dem Vater, wenn er mit dabei ist. Dann kommt der Sicherheitscheck: Richtige Patientin? Richtige Operation? Alles klar? Alles klar!

Die eigentliche Bauchgeburt

Die eigentliche Geburt geht beim Kaiserschnitt ganz schnell. Bei der heute verbreitetsten Operationstechnik setzt Deine Ärztin oder Dein Arzt einen etwa fünfzehn Zentimeter langen Querschnitt kurz über dem Schambein an. Manchmal wird auch nur ein Teil der Öffnung geschnitten und der Rest gerissen. Das

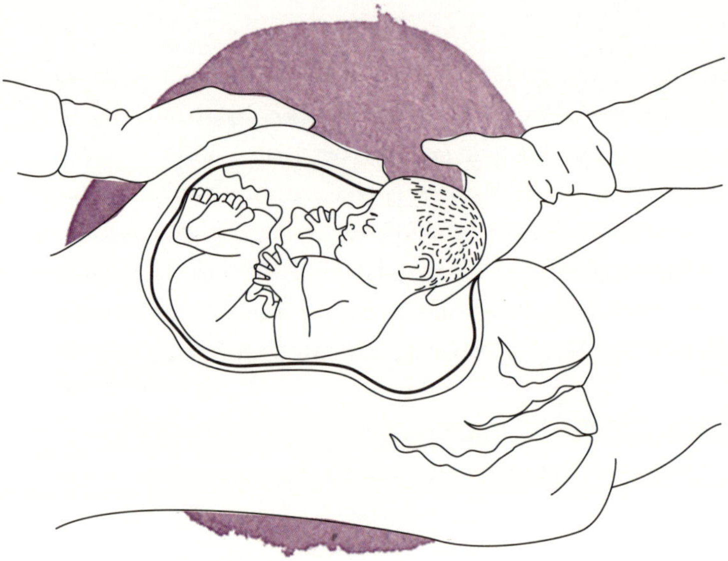

Kaiserschnitt

klingt erst mal gruselig, hat aber einen guten Grund: Gerissenes Gewebe heilt schneller und problemloser als geschnittenes. Bei beiden Varianten gilt: Erst wird die Bauchdecke aufgeschnitten, dann die Muskeln beiseite geschoben, erst dann die Gebärmutter geöffnet. Anschließend wird das Gewebe mit den Händen auseinandergedehnt. Dann fasst der Operateur in die Gebärmutter, greift das Baby und zieht es durch den engen Schlitz im Bauch nach draußen. Auf diese Weise soll das natürliche Geburtserlebnis insofern nachgeahmt werden, als das Baby durch die Enge ans Licht kommt, wobei das restliche Fruchtwasser aus seinen Lungen gedrückt wird. (Außerdem haben die Mediziner natürlich ein berechtigtes Interesse daran, die Operationswunde möglichst klein zu halten). Du selbst spürst von alldem nichts als ein Ruckeln. Ist Dein Baby dann geboren, wird es schnell so hoch gehalten, dass Du es über den Sichtschutz hinweg sehen kannst, dann wird es fix abgenabelt und – zumindest in den meisten Kliniken – Dir gleich schon mal an die Wange gehalten. Leider ist es in vielen Kliniken nicht vorgesehen, dass danach viel Zeit zum Kuscheln bleibt – oft liegt das Baby nur wenige Minuten bei der Mutter, bevor es vom Kinderarzt zur ersten Untersuchung abgeholt wird. Du musst leider noch einen Moment dableiben: Jetzt wird noch die Plazenta aus der Gebärmutter geholt und auf Vollständigkeit durchgecheckt.

Das Zunähen

Der langwierigste Teil bei einem Kaiserschnitt ist das Nähen: Weil so viele Bauchschichten durchtrennt worden sind und jede einzeln wieder zusammengenäht werden muss, kann das gut und gerne eine Stunde Arbeit bedeuten. Das Blöde daran: Währenddessen musst Du weiterhin still auf dem OP-Tisch herumliegen, anstatt in Ruhe Dein Baby zu begrüßen. Schön ist, wenn Deine persönlichen Geburtsbegleiter mit dem Baby trotzdem nicht einfach mit dem Kinderarzt rausgehen (wie das in vielen Kliniken leider üblich ist), sondern mit dem Baby bei Dir bleiben, bis Ihr alle gemeinsam aufs Zimmer umziehen könnt. Im Idealfall bekommst Du Dein Baby in einem Bonding-Tuch auf die Brust gelegt. So oder so: Bald habt Ihr's geschafft und könnt gemeinsam Euer Kleines begrüßen.

Die erste Zeit nach einem Kaiserschnitt

Kaiserschnitte werden in den Medien oft als »schmerzfreie Geburten« bezeichnet – ein Begriff, der viele Kaiserschnitt-Mütter zu Recht auf die Palme bringt. Denn auch wenn sie von der Geburt im OP selbst dank Betäubung nichts spüren – die Schmerzen nach einer Kaiserschnitt-Geburt sind fies und langwierig. In den ersten Tagen nach der Geburt geht es deshalb meist nicht ohne Schmerzmittel. Zum Glück gibt es mittlerweile viele stillfreundliche Präparate, sodass Mütter auch nach einem Kaiserschnitt ihr Baby sofort an die Brust legen können. Doch unmittelbar nach einer großen Bauch-OP eine bequeme Stillposition zu finden, kann eine ganz schöne Herausforderung sein: Anfangs tut oft jede Haltung weh, halb aufrecht im Bett sitzend klappt es häufig noch am besten. Kompetente Still-Unterstützung ist deshalb nach einem Kaiserschnitt besonders wichtig.

Schwer auszuhalten ist für viele Kaiserschnitt-Mütter vor allem ihre eingeschränkte Bewegungsfähigkeit. Das eigene Baby aus dem Bettchen nebenan hochnehmen? In den ersten Tagen oft ein Ding der Unmöglichkeit. Sich aus eigener Kraft aufrichten? Schwierig. Praktisch unmöglich. Und so bleiben das Wickeln, Schuckeln und Tragen des Babys in seinen ersten Lebenstagen weitgehend die Aufgabe anderer, während Du selbst vollauf damit beschäftigt bist, wieder zu Kräften zu kommen und Dich von der Operation zu erholen. Nach drei bis fünf Tagen fühlen sich die meisten Frauen dann fit genug, um nach Hause zu gehen. Bis die Kaiserschnittnarbe nicht mehr zu spüren ist, vergehen jedoch häufig Wochen. Und bei vielen Frauen bleibt auch lange danach noch ein taubes Gefühl an dieser Stelle zurück.

Mutter und Kind nach dem Kaiserschnitt

Ein Baby zu versorgen, während man sich gleichzeitig von einer großen Bauch-OP erholt, ist nicht ohne. Mit diesen Tipps und Tricks geht es leichter:

- Schön ist es, wenn das Baby in den ersten Tagen in der Klinik in einem Beistellbettchen schlafen kann. So kann die Mutter ihr Baby leichter streicheln und beruhigen, auch wenn sie noch zu immobil ist, um in ein separates Bettchen hineinzufassen.
- Ihr Baby zu stillen ist vielen Frauen sehr wichtig. Damit das auch nach einem Kaiserschnitt klappt, ist oft besonders viel Unterstützung notwendig. Eine erfahrene Hebamme oder Stillberaterin kann Müttern zeigen, in welchen Positionen sie ihr Baby anlegen können, ohne die schmerzende Narbe zu belasten. Besonders gute Chancen auf die so wichtige Stillbegleitung nach einem Kaiserschnitt haben Frauen in einem von WHO und UNICEF zertifizierten »babyfreundlichen Krankenhaus«.
- Schmerzmittel sind nicht etwas für Memmen, sondern nach einem Kaiserschnitt unverzichtbar. Dabei sollten Frauen nicht auf das Prinzip »So wenig wie möglich« setzen, sondern wirklich die ihnen gebotenen Möglichkeiten ausnutzen, die erste Zeit mit ihrem Baby so schmerzfrei wie möglich zu genießen. Denn Schmerzen zu ertragen hilft niemandem: Sie erschweren nur den Bindungsaufbau und erhöhen das Risiko, an einer postnatalen Depression zu erkranken.

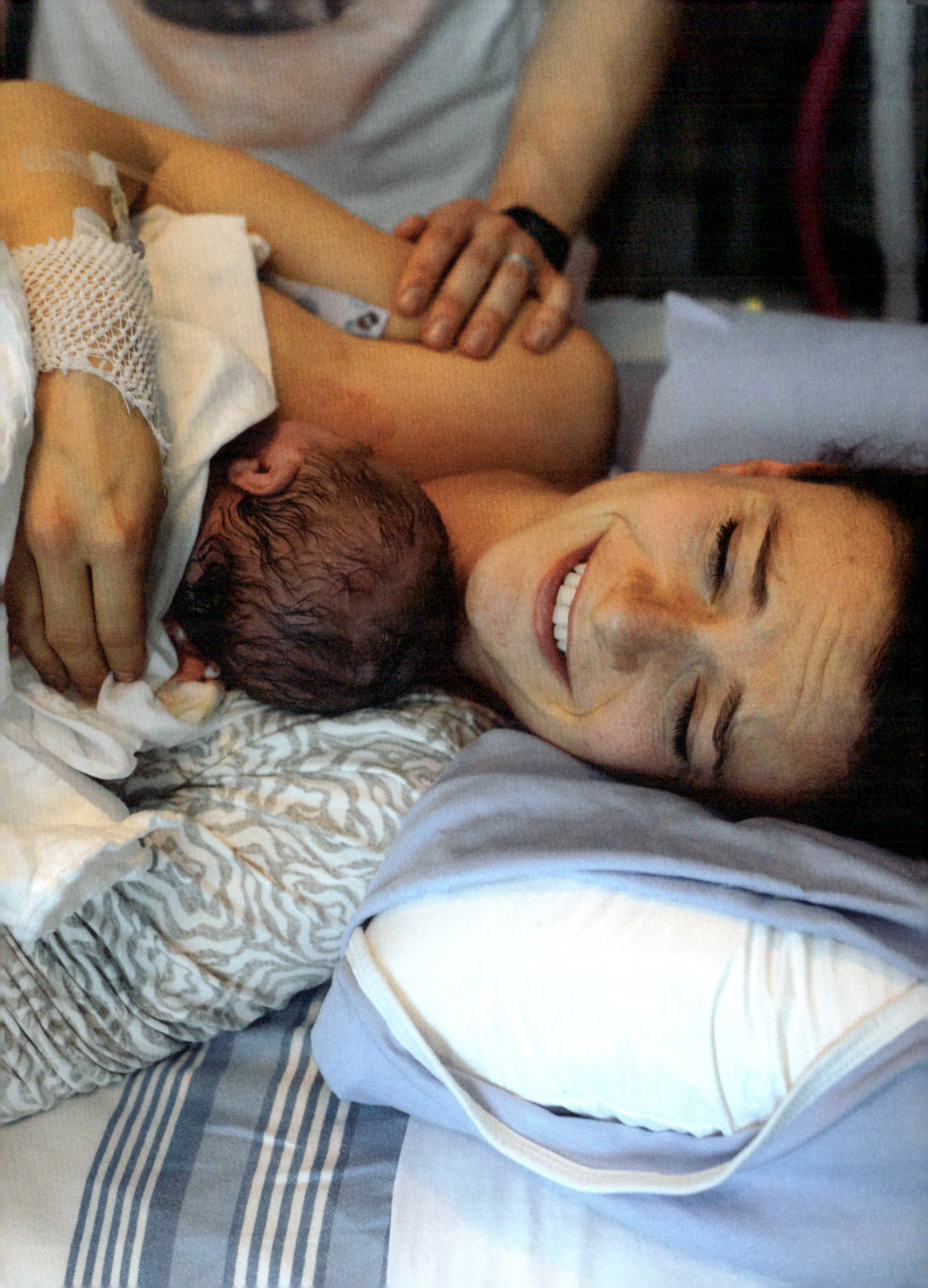

Wenn es auf jeden Fall ein Kaiserschnitt wird

Geburtstermin ist morgen, 9.30 Uhr: Bei einem geplanten Kaiserschnitt weißt Du bereits im Vorhinein, dass Dein Baby im Operationssaal zur Welt kommen wird, und Du hast den genauen Tag und die Uhrzeit dafür schon fest im Kalender stehen. Anders als für andere Schwangere bedeuten für Dich die letzten Wochen der Schwangerschaft nicht das ungeduldige Warten darauf, wann es endlich losgeht, sondern vor allem die innere Vorbereitung auf eine Geburt, die Du Dir zu Beginn Deiner Schwangerschaft vielleicht anders vorgestellt und gewünscht hattest.

Dein großer Vorteil ist, dass Du jetzt Zeit hast, Dir ganz in Ruhe ein Krankenhaus und ein Ärzteteam zu suchen, das Deinen Vorstellungen entspricht und Deinen Wünschen für die Geburt entgegenkommt. Doch das Gefühl, gut vorbereitet in die Geburt im OP starten zu können, darf nicht darüber hinwegtäuschen, dass auch ein geplanter Kaiserschnitt ein großer medizinischer Eingriff ist, der an Körper und Seele der Frau noch lange Spuren hinterlassen kann.

Absolute und relative Kriterien für einen geplanten Kaiserschnitt

»Also, bei Ihnen planen wir aber besser einen Kaiserschnitt« – bei diesen Worten ihres Arztes bricht für viele Schwangere erst mal eine Welt zusammen. Schließlich sind die meisten Frauen innerlich darauf eingestellt, eine natürliche Geburt zumindest zu versuchen – wenn die nicht klappt, kann dann ja immer noch operiert werden. Tatsächlich gibt es jedoch einige medizinische Indikationen, bei denen selbst der Versuch einer Spontangeburt ein immenses Risiko für Mutter und Kind bergen würde. Dazu zählt etwa eine Plazenta praevia, also ein Mutterkuchen, der dem Baby den Weg in den Geburtskanal versperrt, aber beispielsweise auch eine Querlage des Kindes. Bei solchen Ausgangsbedingungen sind sich alle Geburtshelfer einig: Eine natürliche Geburt ist unter solchen Bedingungen ausgeschlossen, es liegt eine absolute Kaiserschnitt-Indikation vor.

Für Schwangere wichtig zu wissen ist jedoch, dass nur etwa zehn Prozent aller aus medizinischen Gründen vorgenommenen Kaiserschnitte auf einer absoluten Kaiserschnitt-Indikation basieren. Das heißt: Neunzig Prozent aller von Medizinern empfohlenen, geplanten und durchgeführten Kaiserschnitte werden aufgrund sogenannter relativer Kaiserschnitt-Indikationen durchgeführt, also bei Befunden, die ein erhöhtes Risiko für eine natürliche Geburt darstellen können, aber nicht müssen. Dazu zählt beispielsweise eine Geburt aus Beckenendlage, eine Zwillingsgeburt oder auch schlicht die Geburt eines Babys, das im Ultraschall als besonders groß und schwer aufgefallen ist. Wird Dir im Laufe Deiner Schwangerschaft von Deinem Arzt also eine solche relative Kaiserschnitt-Indikation gestellt, ist es oft eine gute Idee, noch die Zweit- oder Drittmeinung eines Geburtsmediziners einzuholen, der sich auch bei besonderen Ausgangsbedingungen nicht prinzipiell gegen natürliche Geburten ausspricht. Denn eine Kaiserschnitt-Empfehlung aufgrund relativer Kriterien birgt – anders als bei einer absoluten Indikation – immer einen Ermessensspielraum. Und den darfst Du ruhig ausnutzen, wenn Du willst: Nur weil ein Arzt sich nicht zutraut, eine Geburt unter den gegebenen Voraussetzungen als natürliche Geburt zu begleiten, heißt das nicht, dass ein anderer Arzt an einem anderen Krankenhaus das auch so sieht.

Wie viele Kaiserschnitte kann eine Frau eigentlich haben?
Ein Kaiserschnitt schürt in vielen Müttern die Angst, in Zukunft in ihrer Familienplanung eingeschränkt zu sein. Schließlich kann eine Frau nicht unbegrenzt viele Kaiserschnitte haben – oder? Fakt ist: Jeder vorangegangene Kaiserschnitt macht eine darauffolgende Schwangerschaft und Geburt etwas riskanter. Dank moderner medizinischer Möglichkeiten lässt sich dieses leicht erhöhte Risiko jedoch in den meisten Fällen gut beherrschen. Und das heißt: Die noch bis vor wenigen Jahren weitverbreitete Empfehlung, auf keinen Fall mehr als drei Kinder per Kaiserschnitt zu bekommen, wird heute immer stärker infrage gestellt. Hauptgrund dafür ist eine verbesserte Operationstechnik, die die Gefahr eines Gebärmutterrisses bei einer Folgeschwangerschaft so gering hält wie nie zuvor. So gibt es mittlerweile vereinzelt auch Mütter, die vier, fünf oder gar sechs Kaiserschnitt-Geburten hatten und alle gut überstanden haben. Ein besonders wichtiger Sicherheitsfaktor scheint dabei der zeitliche Abstand zwischen den Schwangerschaften zu sein: Mindestens ein Jahr sollte zwischen der Operation und einer erneuten Empfängnis liegen, damit die Narbe bis dahin gut verheilen konnte.

Was jede Frau vor einem geplanten Kaiserschnitt wissen sollte

Jeder Tag im Bauch ist für das Baby wichtig. Ein geplanter Kaiserschnitt sollte deshalb möglichst nah am errechneten Geburtstermin liegen – und nicht drei Wochen vorher, weil das besser in den Kalender passt.

Wehen sind fürs Baby eine wertvolle Erfahrung, die ihm den Übergang in die Welt erleichtert. Deshalb schlau machen, ob die Kaiserschnitt-Indikation das Warten auf einen natürlichen Geburtsbeginn zulässt. Lass Dich nicht aus Gründen der besseren Planbarkeit fürs Krankenhaus in einen Termin-Kaiserschnitt reinquatschen.

Auch künstliche Wehen sind fürs Baby besser als gar keine. Um Anpassungsschwierigkeiten vorzubeugen, ist es deshalb eine gute Idee, beim Vorgespräch in der Klinik den Wunsch zu äußern, einige Stunden vor dem geplanten Kaiserschnitt ein Wehenmittel zu bekommen.

Jedes Haus hat seine ganz eigene Kaiserschnitt-Philosophie. In guten Kliniken dürfen die Väter mit in den OP, die Operateure bemühen sich um eine möglichst schonende Operationstechnik, und nach der Geburt hilft eine Hebamme, das Baby trotz erschwerter Startbedingungen gut an die Brust zu bekommen. Ein geplanter Kaiserschnitt gibt Frauen die Chance, besonders sorgfältig auszuwählen, wem sie sich und ihr Baby anvertrauen wollen.

Die Kaisergeburt

»Ich bin froh, dass es meinem Kind gut geht, aber trotzdem fehlt mir das Geburtserlebnis« – dieses Gefühl beschreiben viele Frauen nach einem Kaiserschnitt. Denn auch wenn selbstverständlich auch ein Kaiserschnitt eine Geburt ist, scheinen wir Frauen doch bestimmte Gefühle und Erfahrungen zu brauchen, um die Geburt unseres Kindes tatsächlich auch als unsere Geburt zu empfinden.

Um diesem Bedürfnis nachzukommen, haben einige ambitionierte Frauenärzte die Abläufe bei einer Kaiserschnitt-Operation bewusst so weiterentwickelt, dass sie dem natürlichen Geburtserlebnis möglichst nahe kommt. Für diese Kaiserschnitte, bei denen die Bedürfnisse der Mutter nach einem guten Geburtserlebnis besonders im Fokus stehen, hat Professor Wolfgang Henrich, Direktor der Geburtsmedizin der Berliner Charité, den Begriff der »Kaisergeburt« geprägt. Der entscheidende Unterschied zum klassischen Kaiserschnitt ist dabei, dass die Eltern das Baby tatsächlich auf die Welt kommen sehen. Dazu wird, wenn der Arzt Bauchdecke und Gebärmutter geöffnet hat, das Licht im Operationssaal gedimmt und anschließend in Absprache mit den Eltern das Sichtschutz-Tuch, das den Blick auf den Bauch der Mutter bislang versperrte, langsam so weit abgesenkt, dass die Eltern drübergucken können. So können sie unmittelbar zusehen, wie ihr Baby zur Welt kommt: Erst das Köpfchen, dann die Schultern, schließlich der Rest des Körpers – wie bei einer natürlichen Geburt auch. Besonders der sofortige Blickkontakt zwischen Mama und Baby scheint dabei für viele Frauen einen echten Unterschied zu machen.

So unnatürlich und surreal die gesamte Geburtssituation im OP auch sein mag: Das Erste, was ihr Baby auf der Welt gesehen hat, waren die Gesichter von Mama und Papa. Allein dieser Gedanke hilft augenscheinlich vielen Frauen, den Kaiserschnitt besser annehmen und verarbeiten zu können. Die operierenden Ärzte legen bei all dem darauf Wert, dass die Mutter aus ihrer Perspektive zwar die Geburt ihres Kindes, nicht jedoch ihren eigenen Bauchraum sehen kann.

Ein weiteres Merkmal der Kaisergeburt ist, dass der Geburtsvorgang bewusst langsamer abläuft als sonst üblich. So soll der Mutter die Gelegenheit gegeben werden, das Erlebte auch verarbeiten zu können. Ganz in Ruhe wird das Baby aus der Gebärmutter gehoben, seine Lunge wird vom Fruchtwasser befreit, dann darf der Vater im Blickfeld der Mutter die Nabelschnur durchtrennen. Anschließend wird das Baby direkt auf den nackten Oberkörper der Mutter gelegt, wo ausführlich Zeit zum gegenseitigen Beschnuppern und Bekuscheln bleibt.

Erste Untersuchungen zeigen, dass diese vergleichsweise kleinen Änderungen im Operationsablauf große Wirkung zeigen: Mütter leiden während und nach einer solchen »Kaisergeburt« seltener unter Übelkeit als sonst bei Kaiserschnitten üblich und sind weniger anfällig für postnatale Depressionen.

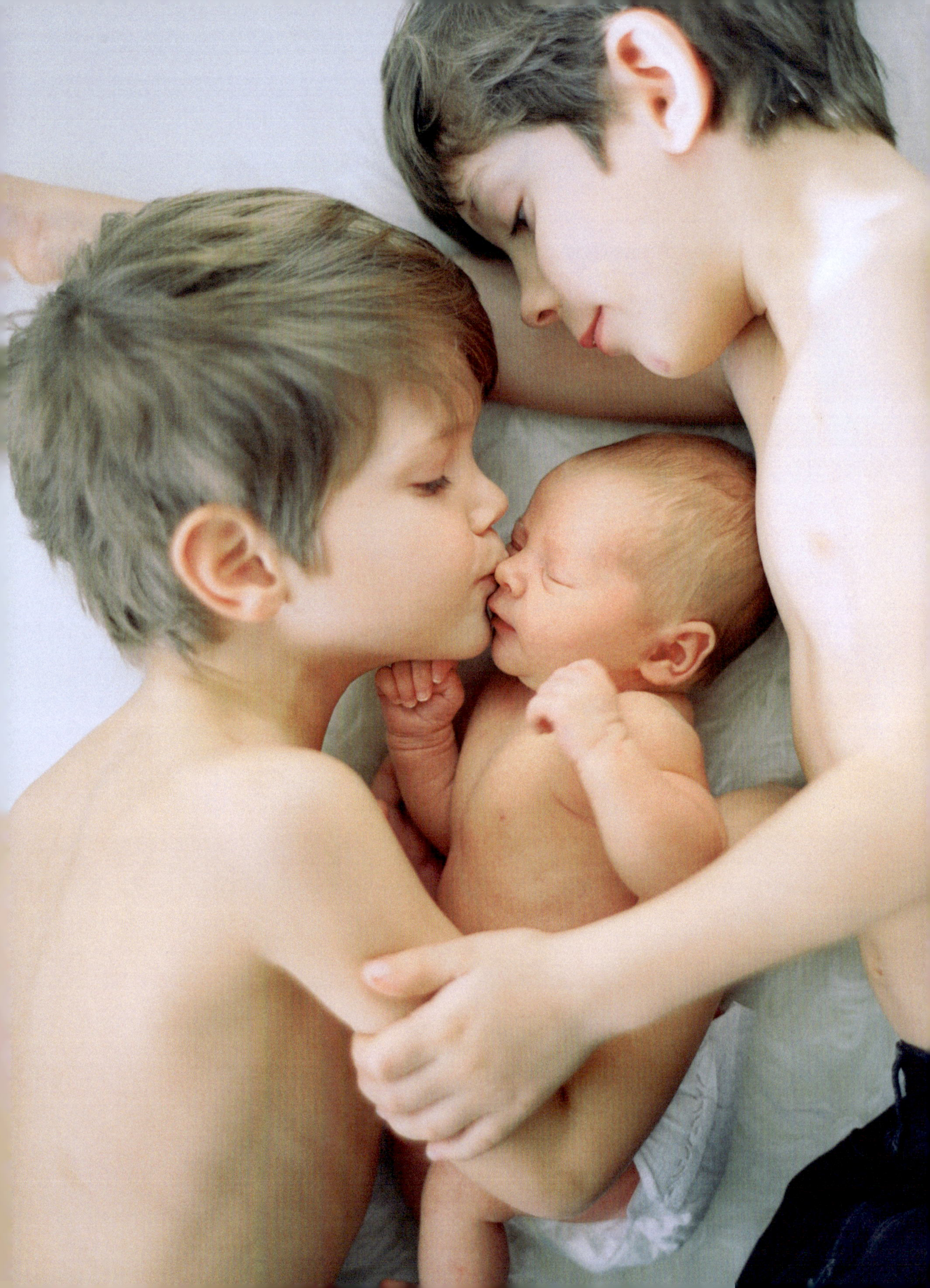

Geschafft!

Das Baby ist da, die Plazenta geboren. Die Geburt ist vorbei und damit auch Deine Schwangerschaft. Dein Bauch fühlt sich schlapp, leer und knitterig an wie ein Ballon, aus dem alle Luft herausgelassen wurde. Du guckst Dein Baby an und denkst vielleicht: »Wie sollst Du da je reingepasst haben?« So nah die Schwangerschaft noch ist, so fern erscheint sie plötzlich: »Dieser kleine Mensch soll in meinem Bauch gewohnt haben? Diese Füßchen waren es, deren Tritte ich gespürt habe?« Es ist schwer, diese inneren Bilder zusammenzubringen: Das zappelige Bauchbaby der letzten Monate. Und das zarte Neugeborene, das vertraut und fremd zugleich wirkt.

Welche Gefühle und Gedanken Du in diesen ersten Momenten mit Deinem Baby auch haben magst – lass sie einfach zu. Es gibt kein richtig und kein falsch in dieser Zeit, kein besser oder schlechter. Manche Frauen sind wie high vor Glück, andere erst mal einfach nur froh, dass die Geburt vorbei ist. Manchmal fließen Tränen, manchmal nicht. Manchmal fühlt es sich an, als habe dieses Kind schon immer zur Familie gehört, manchmal muss dafür etwas Zeit vergehen. Und all das ist okay. Ob völliger Liebesrausch oder leises Staunen: In dem Moment, in dem Dein Baby auf Deinem Oberkörper liegt, beginnt Euer Bindungsband zu wachsen. Ob Du es merkst oder nicht.

NORA Das Geschwisterchen begrüßen

Als ich mit meinem zweiten Kind schwanger war, las ich in einem amerikanischen Blog den Tipp, nicht das Neugeborene im Arm zu halten, wenn das ältere Geschwisterkind nach der Geburt zum ersten Mal ins Zimmer kommt – sondern es mit ausgebreiteten Armen zu empfangen, während das Baby danebenliegt. Hintergrund dieser Empfehlung: Viele Kinder haben Angst, durch das Baby quasi ersetzt zu werden. Kommen sie ins Zimmer und Mama hat ein neues Baby im Arm, kann das diese Befürchtung anscheinend verstärken. Ich weiß nicht, ob das so pauschal stimmt – wir haben uns jedenfalls an den Tipp gehalten und gute Erfahrungen damit gemacht, erst mal ausgiebig die großen Geschwister durchzuknuddeln und sich dann erst gemeinsam dem Baby zuzuwenden.

Bonding und Bindung

Im Tierreich ist die Sache mit der Bindung ziemlich einfach: Die erste Stunde nach der Geburt ist entscheidend, danach ist für das Kind klar, wer seine Mutter ist, und umgekehrt. Bei uns Menschen ist das anders – zum Glück. Wir können uns zu jedem Zeitpunkt unseres Lebens immer wieder neu binden. Denn bei uns Menschen ist Bindung keine Frage der Prägung in der ersten Lebensstunde, sondern ein vielschichtiger Prozess, der bereits in der Schwangerschaft seinen Anfang nimmt und am Ende der Babyzeit noch lange nicht abgeschlossen ist. Bindung entsteht, wo Menschen aufeinander achten, wo sie die Signale ihres Gegenübers lesen, wo sie feinfühlig und zugewandt miteinander umgehen. Das gilt auch für die Eltern-Kind-Bindung: Sie entsteht nicht im Eiltempo in den ersten Stunden nach der Geburt, sondern wächst mit den Jahren und entwickelt sich dabei stetig weiter.

Kostbar ist die erste Stunde nach der Geburt natürlich trotzdem: Im nachgeburtlichen Hormonrausch fällt es Müttern besonders leicht, sich hoffnungslos in ihr neugeborenes Baby zu verlieben. Und außerdem fühlt es sich einfach wunderschön an, das Baby endlich spüren, anfassen und beschnuppern zu können (Neugeborene riechen sooooo gut, vor allem am Köpfchen!). Das Kuscheln Haut an Haut befördert ganz nebenbei auch noch die Ausschüttung der Hormone, die fürs Stillen wichtig sind. Es ist also gut und wichtig, viel Wert auf das sogenannte Bonding zu legen. Und gleichzeitig müssen Mütter, denen diese Kuschelzeit unmittelbar nach der Geburt aus irgendwelchen Gründen nicht vergönnt war, sich keine Sorgen machen, damit den Bindungsstart verpatzt zu haben. Denn so schön und wichtig das erste Bonding auch ist: Unersetzlich ist es nicht. Jedes Kuscheln, jedes Stillen, jede prompte liebevolle Reaktion trägt zum Aufbau einer sicheren, starken und stabilen Bindung bei, auch nach einem schwierigen Start.

Das hilft Deinem Baby beim Ankommen

- **Wärme, Geborgenheit, Körperkontakt.** Dein Kleines war noch keinen Moment seines Lebens ohne Dich – klar fürchtet es sich da schnell, wenn es plötzlich keinen Körperkontakt mehr hat. Am wohlsten fühlt es sich deshalb beim Kuscheln Haut an Haut mit Mama oder Papa.
- **Die Nabelschnur auspulsieren lassen.** Sie war seine alleinige Versorgungsquelle in den vergangenen Monaten – jetzt hat sie ihren Dienst fast getan: Mit dem Ende der Schwangerschaft endet auch die Arbeitszeit der Nabelschnur. Doch in den ersten Minuten nach der Geburt ist sie durchaus noch aktiv und versorgt Dein Baby mit zusätzlichem sauerstoffreichem Blut, während Dein Kleines bereits zu atmen beginnt – ein genialer Trick der Natur, um Neugeborenen eine extra Starthilfe mitzugeben und sicherzustellen, dass sie optimal versorgt ins Leben außerhalb des Bauchs starten. Bitte deshalb Deine Geburtshelfer, mit dem Abnabeln zu warten, bis die Nabelschnur auspulsiert ist – in den meisten Fällen ist das problemlos möglich.
- **Die Käseschmiere dranlassen.** Neugeborene sehen oft aus wie eingecremt. Das liegt an der Käseschmiere, auch Vernix genannt, einer glitschigen weißen Substanz, die die Haut Deines Babys bereits im Bauch geschützt und die ihm bei der Geburt geholfen hat, weil sie so flutschig ist wie Schmierseife. Oft wird sie nach der Geburt gleich abgewischt, weil die Babys dann angeblich hübscher aussehen – dabei ist sie eigentlich die beste Bodylotion der Welt! Lässt Du sie nämlich dran, zieht sie in die Haut Deines Babys ein wie eine großartige Babycreme und entfaltet dort ihre schützende Wirkung: Sie enthält nämlich antibakterielle Substanzen, die Dein Kleines vor allen möglichen Keimen bewahren.
- **Bald an die Brust lassen.** So eine Geburt macht hungrig, also beginnen die meisten Neugeborenen relativ bald, nach der Brust zu suchen. Wendet Dein Kleines sein Köpfchen hin und her, schmatzt es leise und tastet nach der Brust, kannst Du ihm vorsichtig helfen, seine ersten Schlucke Milch zu trinken. Überstürze den Stillstart aber nicht: Viele Babys brauchen gut und gerne eine halbe Stunde,

bevor sie so weit angekommen sind, dass sie gut trinken können. Wenn Dein Baby irgendwann innerhalb seiner ersten Lebensstunde an die Brust geht, reicht das für einen idealen Stillstart völlig aus. Versuch dabei, Dein Baby möglichst viel allein machen zu lassen – es hat nämlich die angeborene Fähigkeit, genau so anzusaugen, wie es das braucht.

Deine Gefühle nach der Geburt

Jede Geburt ist eine Grenzerfahrung, die Spuren in der Seele hinterlässt. Kein Wunder, dass das Erlebte Frauen oft noch über viele Wochen und Monate beschäftigt. Doch für die ambivalenten Gefühle, mit denen sie sich häufig an die Geburt zurückerinnern, ist in unserer Gesellschaft wenig Platz: Junge Mütter mit einem gesunden Kind haben gefälligst dankbar und glücklich zu sein. Frauen, die dieser Erwartungshaltung nicht genügen, glauben deshalb oft, dass mit ihnen irgendwas nicht stimmt. Dabei ist es vollkommen normal, nach einer Geburt ganz unterschiedliche, durchaus auch widersprüchliche Emotionen zu durchleben. Kein Gefühl ist dabei verboten oder falsch.

NORA Eigentlich müsste ich doch glücklich sein

Nach meinen ersten beiden Geburten war ich im siebten Himmel: voller Glück über und Dankbarkeit für diese tollen Babys. Meine dritte Geburt war jedoch anders als die anderen: schwerer, schmerzhafter, auch beängstigender. Als mein Baby dann da war, spürte ich erst mal: nichts. Überhaupt gar nichts. War das vielleicht unheimlich! Ich hatte das Gefühl, ich bin irgendwie kaputt: Eine frischgebackene Mutter darf doch nicht so emotionslos sein?! »Doch«, sagte Sabine: »Du darfst alles sein.« Also nahm ich meine eigene Gefühlstaubheit als das an, was sie war: ein Zeichen immenser Erschöpfung. Und tatsächlich: Ich ruhte mich aus, kuschelte viel mit meinem Baby, sprach über die Geburt – und konnte dann auch das ganze Glück und die Dankbarkeit spüren.

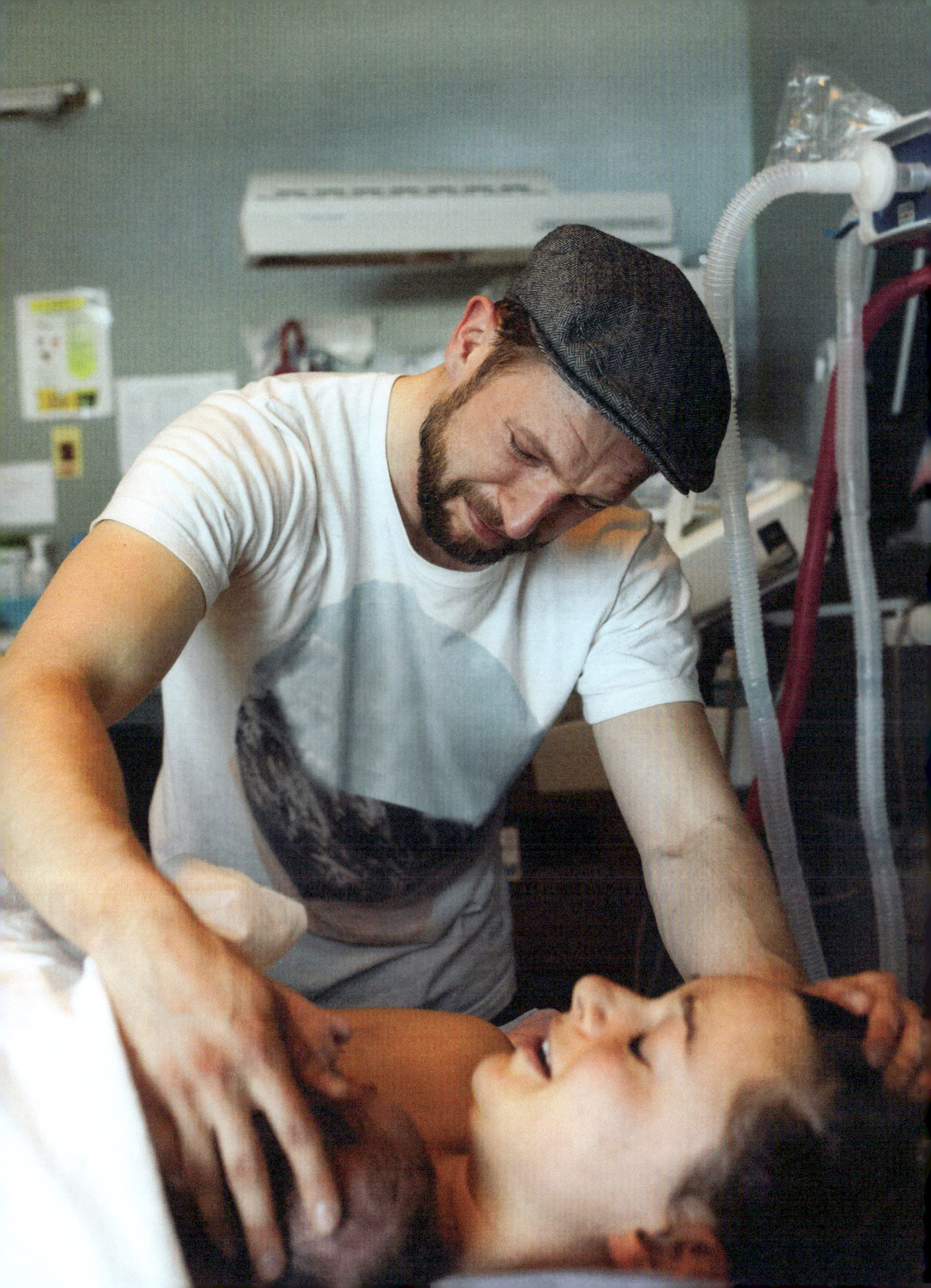

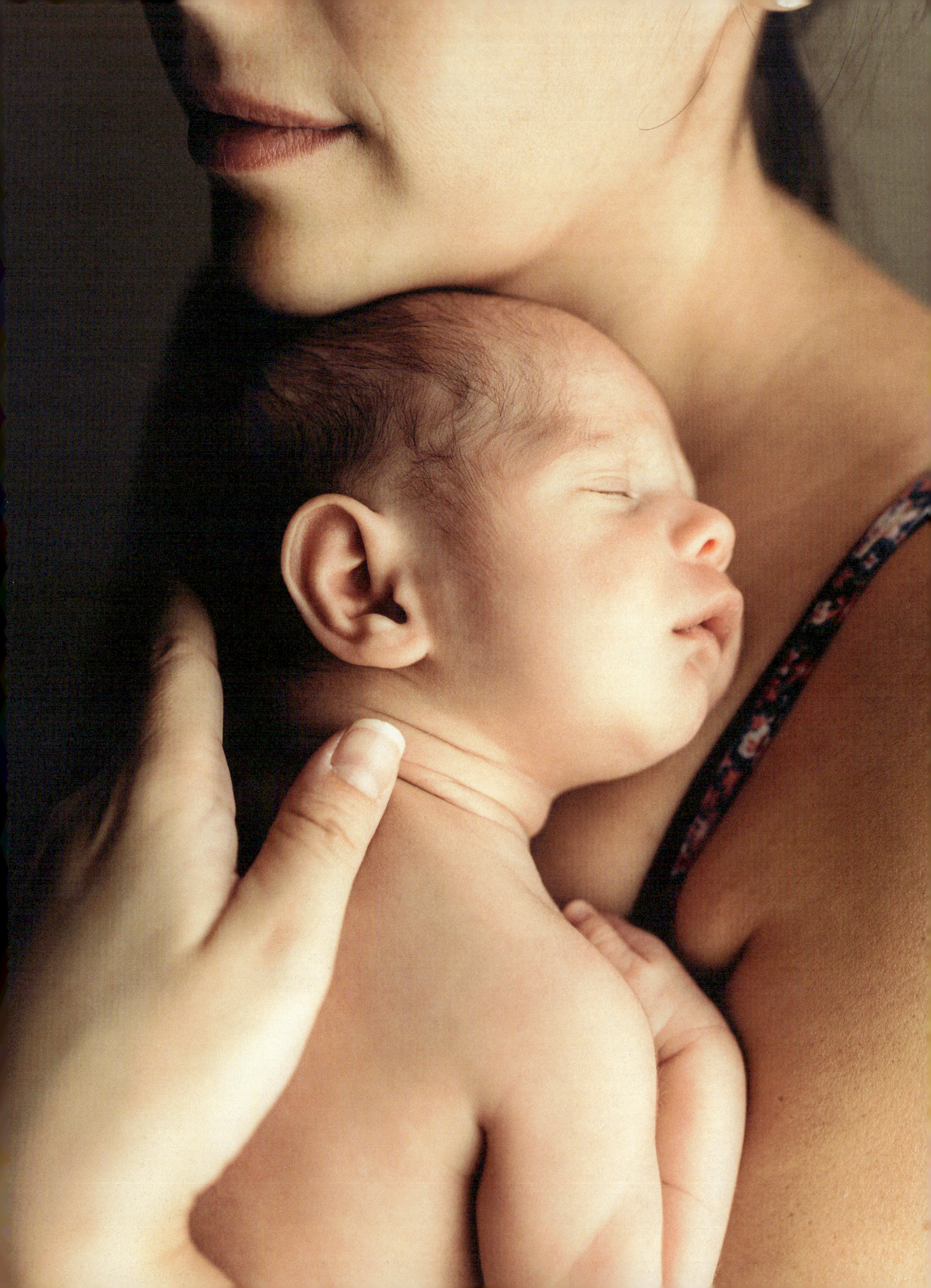

5

DAS WOCHENBETT

So viel Liebe. So viel Verantwortung. Und so viel Müdigkeit

Die ersten Wochen mit Baby sind nicht nur eine magische Zeit, sie bedeuten auch eine Riesenumstellung, die Paare an ihre Grenzen bringen kann. Was hilft: viel Verständnis dafür, warum Euer Kleines so sein muss, wie es ist. Und viel Nachsicht, Geduld und Freundlichkeit mit Euch selbst.

Wie siehst Du denn aus?

Neugeborene sehen nur selten aus wie die properen Babys im Fernsehen. Kein Wunder, sie haben auf ihrem Weg durch den Geburtskanal ja ganz schön was mitgemacht! Typische Blessuren: geschwollene Augenlieder, kleine Schrammen, bläuliche Hände und Füße. Auch die Kopfform ist erst mal gewöhnungsbedürftig: Weil sich bei der Geburt die extra flexiblen Schädelplatten übereinandergeschoben haben, ist die Schädeldecke oft noch richtig gewellt. Keine Sorge: Das gibt sich im Lauf der ersten beiden Lebenstage von selbst!

Ist das Kleine dann etwas entknittert, kommt jedoch gleich die nächste optische Veränderung: Fast alle Babys entwickeln jetzt kleine, weiße Talgpickelchen, jedes zweite Neugeborene dazu noch ein sogenanntes Neugeborenenexanthem, bei dem das winzige Baby Pickelchen bekommt wie ein Teenager in der Pubertät – alles wegen der Hormonumstellung. Machen müssen Eltern da gar nichts, außer abwarten und ruhig bleiben: Bald wird die Haut ihres kleinen Streuselkuchens wieder glatt und rosig sein.

Kam das Baby mit einem kleinen, roten Fleck auf der Haut zur Welt – einem sogenannten Storchenbiss – ist auch das kein Grund zur Sorge. Dieses individuelle Erkennungszeichen, das oft im Nackenbereich oder oberhalb des Auges auftritt, wird innerhalb der ersten Lebensjahre ebenfalls von selbst verschwinden.

Das vierte Schwangerschaftsdrittel

Das Baby ist da, aber irgendwie wirkt es, als sei es noch nicht so ganz angekommen auf der Welt? Das ist bei vielen Neugeborenen so und hat einen ganz einfachen Grund: Die Umgewöhnung vom Leben im Bauch zum Leben auf der Welt ist eine unglaublich krasse Sache, an der viele Babys echt zu knabbern haben.

Ein Erklärungsansatz dafür ist, dass Menschenbabys eigentlich allesamt als Frühgeborene zur Welt kommen – auch wenn sie zum Termin geboren werden. Denn im Vergleich zu Säugetieren haben wir Menschen eine sehr kurze Schwangerschaftsdauer – vermutlich, weil die großen Köpfe unserer Kinder sonst nicht mehr durchs mütterliche Becken passen würden. Neuneinhalb Monate Schwangerschaft sind also ein Kompromiss der Natur, der dafür sorgt, dass unsere Kinder zwar fit und lebensfähig auf die Welt kommen, aber eigentlich noch ein viertes Schwangerschaftsdrittel bräuchten. Mitsamt dem vertrauten Rundum-sorglos-Service aus dem Mutterleib: ständige Nähe und Geborgenheit, Enge und Begrenzung, Nahrung rund um die Uhr. Wenn Babys permanent an die Brust wollen und viel Körperkontakt suchen, heißt das also nichts anderes als: Ich vermisse mein Zuhause der letzten neun Monate. Und das beste Mittel gegen dieses Gebärmutterheimweh ist, die Welt außerhalb des Bauches ein bisschen bauchähnlicher zu machen. Zum Beispiel so:

- **Nähe ist für Neugeborene überlebensnotwendig.** Um sich sicher und geborgen zu fühlen, brauchen sie die Gewissheit, nicht allein zu sein. Deshalb sind sie oft nur dann zufrieden, wenn sie Körperkontakt haben, mehr oder weniger 24 Stunden am Tag. Verwunderlich ist das nicht: Schließlich hat das Kleine bisher in Dir drin gewohnt und war bis zur Geburt keine Sekunde ohne Körperkontakt. Klar, dass sich da Alleinsein erst mal total schlimm anfühlt. Das Ankommen auf der Welt fällt ihm deshalb leichter, wenn es ganz viel Nähe bekommt: an der Brust, im Arm, auf Deinem Bauch liegend oder im Tragetuch – Hauptsache geborgen. Ein Baby so zu verwöhnen ist unmöglich!
- **Begrenzung gehört zum Lebensgefühl eines Ungeborenen dazu** – es ist ja von allen Seiten von der Gebärmutter umschlossen. Deshalb genießen viele Neugeborene jede Form von Enge als Schutz vor der Weite der Welt: im Schlafsack, im Tragetuch oder eingepuckt (mehr dazu auf S. 264).

- **Bewegung ist Babys aus dem Bauch vertraut** – da war ja auch ganz schön was los, während Du Dich durch Deinen Alltag bewegt hast. Ein stiller Stubenwagen fühlt sich da im Vergleich sehr beklemmend an. Umhergetragen zu werden ist hingegen großartig!
- **Geräusche können ebenfalls Sicherheit vermitteln.** Das sogenannte weiße Rauschen erinnert Babys beispielsweise daran, wie sich das an der Gebärmutter vorbeirauschende Blut angefühlt hat. Wer keine Lust hat, ständig Fön oder Dunstabzugshaube laufen zu lassen, kann sich das beruhigende Rauschen auch auf CD oder als App besorgen. Besonders beliebt ist bei Babys natürlich die Version, die mit einem regelmäßigen Herzschlag unterlegt ist – das war schließlich ihr Hintergrundgeräusch Tag und Nacht, seit es sie gibt.
- **Saugen beruhigt alle Babys.** Schließlich haben sie schon im Bauch am Daumen genuckelt und sind evolutionär darauf gepolt, das Saugen an Mamas Brust zur absoluten Lieblingsbeschäftigung zu haben – so wird ihr Überleben gesichert. Für Dich heißt das: Es ist völlig normal, dass Dein Baby nicht nur zum Trinken an die Brust will, sondern auch zum Kuschel- und Beruhigungsstillen. Geht es Dir damit gut, spricht nichts dagegen: Das sogenannte nicht nutritive Saugen regt sogar die Milchbildung an und erleichtert die Rückbildung. Ist Dir das Saugen an der Brust jedoch unangenehm, kannst Du Deinem Baby auch Alternativen anbieten: Zum Beispiel Deinen kleinen Finger oder, wenn sich das Stillen nach etwa sechs Wochen gut eingespielt hat, auch einen Schnuller. Oder Du zeigst Deinem Baby, wie es sein eigenes Fäustchen zum Nuckeln finden kann wie einst im Bauch – auch das beruhigt viele Babys sehr.

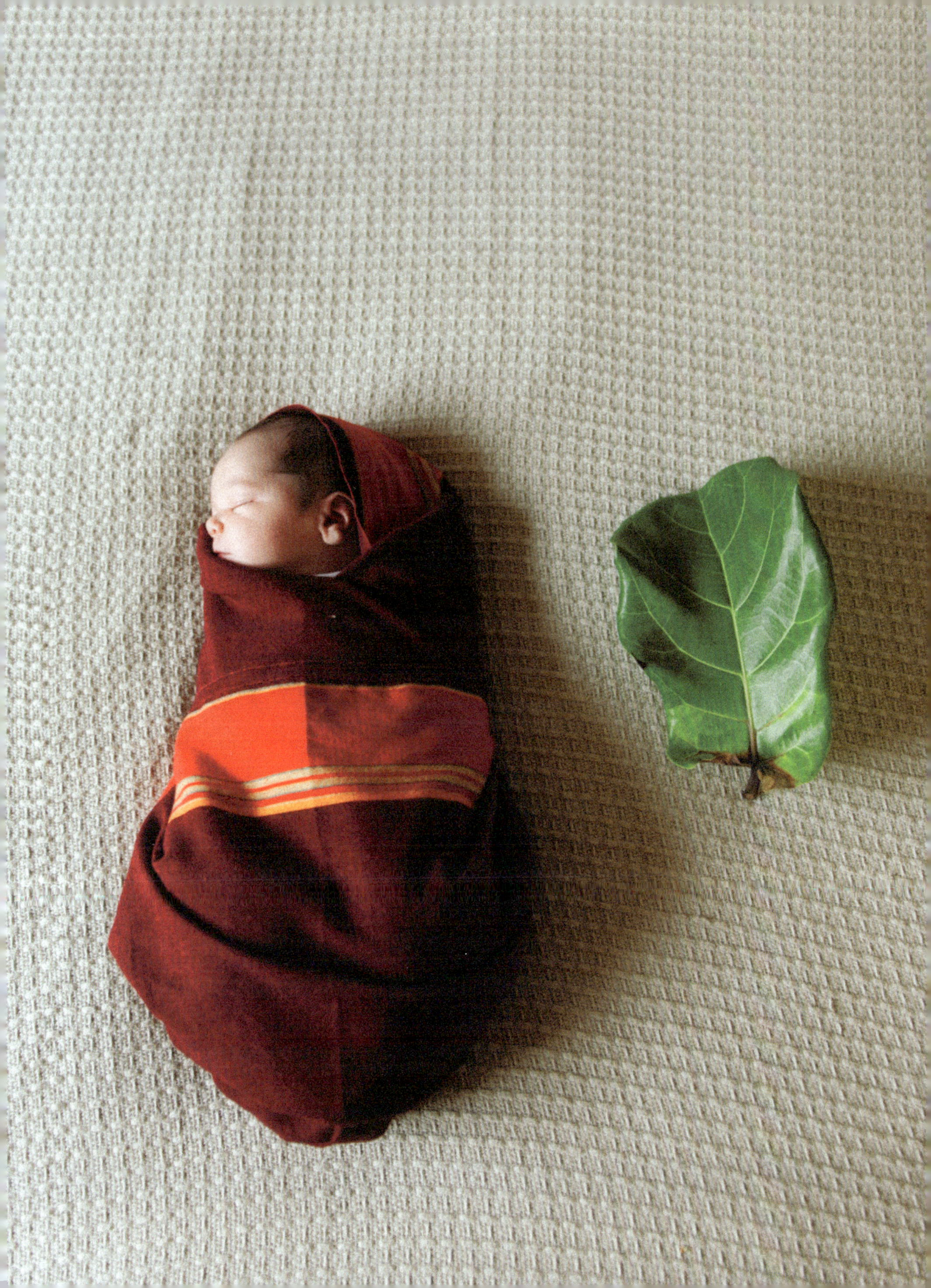

Pucken – die Enge aus dem Bauch imitieren

In den letzten Schwangerschaftswochen hatte Dein Baby kaum noch Platz, sich zu bewegen. Eng zusammengekauert spürte es die schützende Gebärmutter um sich, während es sich darauf vorbereitete, geboren zu werden.

Weil ihm dieses Umhülltsein so rundherum vertraut ist, bedeutet Enge für Dein Baby nicht Platzangst, sondern Geborgenheit pur. Das machen sich Eltern schon seit Jahrtausenden in vielen Kulturen zunutze und wickeln ihre Babys eng in Tücher ein, wodurch sie oft weniger weinen und länger am Stück schlafen. In den vergangenen Jahren wurde dieses sogenannte Pucken auch hierzulande wiederentdeckt und hat vielen Familien geholfen. Es gibt mittlerweile aber auch kritische Stimmen, die meinen, das enge Wickeln behindere die Bewegungsentwicklung und berge die Gefahr, dass das gepuckte Baby überhitze.

Wir denken dazu: Wie bei allen anderen Babyfragen auch geht es beim Pucken ums richtige Maß. Natürlich wäre es Quatsch, ein drei Monate altes Baby von morgens bis abends in ein enges Wickeltuch zu zwingen, in dem es sich überhaupt nicht mehr bewegen kann. Und natürlich sollte kein Baby im Sommer in eine dicke Wolldecke eingepuckt werden. Doch ein Neugeborenes zur Entspannung und Beruhigung ab und zu mit einem dünnen Tuch fest einzupucken – dagegen spricht aus unserer Sicht gar nichts.

Kleiner Wochenbett-Guide

Wochenbett – was heißt das eigentlich?

Wunderbar, Du hast die Geburt gemeistert! Nun beginnt eine spannende Zeit, das sogenannte Wochenbett. Doch was ist das eigentlich genau? Die Zeit nach der Geburt Deines Kindes nennt man Wochenbett, und sie geht länger als die meisten Menschen glauben, nämlich acht bis zwölf Wochen. Was passiert in dieser Zeit? Nun, eine ganze Menge: In Deinem Körper bilden sich viele der schwangerschafts- und geburtsbedingten Veränderungen der letzten Monate langsam zurück, die Milchbildung setzt ein, und Verletzungen, welche bei der Geburt entstanden sein können, heilen ab. Gleichzeitig ist das Wochenbett die Zeit, in der Du Dein Baby immer besser kennenlernst und in der Ihr als Familie zusammenwachst.

Musst Du jetzt also wochenlang im Bett bleiben, wie der Name nahelegt? Nein: Das ist in den meisten Fällen nur im sogenannten Frühwochenbett, also in den ersten 10 Tagen nach der Geburt, sinnvoll und nötig. Und auch da darfst Du natürlich zwischendurch aufstehen, wenn Dir danach ist. Das Spätwochenbett, das knapp drei Monate dauert, ist dann eine Zeit, in der Du Dich nach und nach wieder an alles herantasten kannst, was Du vorher auch gemacht hast: spazieren gehen, Freunde treffen, einkaufen, kochen, Sport treiben. Doch sei dabei sanft und großzügig mit Dir und gönne Deinem Körper viele Ruhepausen. Denn auch wenn wir es in unserer Gesellschaft oft vergessen: Wer gerade erst ein Kind zur Welt gebracht hat, soll in den Wochen darauf nicht den Haushalt schmeißen, sondern sich in erster Linie erholen.

Wochenbett: früher und heute

Manchmal wirkt es, als sei ein Wettbewerb ausgerufen worden: Wer ist nach der Geburt am schnellsten wieder fit? Junge Mütter fühlen sich faul, wenn sie nicht zwei Wochen nach der Geburt schon wieder einkaufen, kochen und putzen und sich mit möglichst flachem Bauch in der Öffentlichkeit präsentieren.

Dieser Hype, nach der Geburt so früh wieder schlank und leistungsfähig zu sein, ist die unmittelbare Folge eines gesellschaftlichen Verlusts: Wir haben hierzulande (fast) keine Wochenbettkultur mehr, wie sie in nahezu allen Kulturen und Religionen seit Jahrtausenden existiert. So konnten Ethnologen feststellen, dass Müttern rund um den Globus eine etwa achtwöchige Schonzeit zusteht. Währenddessen wird ihnen – meist von Verwandten und Nachbarinnen – im Haushalt, bei der Kinderbetreuung und bei der landwirtschaftlichen Arbeit geholfen. Dem frischgebackenen Vater ist es während dieser Zeit streng verboten, sich seiner Frau sexuell zu nähern. So soll sichergestellt werden, dass sie sich ganz auf ihr Baby und ihre eigene Erholung konzentrieren kann. Auch in den westlichen Industrienationen gab es solche Traditionen – bis sie im Lauf des letzten Jahrhunderts langsam verloren gingen. Vielleicht könnt Ihr als Familie sie ja wieder entdecken?

NORA Von Netzunterhosen und Riesen-Binden

Vor der Geburt meines ersten Kindes habe ich mir wirklich über vieles Gedanken gemacht, aber nicht darüber, was mich ganz konkret nach der Geburt erwarten würde – abgesehen von einem süßen Neugeborenen. Riesige Netzunterhosen zum Beispiel, mit denen Sabine plötzlich ankam, weil die dicken Wochenbettbinden nicht in normale Slips passen. Darauf war ich nicht vorbereitet, genauso wenig wie auf die ständig milchnassen T-Shirts und den schlaffen, faltigen Bauch, der von meiner hübschen Babykugel blieb. Wochenbett-Queen? In den ersten Wochenbett-Tagen fühlte ich mich oft eher wie eine ziemlich derangierte Vogelscheuche in entwürdigender Unterwäsche. Zum Glück hielt dieser Zustand nicht lange an: Bereits nach wenigen Tagen merkte ich, wie mein Kreislauf immer stabiler und mein Nachbabybauch langsam kleiner wurde. Ich konnte aufstehen und duschen und Make-up auflegen, tauschte Jogginghose gegen Jeans und fühlte mich so langsam wieder vorzeigbar. Doch diesen ersten nachgeburtlichen Schreck darüber, ob das etwa mein neues Ich sein soll, habe ich nie vergessen.

Körperliche Veränderungen im Wochenbett

- **Die Sache mit dem Monsterbusen.** Das Baby ist da und nun fühlt sich Dein Körper plötzlich ganz anders an. Die Brust beginnt mit der Milchbildung, was sich echt unheimlich anfühlen kann, vor allem weil Deine Brüste dabei in den ersten Tagen nach der Geburt ungeahnte Ausmaße annehmen können. Dieses plötzliche Busenwunder führt bei so manchem Neu-Papa zu großen Augen und unbedachten Sprüchen – was nicht unbedingt lustig ist, wenn gerade alles schmerzt und spannt. Wichtig zu wissen: Dieser Monsterbusen bleibt Dir nicht erhalten, sondern ist nur eine Übergangserscheinung, während sich Deine Brust von der Neugeborenenmilch auf die sogenannte reife Frauenmilch (was für ein Wort!) umstellt. Im Laufe einer längeren Stillzeit wird Deine Brust dann immer weicher und fühlt sich bald nicht anders an als vor der Schwangerschaft – nur eben ein bis zwei Körbchengrößen größer.
- **Dein Bauch und Du.** Es ist sehr unterschiedlich, wie groß der Bauch nach der Geburt noch ist: Während die eine Frau aussieht, als wäre sie niemals schwanger gewesen, hat die andere das Gefühl, noch im vierten Schwangerschaftsmonat zu sein. Dies ist abhängig von der individuellen Konstitution und der Anzahl der geborenen Kinder. Nimm es so, wie es ist, gerade kannst Du es nicht ändern. Und falls Dich eine Bekannte, die nichts von der Geburt mitbekommen hat, unbedacht fragt, wann das Baby denn kommt, nimm es nicht persönlich – für Außenstehende ist der Unterschied manchmal wirklich nicht gleich zu sehen.
- **Leichte Kreislaufprobleme,** weil sich der Bauch plötzlich so leer anfühlt. Wenn Du magst, zieh ein Bauchband an und lege Deine Hände flach auf den Bauch, wenn Du aufstehst, das fühlt sich gut und stabilisierend an.
- **Phantomkindsbewegungen.** Manche Frauen berichten auch von Bewegungen nach der Geburt, die sich so anfühlen, als sei da noch ein Baby drin. Gruselig! Doch keine Sorge: Vermutlich sind das die Darmschlingen, die sich jetzt, wo sie wieder Platz haben, im Bauch

neu sortieren. Eine sanfte Bauchmassage erleichtert Dir und Deinem Körper die Veränderung.

- **Wasser, marsch!** In den ersten Tagen nach der Geburt musst Du ständig auf die Toilette zum Wasserlassen. Das ist zwar nervig, aber wichtig, weil Dein Körper nun all das Wasser, das Dir in den letzten Wochen Ödeme beschert hat, ausschwemmt. Du kannst richtig zugucken, wie Deine Gelenke und Knöchel wieder sichtbar werden!
- **Luft im Darm.** Mit Blähungen quälen sich in den ersten Wochen nach der Geburt nicht nur viele Neugeborene herum, sondern auch ihre Mütter. Nervig und unangenehm - aber leider auch ganz normal, wenn der Darm, der bei der Geburt entleert wurde, sich wieder zu füllen beginnt und im nun plötzlich so leeren Bauchraum wieder neu sortieren muss. Geht vorbei!

So viel Blut! Der Wochenfluss

Zu den lästigsten Geburtsnachwirkungen zählt für viele Frauen der Wochenfluss, die sogenannten Lochien. Verständlich, denn sich auf eine mal stärkere, mal schwächere Blutung einzulassen und das auch noch für eine Zeit von bis zu acht Wochen, ist nicht einfach – erst recht nicht in Zeiten, in denen viele Frauen mittels der Pille oder der Spirale verhüten. Dadurch ist die Menstruation oftmals nicht mehr Teil des täglichen Lebens und eine vaginale Blutung damit extra ungewohnt oder unangenehm. Trotzdem ist diese Blutung nach der Geburt ganz, ganz wichtig! Denn nur so kann Dein Körper ganz mit der Schwangerschaft abschließen.

Und das passiert dabei genau: An der Stelle in der Gebärmutter, an der die Plazenta Deines Babys gehaftet hat, sind Gefäße, welche zuvor für die Versorgung Deines Kindes zuständig waren, jetzt eröffnet und bluten, nachdem die Plazenta selbst Deinen Körper kurz nach Deinem Baby verlassen hat. Damit diese Blutungen nun nicht zu Problemen führen, hast Du in den Tagen und Wochen nach der Geburt Nachwehen. Du denkst vielleicht: »Oh nein, ich will nicht schon wieder Wehen!« Doch diese Gebärmutterkontraktionen sind nicht nur normal, sie sind überlebensnotwendig. Denn das starke Zusammenziehen Deiner Gebärmutter dabei sorgt dafür, dass auch die Gefäße an der Plazentahaftstelle zusammenschnurren und es weniger stark blutet, bis die Blutung schließlich ganz versiegt und die Haftstelle der Plazenta komplett geheilt ist.

Zu Beginn des Wochenbettes kann der Blutfluss so stark sein, dass er Dir die Beine hinunterläuft. Das Blut ist dabei dunkelrot und kann auch Klümpchen enthalten, sogenannte Koagel. Zum Auffangen der starken Blutung nutzt Du am besten während der gesamten Wochenbettzeit luftdurchlässige Binden ohne Plastik (z. B. Strampelpeter). Dadurch reduzierst Du die Wahrscheinlichkeit, dass Keime in Deiner Vagina nach oben steigen und zum Beispiel eine Blasenentzündung auslösen.

Im Verlauf des Wochenbettes schwankt die Blutmenge des Wochenflusses stark, und auch die Farbe verändert sich, denn an der Plazentahaftfläche läuft ein ganz normaler Wundheilungsprozess ab. Dieser besteht aus verschiedenen Phasen, die typischerweise mit rotem, braunem, gelbem und weißem Wochenfluss im Wechsel einhergehen. Zu Beginn des Wochenflusses benötigen viele Frauen bis zu sechs große Binden am Tag. Am Ende ist die Blutung nur noch so schwach, dass viele Mütter versucht sind, statt Binden nur noch Tampons zu verwenden – was keine gute Idee ist, da es dabei zu einer Stauung des Wochenflusses kommen kann. Besser: Dünne Binden ohne Plastik und Saugkern verwenden. Wenn Du unsicher bist, ob die Blutungsmenge und -dauer bei Dir in Ordnung sind, kannst Du Dich jederzeit mit Deiner Nachsorgehebamme besprechen.

NORA Schreckmomente **SABINE**

Dass eine Geburt eine blutige Angelegenheit ist, darauf war ich innerlich vorbereitet. Aber dass einem auch in den Tagen danach noch das Blut die Beine hinunterrinnt – das fand ich total erschreckend.

So geht es nahezu allen Frauen, auch wenn die Blutungen im Wochenbett unterschiedlich stark sind. Bei manchen Müttern kommt auch noch dazu, dass nach der Geburt die Blase nicht dicht hält, sodass Blut und Urin gleichzeitig fließen. Klar ist das ein Schock!

Hilfe, das klingt ja furchtbar! Das bleibt doch hoffentlich nicht so?

Nein, diese sogenannte Harninkontinenz hält nur wenige Tage an, danach fühlt sich alles wieder einigermaßen normal an.

Wobei normal relativ ist: Während es manchen meiner Freundinnen schon wenige Tage nach der Geburt wieder richtig gut ging, hatten andere wochenlang mit den Nachwirkungen zu kämpfen.

Ja, das ist wirklich individuell total verschieden. Einige Frauen können nach einer Geburt mit PDA zum Beispiel noch Stunden später ihre Beine schlecht spüren oder bekommen schlimme Kopfschmerzen, während die meisten Mütter überhaupt keine Nachwirkungen merken. Ähnlich verhält es sich mit dem Kaiserschnitt: Manchen Frauen bereitet die Narbe noch sehr lange Probleme, bei vielen verheilt sie aber auch ganz schnell und problemlos.

Bei mir dauerte es ehrlich gesagt jedes Mal Monate, bis sich mein Körper wieder ganz normal anfühlte.

Viele Frauen haben nach der Geburt sogar das Gefühl, sie würden nie wieder fit. Ihnen sage ich, dass der weibliche Körper über unglaubliche Selbstheilungskräfte verfügt: Er hat nach der Geburt kein anderes Ziel, als Dich wieder gesund werden zu lassen. Schließlich ist der Plan der Natur, dass Menschenmütter nicht durch die erste Geburt völlig außer Gefecht gesetzt werden, sondern dass sie sich vollständig erholen und noch viele weitere Babys bekommen können!

Die Sache mit den Nachwehen

Viele Frauen haben große Angst vor den Nachwehen, da darüber so viele schlimme Geschichten im Umlauf sind. Dabei erleben die meisten Mütter gerade beim ersten Kind nur ein oder zwei Tage lang vor allem beim Stillen ein paar leichte bis mittelschwere Nachwehen, die sie als absolut aushaltbar beschreiben. Danach sind sie nur noch selten spürbar. Frauen, die nicht das erste Kind bekommen haben, haben meist länger und stärker mit den Nachwehen zu tun, jedoch selten länger als eine Woche. Keine lange Zeit, wenn wir bedenken, was sie bewirken: Innerhalb kürzester Zeit ist Deine Gebärmutter durch die Nachwehen wieder so klein wie vor der Geburt.

Vielen Frauen hilft eine Wärmflasche im Rücken gegen den krampfartigen Schmerz, zusätzlich hat Deine Hebamme vielleicht noch einige naturheilkundliche Ideen. Auch der Einsatz von stillverträglichen Schmerzmitteln ist bei starken Schmerzen vertretbar.

SABINE Die Nachwehe als Freundin

Ich finde es schade, dass die Nachwehen bei vielen Frauen so einen schlechten Ruf haben, denn im Grunde sind sie unsere Freunde und Helfer. Deshalb frage ich die Frauen bei der Wochenbettbetreuung oft, ob wir nicht gemeinsam versuchen können, die Nachwehen freudig zu begrüßen und anzunehmen, anstatt sie zu verteufeln. Mach auch Du Dir immer wieder bewusst, dass Nachwehen ein Geschenk sind, denn sie ermöglichen Deinem Körper, ein Kind zur Welt zu bringen, ohne danach zu viel Blut zu verlieren. Und da wir ja nicht mehr im Mittelalter leben, gibt es durchaus auch zugelassene Schmerzmittel, die nicht in die Muttermilch gelangen und die Du somit ohne schlechtes Gewissen verwenden kannst, falls die Schmerzen doch zu heftig werden.

Geburtsverletzungen

Etwa die Hälfte aller Frauen, die natürlich geboren haben, behalten von der Geburt kleine Verletzungen zurück. Diese sind in der Regel nicht dramatisch, müssen nach der Geburt jedoch medizinisch sorgfältig versorgt werden. Im Falle eines Risses in der Scheide oder im Damm muss meist eine kleine Naht gemacht werden, ebenso wie nach einem Dammschnitt. Es gibt auch Geburtsverletzungen (wie z. B. kleine Schürfwunden), die nicht genäht werden müssen.

Damit diese Wunden gut abheilen, lohnt es sich, in den ersten zehn Tagen des Wochenbettes viel zu liegen, den Schneidersitz zu meiden und so zu laufen, als hätte man einen zu engen Minirock an. Neben der Verwendung von luftdurchlässigen Binden, die gerne lang sein dürfen, sodass sie nicht an einer Verletzung reiben, werden Spülungen mit klarem Wasser oft als sehr angenehm empfunden. Hierfür kannst Du Dir Wasserflaschen oder Becher mit Leitungswasser füllen und neben das Klo stellen, sodass Du sie beim beim Pipimachen über Deine Scham laufen lassen kannst, damit nichts in der Wunde brennt. Zum Abtupfen kannst Du eine zusammengerollte Binde oder ein Handtuch benutzen, bitte vermeide Toilettenpapier, da das in der Naht hängen bleiben kann.

Deine Hebamme wird bei ihren Wochenbettbesuchen den Heilungsverlauf mit Dir gemeinsam beobachten und hat eventuell noch weitere naturheilkundliche Ideen für Dich.

Kühl-Trick für Geburtsverletzungen

Geburtsverletzungen sind nicht nur irre unangenehm, sie liegen halt auch an einer blöden Stelle: schwer zu erreichen und schlecht zu kühlen, zumindest mit normalen Kühlelementen. Du kannst Dir aber ganz leicht handliche kleine Kühlsticks selbst herstellen – mit Kondomen. Und so geht's: mit Wasser füllen, zuknoten, einfrieren und dann mit einem Tuch umwickelt an die schmerzende Stelle halten.

SABINE Der erste Stuhlgang nach der Geburt

Vor dem ersten Stuhlgang nach der Geburt haben sehr viele Frauen echte Angst. Dahinter steckt weniger ein körperliches als ein psychologisches Problem: Nach der Geburt fühlt sich der ganze Unterleib oft so wund an, dass es für viele Mütter kaum vorstellbar ist, dass der erste Stuhlgang da nicht furchtbar wehtut. Dabei ist er in den allermeisten Fällen völlig harmlos. Durch die Darmentleerung vor und bei Geburt dauert es sowieso meist einige Tage, bis der Enddarm wieder gefüllt ist. Bis dahin kannst Du viel trinken – mein Geheimtipp ist warmer Apfelsaft am Morgen, dann ist der Stuhl weicher geformt. Beim Sitzen auf der Toilette kann ein »nach unten drängendes Gefühl« auftreten, als würde noch ein Kind aus Dir herauswollen – das liegt am derzeit noch angegriffenen Beckenboden, ist aber ganz normal und vergeht mit der Zeit. Keine Angst: Dass eine Geburtsverletzung beim Klogang anfängt wehzutun, ist extrem unwahrscheinlich, da Damm und Anus getrennt voneinander arbeiten. Und es kann auf keinen Fall eine Naht dabei wieder aufgehen – versprochen! Wenn Du willst, kannst Du eine saubere, zusammengerollte Binde gegen Deine Scham halten, damit Du das Gefühl hast, Dich zu schützen. Und dann: Einfach locker lassen. Alles wird gut!

Sex im Wochenbett

Oftmals wird Frauen im Wochenbett geraten, auf Sex zu verzichten. Vermutlich ist dies zu ihrem Schutz gedacht. Verlass Dich lieber auf Dein Gefühl! Wenn Deine Geburtsverletzungen abgeheilt sind, Deine Scheide sich nach der Geburt wieder gut anfühlt und Du und Dein Partner Lust habt, steht dem nichts entgegen! Verwendet am besten Kondome, nicht nur weil Dein Partner dann nicht mit den vielen Bestandteilen des Wochenflusses in Kontakt kommt, sondern auch weil Du bereits wieder schwanger werden könntest! Mit Gleitgel kannst Du dem »Das-erste-Mal-Gefühl« entgegenwirken.

Und wenn es sich noch nicht gut anfühlt oder Du noch nicht so weit bist? Dann sprich mit Deinem Partner und lass Dir die Zeit, die Du brauchst. Es ist völlig normal, wenn sich im gesamten Babyjahr das Sexleben noch nicht wieder so gestaltet wie vorher. Für viele Eltern sind einfach erst mal andere Dinge dran. Wird Euer Kleines älter, kehrt die Lust von alleine zurück.

SABINE Wann mit der Rückbildung beginnen?

Dass Rückbildungsgymnastik nach der Geburt sinnvoll und wichtig ist, darüber sind sich alle Experten einig. Über den richtigen Startzeitpunkt dafür wird jedoch auch in Fachkreisen hitzig diskutiert. Ich persönlich denke, dass die meisten Mütter im Wochenbett viel zu früh viel zu viel machen, anstatt sich auszuruhen und sich zu schonen. Jetzt auch noch mit Work-outs anzufangen erhöht diesen Druck, ganz schnell wieder ganz leistungsfähig sein zu wollen. Meine Botschaft an Frauen im Wochenbett ist deshalb eine andere: Gebt Eurem Körper Zeit. Ganz viel Rückbildungsarbeit leisten in den ersten Wochen nach der Geburt nämlich die Hormone, die die Milchbildung anregen, die Gebärmutter zusammenschrumpfen lassen und das Bindegewebe nach und nach wieder straffen. Diesen natürlichen Prozess unterstützen Mütter aus meiner Sicht am besten, wenn sie sich Ruhe gönnen, viel liegen, verliebt mit ihrem Baby kuscheln und stolz sind auf das, was sie geschafft haben – mindestens acht Wochen lang. Zum Turnen ist danach immer noch Zeit.

Den Beckenboden schonen

Dein Beckenboden hat in den vergangenen Monaten Unglaubliches geleistet: Erst hat er Dein Baby im Bauch gehalten, dann war er aktiv an der Geburt beteiligt, und jetzt arbeitet er kräftig bei der Rückbildung mit. Kein Wunder, dass er durch all die Anstrengung stark beansprucht und deshalb jetzt besonders schonungsbedürftig ist – sonst kann sich aus der Beckenbodenschwäche eine Urin- oder Stuhlinkontinenz entwickeln. Für Dich bedeutet das:

- Versuche, jedes schwere Heben zu vermeiden. Konkret heißt das: Du solltest im gesamten ersten Jahr nach der Geburt möglichst nichts tragen, was schwerer ist, als Dein Baby es gerade ist.
- Lass die Babyschale so oft wie irgend möglich im Auto und trage sie nicht mit Dir herum – weder mit Baby drin noch ohne. Ja, man sieht ständig Mütter, die ihre Babys in der Babyschale am Arm baumeln haben, aber das ist wirklich Gift für Deinen Rücken und Deinen Beckenboden.
- Halte auch im stressigen Babyalltag Deinen Urin nicht ein, sondern geh immer aufs Klo, wenn Du musst. Die Blase überzustrapazieren belastet Deinen Beckenboden sonst unnötig.
- Klarer Hinweis auf eine Überlastung des Beckenbodens ist ein Gefühl wie Muskelkater im Unterleib. Dann unbedingt einen Gang runterschalten, viel ruhen, viel liegen. Nur so kann die überbeanspruchte Muskulatur sich erholen.

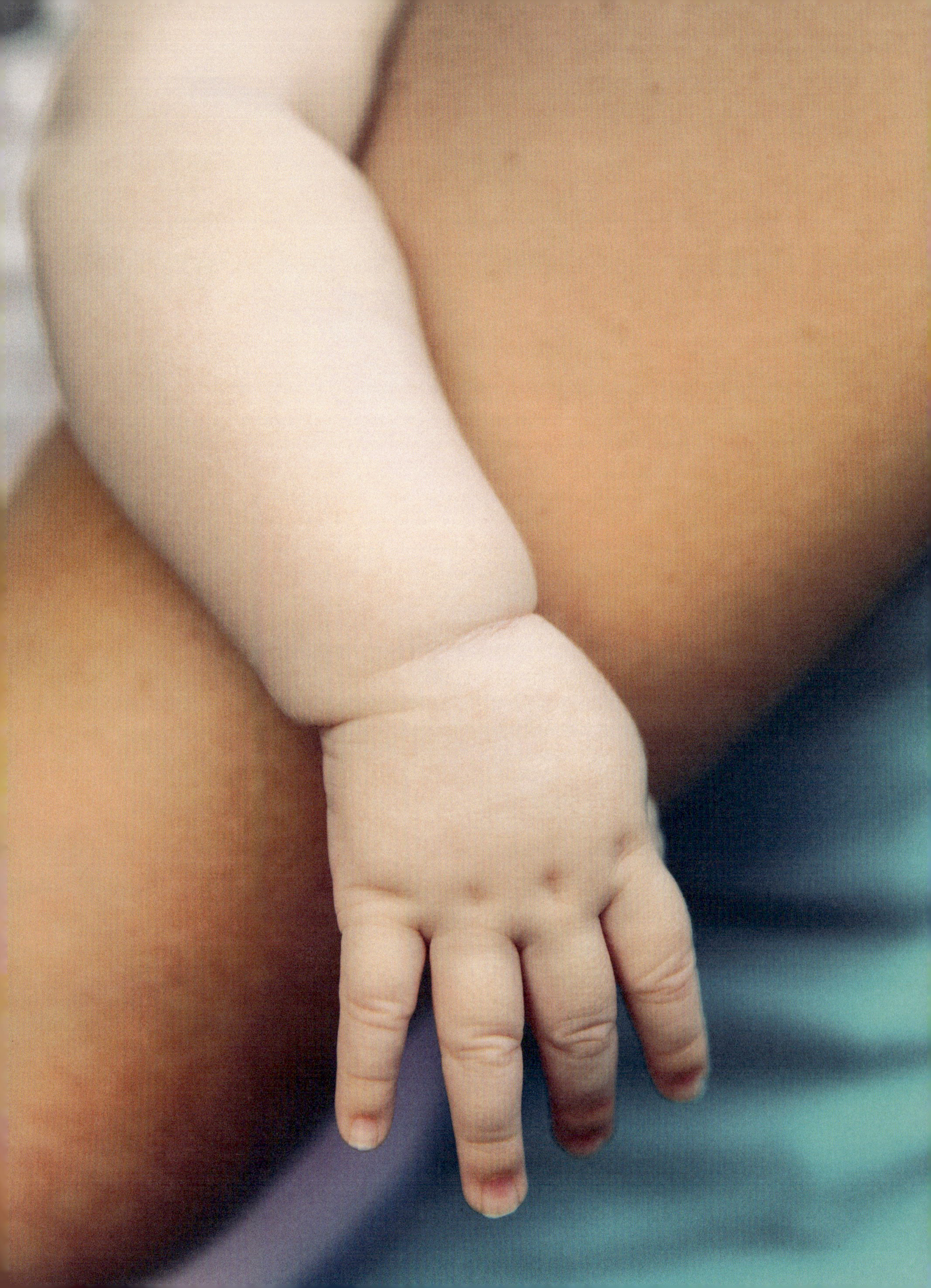

Ganz normaler Wahnsinn: Gefühlsachterbahn nach der Geburt

Es ist so verrückt: Viele Monate hast Du auf diesen Moment hingefiebert ... und jetzt, wo Dein Kind endlich da ist, fühlst Du Dich trotzdem völlig unvorbereitet und überwältigt von den widersprüchlichsten Gefühlen. Sei Dir sicher: Du bist damit nicht allein! Dein Leben hat sich schließlich von heute auf morgen total verändert, dazu kommt die Hormonumstellung nach der Geburt, die Dich ebenfalls empfindsamer und verletzlicher macht. Da ist es ganz normal, dass Frauen im Wochenbett oft gleichzeitig weinen und lachen. Partner und Verwandte stehen dabei oft etwas hilflos am Rand und wissen nicht, wie sie damit umgehen sollen. Und Dir selbst fällt es wahrscheinlich auch schwer, ihnen das zu sagen – weil Du es selbst nicht weißt. Wir wünschen Dir, dass Du dieses Nebeneinander der unterschiedlichsten Gefühle einfach zulassen kannst, inklusive der Traurigkeit und Schwermut, die Dich bei aller Dankbarkeit über Dein wunderbares Baby jetzt manchmal überfällt. Das ist der Babyblues, der zum Mutterwerden dazugehört: Schließlich ist jede Geburt nicht nur ein Neubeginn, sondern auch ein Abschied. Von der Schwangerschaft, aber auch vom Leben davor. Gib diesen Gedanken und Gefühlen Raum, schau sie Dir an, schäme Dich nicht für sie, egal wie abwegig sie Dir auch erscheinen mögen: Sie zuzulassen, anstatt sie wegzuschieben, nimmt ihnen ihre Macht.

Wenn Du magst, schreib Deinem Kind auf, welche Gefühle sich in Dir breitmachen, und sprich mit Deinen vertrauten Menschen oder Deiner Hebamme darüber. Die Dauer des Wochenbettblues ist sehr unterschiedlich, kann Minuten dauern und noch Wochen nach der Geburt auftreten. Nehmen die dunklen Gedanken überhand und verhindern, dass Du überhaupt noch Freude über Dein Baby empfindest, solltest Du jedoch wachsam sein: So kann sich der Beginn einer Wochenbettdepression sowie anderer seelischer Erkrankungen anfühlen. Sprich in diesem Fall unbedingt mit Deiner Hebamme oder Deiner Ärztin über Deine Gefühle. So kannst Du schnell professionelle Hilfe bekommen.

Es ist o. k.!

Es ist o. k., wenn Du überwältigt bist.
So eine Geburt ist schließlich keine Kleinigkeit, sondern ein großes und wichtiges Ereignis.

•

Es ist o. k., wenn Du sensibel bist.
Denn die neue Dünnhäutigkeit macht Dich offen für Dein Baby.

•

Es ist o. k., wenn Du empfindlich bist.
Denn Verletzlichkeit ist ein wichtiger Teil des Mutterwerdens: Sie lehrt uns, uns selbst zu schützen.

•

Es ist o. k., wenn Du rational bist.
Nicht für jede Frau ist eine Geburt ein fast schon übersinnliches Erweckungserlebnis.

•

Es ist o. k., wenn Du emotional bist.
Schließlich hat die Geburt den Kern unserer Seele berührt.

•

Es ist o. k., wenn Du Unterstützung brauchst.
Denn mit einem schwierigen Geburtserlebnis muss niemand allein klarkommen.

•

Es ist o. k., wenn Du traurig bist.
Denn jede Geburt bedeutet auch einen Abschied:
von unserem Leben vor diesem Kind, von der Schwangerschaft und oft auch vom Traum der perfekten Geburt.

•

Es ist o. k., wenn Du erleichtert bist,
dass die Geburt vorbei ist und so schnell keine weitere bevorsteht.

Es ist o. k., wenn Du die Schmerzen nicht vergessen hast. Dass eine Mutter, sobald ihr Baby da ist, alles Leid vergisst, ist ein Ammenmärchen.

•

Es ist o. k., wenn Du neidisch auf Frauen bist, die leichte und schöne Geburten hatten, während man selbst so kämpfen musste.

•

Es ist o. k., wenn Du froh bist, dass auch andere Mütter schwere Geburten hatten. Nicht aus Missgunst, sondern weil es hilft, sich damit nicht allein zu fühlen.

•

Es ist o. k., wenn Du an Dich selbst denkst und deine eigenen Bedürfnisse wichtig nimmst. Gute Mütter betreiben Selbstfürsorge, nicht Selbstaufopferung.

Es ist o. k., wenn Du erst mal alle eigenen Bedürfnisse hinter denen des Babys zurückstellst. Schließlich braucht es uns dringender als jeden anderen.

•

Es ist o. k., wenn Du wütend bist, weil nicht alle Geburtshelfer einen guten Job machen und so Geburtserlebnisse leichtfertig kaputt machen können.

•

Es ist o. k., wenn Du Zeit brauchst, weil niemand das Recht hat, zu sagen, wann es »so langsam auch mal gut ist«. Außer der Mutter selbst.

Trauer zulassen

Jede Geburt ist eine Grenzerfahrung, die Spuren in der Seele hinterlässt. Kein Wunder, dass das Erlebte Frauen oft noch über viele Wochen und Monate beschäftigt. Doch für die ambivalenten Gefühle, mit denen sie sich häufig an die Geburt zurückerinnern, ist in unserer Gesellschaft wenig Platz: Junge Mütter mit einem gesunden Kind haben gefälligst dankbar und glücklich zu sein. Frauen, die dieser Erwartungshaltung nicht genügen, glauben deshalb oft, dass mit ihnen irgendwas nicht stimmt. Dabei ist es vollkommen normal, nach einer Geburt ganz unterschiedliche, durchaus auch widersprüchliche Emotionen zu durchleben. Kein Gefühl ist dabei verboten oder gar falsch.

Das große Kennenlernen

Wir wünschen Dir von Herzen, dass Du Dich ganz aufs Wochenbett einlassen kannst – eine Zeit, in der Lachen und Weinen nah beieinanderliegen, in der oft Wunden an Körper und Seele heilen müssen, in der Du viel Zeit zum Ausruhen und Erholen brauchst. Vor allem aber: in der Du allein oder mit Deinem Partner Dein Baby kennenlernen kannst. Denn diese intensive Beschäftigung mit dem neuen kleinen Menschen in Eurer Mitte ist ein immens wichtiger Teil der Wochenbettzeit! Da ist ein neues Wesen, das Dich schon lange kennt und irre neugierig auf Dich ist. Sei neugierig auf Dein Kind! Gib Dir die Erlaubnis, stundenlang Dein Baby anzuschmachten und Spülmaschine, Wäscheberg & Co. warten zu lassen. Halte diese kostbare Zeit mit Worten und Bildern fest. Teile sie nur mit Menschen, die Dir guttun. Und feiere Euch beide dafür, was Ihr gemeinsam geleistet habt, Dein Baby und Du.

SABINE Du bist die Wochenbett-Queen!

Stark und stolz wie eine Königin: So darfst Du Dich nach der Geburt fühlen – und zwar ganz egal, wie Dein Kind auf die Welt kam. Denn ob Du Dein Kind selbst auf die Welt geschoben hast oder Dir den Bauch hast aufschneiden lassen, um Deinem süßen Kind einen guten Start ins Leben zu ermöglichen: Du hast Übermenschliches geleistet! Jetzt ist es Zeit, Dich dafür zu feiern – und zwar so richtig. Den Familien, die ich betreue, empfehle ich immer, das Wochenbett als eine einzige große Feier dieser genialen Leistung anzusehen. Jetzt ist die Gelegenheit, zu würdigen, was Du alles getan hast, damit dieses Kind jetzt bei Euch sein kann. Dafür bist Du jetzt die Königin, die sich guten Gewissens ausruhen darf, wann immer sie mag, die bekocht und umsorgt wird und die selbstverständlich von allen Pflichten im Haushalt befreit ist. Die übernehmen nämlich jetzt andere: Dein Partner, Freunde und Verwandte, vielleicht auch eine professionelle Mütterpflegerin. Auf jeden Fall aber: Nicht Du! Du verbringst nämlich so viel Zeit im Bett und auf dem Sofa, wie Du magst, und kuschelst mit Deinem Baby.

Stillen: Deine Milch für Dein Baby

Die meisten Mütter wollen ihr Baby heute stillen. Und das nicht nur, weil Muttermilch so gesund ist – es ist für viele Frauen auch eine sehr schöne Vorstellung, ihr Kind mit ihrer eigenen Milch zu ernähren und dabei ganz viel Nähe und Verbundenheit zu spüren. Gleichzeitig haben die meisten Neu-Mamas auch einen gewissen Respekt vor dem Stillen: Schließlich hat fast jeder schon mal von einer Freundin gehört, bei der das Stillen furchtbar wehtat oder gar nicht funktionierte. Da verwundert es nicht, dass viele Mütter auf die Frage, ob sie stillen wollen, eher zögerlich antworten: »Ja, wenn es klappt …«

Dabei ist es in Wirklichkeit extrem selten, dass eine Frau aus biologischen Gründen nicht stillen kann. Wenn das Stillen scheitert, dann meist wegen fehlender oder falscher Beratung und Begleitung. Denn ja, Stillen ist die natürlichste Sache der Welt – aber es ist auch eine Kunst, die Menschenmütter und Menschenbabys erst lernen müssen. Anders als Katzen- oder Pferdemütter verfügen wir Menschen nämlich über kein angeborenes unfehlbares Brutpflegeprogramm, sondern sind evolutionär darauf gepolt, von anderen Frauen in unserem Umfeld zu lernen, wie das geht: ein Baby versorgen und es mit unserer Milch ernähren. Genau diese Vorbilder fehlen vielen jungen Frauen heute jedoch – mit der Folge, dass sich das Stillen gerade beim ersten Kind oft ganz schön schwierig anfühlt. Doch wir können Dir versprechen: Wenn Du und Dein Baby Euch erst mal eingegroovt habt, gibt es nichts Leichteres, Schöneres und Praktischeres, als zu stillen.

Gut anlegen

Sowohl Dein Baby als auch Du sind Still-Neulinge – doch Dein Kleines hat einen entscheidenden Vorteil: Es weiß ganz genau, wie es richtig an Deiner Brust andockt. Lass also nicht zu, dass ihm irgendjemand die Brustwarze in den Mund stopft. Lege es lieber in Deine Armbeuge, führe es langsam zur Brust und lass es selbstständig ansaugen. Wenn Du magst, kannst Du auch das sogenannte intuitive Stillen ausprobieren. Dabei machst Du es Dir in halb aufrechter, halb liegender Position im Bett bequem, legst Dir Dein Baby einfach bäuchlings auf Deinen den Oberkörper und wartest ab, was passiert. Neugeborene haben nämlich die verblüffende Fähigkeit, sich eigenständig zur Brust vorzuarbeiten und dort ganz selbstständig anzusaugen und zu trinken. Dürfen sie das alles selber machen, klappt das sogar oft besser, als wenn sie von Mama angelegt werden.

Eine bequeme Stillposition finden

Es gibt superviele verschiedene Stillpositionen, vom einfachen Wiegegriff bis zur Football-Position. Lass Dich von der Vielzahl der Möglichkeiten nicht verunsichern, für einen guten Stillstart brauchst Du erst mal nur zwei: eine im Sitzen und eine im Liegen. Wichtig ist, dass Du und Dein Baby beim Stillen immer Bauch an Bauch seid, sodass Dein Kleines nicht seinen Hals verrenken muss, um die Brust zu erreichen. Ein Stillkissen kann Dir dabei helfen, eine bequeme Position zu finden, kann die Sache aber auch unnötig kompliziert machen: Vielen Frauen fällt es leichter, eine angenehme Stillposition zu finden, wenn sie erst mal freestyle herumprobieren und erst dann ein Kissen dazunehmen, um ihre Arme bequem abzustützen.

Nach Bedarf stillen

Dein Baby weiß selbst am besten, was es braucht: Darauf zu vertrauen wird Dir nicht nur beim Stillen helfen. Tatsächlich ist mittlerweile klar erwiesen, dass Babys sich am besten entwickeln, wenn sie nicht in einem festen Rhythmus, sondern nach Bedarf gestillt werden – also immer dann, wenn sie danach verlangen. Das kann mal drei Stunden nach der letzten Stillmahlzeit sein und mal schon dreißig Minuten später – beides ist okay. Schau also nicht auf die Uhr, schau lieber auf Dein Baby. Es wird Dir sagen, wann wieder Zeit zum Stillen ist. Und weil ein Neugeborenes mit Muttermilch nicht überfüttert werden kann, kann man es auch nicht »zu viel« stillen.

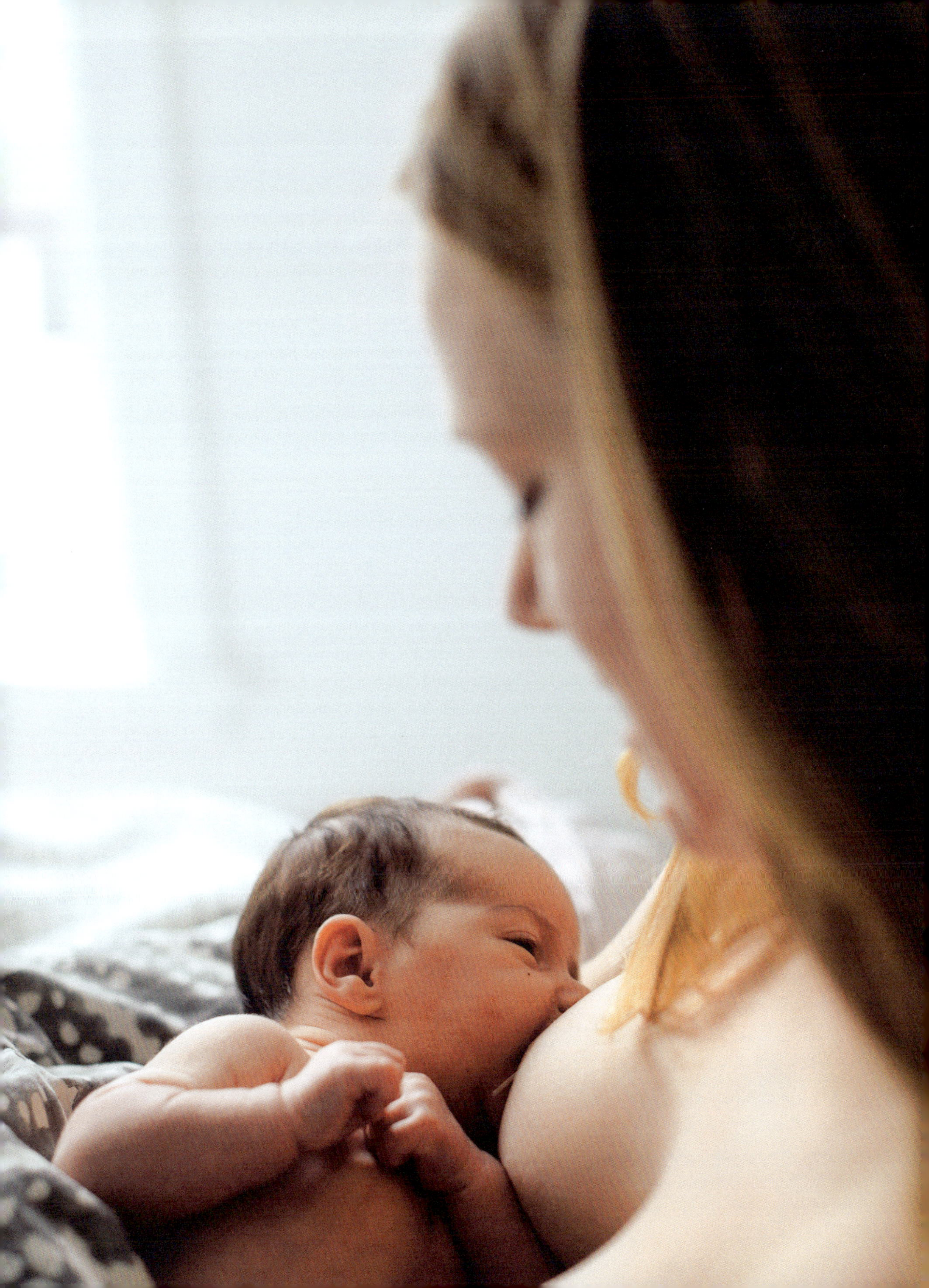

Achtung, Ammenmärchen: Alte Milch auf neuer Milch

Wenn Mütter nach Bedarf stillen, bekommen sie immer wieder zu hören, so kurze Stillabstände seien für das Baby aber nicht gut: Neue Milch auf alter mache nämlich Bauchweh. Dieser Erfahrungswert stammt jedoch aus einer Zeit, in der Babys nicht gestillt wurden, sondern direkt nach der Geburt Pulvermilch bekamen – und zwar keine moderne Pre-Milch, die nach Bedarf gegeben werden kann, sondern die Kunstmilch früherer Zeiten, von der Babys tatsächlich leicht Bauchweh bekamen, wenn sie zu viel auf einmal davon im Magen hatten. Bezogen auf unsere heutige Zeit ist die Warnung vor zu kurzen Stillabständen jedoch ein Ammenmärchen: Häufiges Stillen macht garantiert kein Bauchweh.

Die frühen Hungerzeichen

Ein Baby immer dann stillen, wenn es Hunger hat: Klingt gut, aber woran erkenne ich das? Tatsächlich tun sich viele junge Eltern anfangs gar nicht so leicht, die Hungerzeichen ihres Kindes zu erkennen – Babyweinen hört sich schließlich immer ähnlich an. Der wichtigste Tipp ist deshalb, mit dem Stillen gar nicht erst zu warten, bis das Baby weint, sondern auf die sogenannten frühen Hungerzeichen zu achten: Dreht das Baby suchend sein Köpfchen hin und her, schmatzt es leise oder saugt alles an, was ihm vor den Mund kommt, dann ist der optimale Still-Zeitpunkt da. Jetzt hat das Baby Hunger, kann sich aber auch noch gut aufs richtige Ansaugen konzentrieren. Videoanalysen zeigen, dass Babys etwa zwanzig Minuten solche leisen Signale aussenden, bevor sie zu weinen anfangen. Warten Eltern auf dieses späteste aller Hungerzeichen, fällt dem Kleinen das richtige Andocken viel schwerer, weil es bereits entsprechend ausgezehrt und ungeduldig ist.

Stillen – Die erste Woche

1. Lebenstag: Das Baby trinkt innerhalb der ersten Stunde nach der Geburt zum ersten Mal an der Brust. Dabei kommt Kolostrum aus der Brust, spezielle supergesunde Neugeborenenmilch, von der bereits wenige Tropfen ein kleines Baby satt machen und mit allem versorgen, was es jetzt braucht. Manche Babys verschlafen den ersten Tag nach der Geburt, schließlich war das Ganze sehr anstrengend. Das ist bei einem reifen Neugeborenen auch völlig in Ordnung!

2. Lebenstag: Jetzt ist es wichtig, das Baby möglichst oft anzulegen: Wann immer es danach verlangt, gerne auch mal zum Nuckeln zwischendurch. Denn durch die Stimulation der Brustwarzen beim Saugen kommt die Milchbildung in Gang. Deshalb sollte das Kleine jetzt mindestens sechs- bis achtmal in 24 Stunden trinken.

3. und 4. Lebenstag: Jetzt stellt sich die Milch meist auf die sogenannte reife Frauenmilch um – statt der gelblichen, dickflüssigen Neugeborenenmilch fließt nun die blassweiße Muttermilch. Und zwar oft gleich in großer Menge, weshalb sich die Brüste prall und schmerzhaft anfühlen. Was hilft: das Baby möglichst oft anlegen (mindestens jedoch acht- bis fünfzehnmal in 24 Stunden), die Brust kühlen, überschüssige Milch vorsichtig ausstreichen, aber möglichst nicht abpumpen. Der Grund: Beim Stillen regelt die Nachfrage das Angebot, und Abpumpen signalisiert der Brust jetzt einen Milchbedarf, der in Wirklichkeit gar nicht da ist.

5. bis 6. Lebenstag: Langsam pendelt sich die Milchbildung auf die tatsächlich benötigte Menge ein. Um diesen Prozess gut in Gang zu halten, sollte das Baby immer noch mindestens acht- bis zehnmal in 24 Stunden an der Brust trinken.

Der 7. Lebenstag: Das Baby ist eine Woche alt und so langsam richtig routiniert in Sachen Stillen. Um sicherzugehen, dass das Kleine beim Stillen nach Bedarf alles bekommt, was es braucht, kontrolliert die Nachsorgehebamme sorgfältig seine Gewichtsentwicklung. Um sicherzugehen, dass genug Milch gebildet wird, sollte das Kleine weiterhin mindestens acht- bis zehnmal in 24 Stunden an der Brust trinken – und dabei bleibt es nun bis zum Ende des Wochenbetts.

SABINE Nicht jedes Weinen bedeutet Hunger

Ich finde es wunderbar, dass heute fast alle Mütter, die ich begleite, ihre Babys nach Bedarf stillen. Doch in letzter Zeit beobachte ich immer wieder, dass Frauen dabei in die Falle tappen, jedes Maunzen ihres Babys als Hungerzeichen zu interpretieren. Und so stillen und stillen und stillen sie und haben das Gefühl, ihr Baby fordere das ein – dabei hat das Baby vielleicht gar nicht immer Hunger, sondern will manchmal einfach nur kuscheln oder spielen. Die Brust nehmen viele Babys im Zweifelsfall trotzdem, schließlich ist es da schön – das heißt aber nicht, dass das Baby dieses Gestilltwerden in diesem Moment unbedingt braucht. Gerade beim Stillen nach Bedarf halte ich es deshalb für wichtig, sich in Achtsamkeit zu üben: Hat mein Kleines wirklich schon wieder Hunger, oder ruft es mich aus einem anderen Grund? Da verschiedene Beruhigungsstrategien auszuprobieren, anstatt immer als Erstes die Brust anzubieten, hilft vielen Müttern, sich nicht in einem endlosen Stillkreislauf wiederzufinden, sondern auch andere schöne Momente mit ihrem Baby genießen zu können.

Wie viel trinkt mein Baby?

Die Brust hat keine Milliliteranzeige – was viele Mütter vor die Frage stellt: Woher weiß ich denn, ob mein Baby genug trinkt? Tatsächlich wurde stillenden Frauen früher genau aus diesem Grund dazu geraten, das Baby vor und nach dem Stillen zu wiegen und dann die Differenz aufzuschreiben. Heute wird von diesem Vorgehen aus gutem Grund abgeraten: Das ständige Wiegen macht stillende Mütter völlig verrückt, und die einzelnen Messwerte haben so gut wie keine Aussagekraft.

Viel verlässlicher ist es da, sich einfach das ganze Baby anzugucken: Schluckt es hörbar beim Saugen? Wirkt es munter, wach und fit? Legt es jede Woche an Gewicht zu? Dann kommt logischerweise auch genug Milch bei ihm an. Ein weiteres wichtiges Indiz für gutes Gedeihen sind die Ausscheidungen des Neugeborenen: Ab dem 4. Lebenstag sollte das Kleine mindestens drei schwere Pipi-Windeln am

Tag produzieren, ab der 2. Lebenswoche sind vier bis fünf solche Windeln ein Zeichen dafür, dass das Kleine genug trinkt. Die Häufigkeit des Stuhlgangs beim Baby ist hingegen kein verlässlicher Indikator: Zwischen zehnmal am Tag und einmal in zehn Tagen ist bei Stillbabys alles normal.

Die Sache mit der Saugverwirrung

Babys sind dafür gemacht, perfekt an Mamas Busen trinken zu können. Intuitiv beherrschen sie das gar nicht so triviale Saugmuster, das dafür nötig ist: Saugvakuum aufbauen – Milchspendereflex auslösen – in gleichmäßigen Zügen trinken. Weil Menschenbabys jedoch von Natur aus sehr anpassungsfähig sind, kann sich dieses intuitive Saugmuster auch ändern. Bekommt ein Baby nach der Geburt etwa gleich Fläschchen, gewöhnt es sich gleich eine andere Trinktechnik an. Schwierig wird es nun, wenn ein Baby neben der Brust auch noch künstliche Sauger kennenlernt – weil es zum Beispiel zwischendurch mal ein Fläschchen bekommt oder einen Schnuller. Denn jeder dieser Sauger erfordert eine andere Nuckeltechnik – und so kann es passieren, dass das Kleine durcheinanderkommt und plötzlich versucht, an der Brust zu nuckeln wie an einem Schnuller. Das Ergebnis: Wunde, schmerzende Brustwarzen und viel zu wenig Milch infolge einer sogenannten Saugverwirrung. Der effektivste Schutz davor ist, komplett auf künstliche Sauger zu verzichten – zumindest bis sich das Stillen gut eingespielt hat. Saugverwirrungen können jedoch auch noch Monate später auftreten, weshalb es hilfreich ist, im Hinterkopf zu behalten: Bei Stillproblemen oder Schmerzen an der Brust wenn irgend möglich erst mal alle künstlichen Sauger weglassen und eine Hebamme, Stillberaterin oder die Stillambulanz einer Klinik ins Boot holen, um gemeinsam eine Saugverwirrung auszuschließen beziehungsweise zu überwinden.

Wenn es beim Stillen Probleme gibt

Die Brust schmerzt, die Brustwarzen fühlen sich wund an, und das Baby spuckt die Hälfte der Milchmahlzeit wieder aus: In den ersten Wochen kann sich die Stillerei manchmal ganz schön blöd anfühlen. Doch mit guter Unterstützung lassen sich die meisten typischen Startschwierigkeiten gut in den Griff kriegen.

Typische Stillprobleme: Das hilft!

Zu viel Milch

Deine Brüste fühlen sich schwer und übervoll an, spannen und schmerzen. Das kannst du jetzt tun:

- das Baby bei jedem Stillen nur an einer Seite trinken lassen
- die nicht angebotene Brust parallel sanft ausstreichen
- die Brust vor dem Stillen wärmen (z. B. mit einem Kirschkernkissen), nach dem Stillen kühlen (z. B. mit Quark)
- Pfefferminztee und Salbeitee trinken

Zu wenig Milch

Du hast das Gefühl, Dein Baby wird an Deiner Brust nicht satt. Das kannst Du jetzt tun:

- mit dem Baby gemeinsam im Bett kuscheln und jede Stunde anlegen; auch wenn es nur kurz nuckelt, regt das die Milchbildung an
- das Baby während des Stillens mehrmals die Seite wechseln lassen
- keinen Besuch erlauben, sondern Dich ganz auf Dich und Dein Baby konzentrieren

Wichtig: Wenn Du das Gefühl hast, dass Dein Baby nicht satt wird, ist es wichtig, medizinische Fachbegleiter hinzuzuziehen, welche die Gewichtsentwicklung Deines Babys genau beobachten. Mit ihnen gemeinsam entscheidest Du dann, welche Maßnahmen zur Steigerung der Milchmenge und zur Verbesserung der Stilltechnik Deines Babys für Euch sinnvoll sein können. In seltenen Fällen kann es auch notwendig werden, zusätzlich zur Muttermilch Pulvermilch zuzufüttern. In diesem Fall kann Dich eine Hebamme oder Stillberaterin über stillfreundliche Zufüttermöglichkeiten beraten.

Das Baby spuckt alles wieder aus

Dein Baby trinkt toll an der Brust, spuckt danach aber in einem Schwall gefühlt alles wieder aus. Das hilft:

- ruhig bleiben: Es stimmt wirklich, dass Speibabys Gedeihbabys sind – in den allermeisten Fällen entwickeln sich Babys, die viel spucken, wunderbar.
- Auch wenn es sich so anfühlt: Es kommt nicht wirklich die ganze Mahlzeit wieder raus, schon ein Drittel fühlt sich nach viel Milch an.
- Lass das Bäuerchen weg! Die meisten Babys brauchen sowieso keine Hilfe beim Aufstoßen.
- Lass Dein Baby nach dem Stillen noch eine Weile in waagerechter Position, statt es gleich wieder hochzunehmen. Du kannst Dich zum Stillen mit ihm auch gemeinsam hinlegen und einfach noch einen Moment liegen bleiben. Dadurch wird das Spucken oft weniger.

Wunde Brustwarzen

Deine Brustwarzen fühlen sich überbeansprucht und wundgenuckelt an. Das hilft:

- nach dem Stillen etwas Muttermilch um die Brustwarzen herum verteilen und antrocknen lassen
- viel frische Luft und wenn möglich Sonne an die Brust lassen
- kühlende Seiden- oder HydroGel-Stilleinlagen verwenden
- dünn Wundcreme auftragen und ggf. vor dem Stillen abwaschen

Achtung: Werden die Schmerzen schlimmer, entzündet sich die Brust oder zeigen sich schmerzhafte Risse, frage unbedingt Deine Nachsorgehebamme oder eine Stillberaterin um Rat.

Milchstau

Deine Brust hat eine harte, feste Stelle, die schmerzt und gerötet ist. Das kannst Du jetzt tun:

- zwei bis drei Tage konsequent im Bett bleiben und ausruhen, zusammen mit dem Baby
- geplanten Besuch ausladen, wenn er auch nur irgendeine Art von Stress verursachen könnte
- das Baby so anlegen, dass es mit seinem Kinn die schmerzende Stelle massiert – oder beim Stillen selbst mit der Hand die gestaute Stelle massieren
- das Baby so häufig wie möglich stillen, dabei die gestaute Brust einige Male hintereinander zuerst anlegen, bis der Druck nachlässt
- vor dem Stillen wärmen, nach dem Stillen kühlen

Achtung: Wird der Milchstau nach 24 Stunden nicht spürbar besser, kann sich daraus leicht eine Brustentzündung entwickeln. Typische Erkennungszeichen: schnell ansteigendes Fieber, Schüttelfrost, Kopfschmerzen und Übelkeit. Anfangs sind in diesem Fall Deine Hebamme oder Stillberaterin die richtigen Ansprechpartner. Es kann jedoch sein, dass sie Dich bitten, zu einer Ärztin oder in eine Klinik zu gehen. Manchmal ist es unumgänglich, Dich mit einem stillfreundlichem Medikament zu behandeln.

NORA Schrecklich schlimme Stillprobleme

Ich hatte mich so aufs Stillen gefreut – und dann fühlte es sich so furchtbar an. Dabei hatte ich mich toll vorbereitet gefühlt mit meinem Stillkissen und meinen Still-BHs und meinem Stilltee im Schrank. Wochenlang musste ich um unsere Stillbeziehung kämpfen und war mehr als einmal kurz davor, das Handtuch zu werfen. Was mir in dieser Zeit geholfen hat: Wärmflasche und Kühlkissen. Retterspitz-Auflagen und Wundsalbe. Schmerztabletten und Champagnertrüffel als Belohnung für mich selbst nach jedem Stillen. Entspannungsübungen und viele, viele Gespräche mit Sabine. Als ich meine Stillprobleme dann endlich überwunden hatte, war es, als wäre ein Schalter umgelegt: Auf einmal fand ich das Stillen wunderschön und wollte gar nicht mehr damit aufhören.

SABINE

Still-Horror

NORA

Ich habe schon so viele Mütter begleitet, die in den ersten Woche mit dem Stillen wirklich große Probleme hatten, obwohl sie unbedingt stillen wollten und sich akribisch an alle Tipps für einen guten Stillstart hielten.

Wie kommt das? Ich hatte damals das Gefühl: Ich strenge mich so an, und mache scheinbar trotzdem alles falsch.

Stillprobleme können ganz verschiedene Gründe haben. Manche Frauen sind bei den ersten Stillversuchen so angespannt, dass sie ihr Baby dadurch in einer ungünstigen Position anlegen und sich so winzige Verletzungen an der Brust zuziehen. Manchmal gibt es auch ganz handfeste körperliche Ursachen für Stillprobleme: Ein zu kurzes Zungenband beim Baby zum Beispiel oder das sogenannte Raynaud-Syndrom, durch das die Mutter beim Stillen schmerzhafte Krämpfe in der Brust bekommt. Oft steht hinter Schmerzen beim Stillen aber auch emotionaler Stress: der Erwartungsdruck der Verwandtschaft oder ein Partner, der selbst noch damit zu kämpfen hat, dass die Brust jetzt erst mal vor allem fürs Baby ist.

Als ich so schlimme Schmerzen hatte und trotzdem unbedingt weiterstillen wollte, konnten das viele meiner Freundinnen nicht verstehen: Warum stillst Du nicht einfach ab? Es gibt doch heute so gute Ersatznahrung!

Und genau das ist meine Aufgabe als Hebamme: Frauen wie Dich, die auch durch schwere Stillprobleme hindurch weiterstillen wollen, dabei zu unterstützen und sie nicht zum Abstillen zu drängen. Aber mit Müttern, für die es so nicht weitergehen kann, auch alle anderen Optionen durchzugehen, sodass sie für sich eine gute Wahl treffen können.

Was rätst Du denn Müttern, die sagen, dass sie das Stillen gerade einfach nicht mehr aushalten?

Ihnen sage ich, dass sie auch jetzt noch ganz viele Wahlmöglichkeiten für sich und ihr Baby haben. Sie können Muttermilch abpumpen und ihr Baby damit füttern, sie können mit Pulvermilch zufüttern und nur noch im für sie erträglichen Maß weiterstillen, und sie können selbstverständlich auch ganz abstillen, und das ohne schlechtes Gewissen.

Fläschchengeben für Anfänger

Kuschelige Nähe, liebevoller Blickkontakt, Milch nach Bedarf: All das kannst Du Deinem Baby auch dann geben, wenn Du nicht (mehr) stillst. Denn auch Flaschenbabys gedeihen am besten, wenn ihre Eltern auf ihre individuellen Hungerzeichen achten und sie beim Füttern gemütlich im Arm halten.

Pre-Milch: So nah wie möglich an der Muttermilch

Das Regal mit den Pulvermilchpackungen im Drogeriemarkt ist viele Meter lang, und alle Hersteller werben mit besonders tollen Zusatzstoffen für die optimale Baby-Entwicklung – da fällt es schwer, zu entscheiden: Welche Milch soll es denn nun sein? Für Dein neugeborenes Baby sollte es auf jeden Fall eine Pre-Milch sein – denn sie ist der Muttermilch in ihrer Zusammensetzung am ähnlichsten und kann deshalb ebenfalls komplett nach Bedarf gegeben werden. Ihre Rezeptur ist gesetzlich streng reguliert: Als einziges Kohlenhydrat darf sie Milchzucker enthalten, anders als die sogenannten Folgemilchen, denen häufig Stärke zugesetzt ist, damit sie länger satt machen. Sogenannte HA-Milch, also hypoallergene Milch solltest Du Deinem Baby nicht prophylaktisch geben, sondern nur, wenn für Dein Baby ein wirklich erhöhtes Allergierisiko besteht - etwa, weil ein Elternteil an Asthma oder Heuschnupfen leidet.

Welches Fläschchen, welcher Sauger?

Ob Du lieber Glas- oder Plastikflaschen verwenden willst, ist eine Frage Deiner persönlichen Vorlieben – Plastikflaschen sind unzerbrechlich und machen die Wickeltasche nicht so schwer, dafür halten Glasflaschen ewig, ohne zu zerkratzen, und sind besonders umweltfreundlich. Bei den Saugern solltest Du auf jeden Fall die kleinste Saugergröße wählen, die irritierenderweise »Teesauger« heißt – das ist wichtig, damit Dein Kleines beim Trinken seine Mundmuskulatur trainiert. Das passiert nämlich nicht, wenn die Milch einfach in seinen Mund hineinläuft. Ob Du Latex- oder Silikonsauger wählst, ist wiederum Geschmackssache.

Eine Frage der Hygiene

In den ersten sechs Lebenswochen ist eine besonders sorgfältige Flaschenhygiene unerlässlich, da das Immunsystem so winziger Babys noch nicht voll ausgeprägt ist. Deshalb in dieser Zeit bitte das gesamte Trinkzubehör vor jedem Gebrauch zunächst gründlich spülen und dann sterilisieren – entweder im Dampfsterilisator oder in kochendem Wasser im Kochtopf. Weil das Sterilisieren die Sauger und Plastikflaschen porös werden lässt, bitte etwa alle vier Wochen neue verwenden.

Wie macht man ein Fläschchen?

1. Benötigte Wassermenge zum Kochen bringen, bis es sprudelt, dann auf die auf der Packung angegebene Temperatur abkühlen lassen. Die genaue Temperatur verrät ein Thermometer.
2. Das abgekühlte Wasser ins Fläschchen füllen. Achtung: Das Milchpulver nicht schon vorher einfüllen, sonst stimmt das Mengenverhältnis nicht, wenn man sich nach den Millimeterangaben auf der Flasche richtet!
3. Exakt so viele gestrichene (nicht gehäufte!) Löffel Milchpulver wie auf der Packung angegeben zum Wasser hinzufügen. Dabei genau arbeiten: Mehr Milchpulver als vorgesehen kann die Nieren von Neugeborenen schädigen!
4. Mit dem Löffelstiel so lange umrühren, bis sich das Milchpulver komplett aufgelöst hat. Bitte nicht schütteln, damit es schneller geht, sonst entstehen Luftbläschen, die dem Baby Bauchweh machen können.
5. Das Fläschchen auf Körpertemperatur abkühlen lassen. Zur Kontrolle etwas Milch auf die Innenseite des Handgelenks tropfen lassen: Ist sie nicht mehr unangenehm heiß, hat sie die richtige Trinktemperatur.

Wichtig zu wissen: Babyfläschchen müssen immer frisch zubereitet werden! Einmal angerührte Milch nicht noch einmal aufwärmen, sondern wegschütten, da sich in ihr Krankheitskeime vermehren können.

Babys trinken verschieden viel

Babys spüren intuitiv, wie viel Milch sie brauchen – das gilt für Still- ebenso wie für Flaschenkinder. Trotzdem ist bei Flaschenkindern die Versuchung groß, die getrunkene Milchmenge zu kontrollieren, was oft dazu führt, dass Eltern versuchen, ihrem Baby doch noch ein bisschen mehr einzuflößen: »Komm, das waren nur 20 Milliliter!« Dabei ist es völlig normal, dass Babys immer verschieden viel trinken, je nachdem, wie viel sie an diesem Tag gerade brauchen. Die auf der Packung angegebene empfohlene Milchmenge pro Tag ist deshalb immer nur ein Durchschnittswert und nichts, was Dein Baby tagtäglich erreichen müsste. Wie bei Stillbabys auch ist es deshalb am sinnvollsten, Dein Baby anzugucken, um zu sehen, ob es genug trinkt: Wirkt es fit und fidel? Füllt es mindestens fünf schwere Pipi-Windeln pro Tag? Ist es nach dem Trinken satt und zufrieden? Dann ist alles gut. Stülp eine Socke über die Flasche, damit Du die Milliliterskala nicht mehr siehst, und vertrau Deinem Baby!

NORA Schluss mit dem schlechten Gewissen!

Als Stillberaterin erlebe ich es oft, dass Frauen sich mit schlimmen Schuldgefühlen herumquälen, wenn sie bereits in den ersten Lebenswochen ihres Babys auf Pulvermilch umgestiegen sind – als hätten sie bei einer der ersten und wichtigsten Aufgaben als Mutter gleich versagt. Dabei habe ich noch nie eine Frau getroffen, die sich leichtfertig gegen das Stillen entschieden hat – jede hatte ihre eigenen, guten Gründe dafür. Und genau darauf kommt es beim Muttersein doch an: gut auf mein Baby und mich selbst zu achten. Das Allerwichtigste für unsere Kinder ist doch nicht die Frage, welche Milch sie bekommen. Sondern wie sie uns Eltern im Alltag erleben: liebevoll, und feinfühlig, und zugewandt – oder gestresst, gleichgültig und abweisend. Begegnen wir unseren Kindern voller Liebe und Verständnis für ihre Bedürfnisse, ist die Milch-Frage im Vergleich ziemlich nebensächlich. Die Hauptsache ist doch, dass Dein Baby sich bei Dir sicher und geborgen fühlt und weiß: Mama achtet nicht nur gut auf mich, sondern auch gut auf sich selbst!

Kleiner Mensch – großes Geschäft

Was oben reinkommt, muss unten wieder raus: Vermutlich hast Du Dich noch nie in Deinem Leben so intensiv mit dem Thema Ausscheidungen befasst wie in den ersten Lebenswochen Deines Babys. Dabei ist die Sache im Prinzip ganz einfach: Dein Baby sollte jeden Tag mindestens fünf Windeln vollpieseln. Mit dem Stuhlgang darf es sich dafür Zeit lassen – manche Babys müssen nach jeder Mahlzeit, andere nur alle paar Tage. Über die Farbe des Windelinhalts musst Du Dir dabei im Normalfall keine Gedanken machen: Von Schwarz über Grün, Orange und Gelb – dass da alles dabei ist, ist total normal und unbedenklich. Manchmal hast Du vielleicht den Eindruck, Dein Baby tut sich schwer damit, den Stuhl aus dem Darm zu bekommen. Das kann schon sein, schließlich muss es sich ans Verdauen noch gewöhnen. Hilf aber bitte nicht mit einem Fieberthermometer oder ähnlichem nach, sondern massiere Deinem Kind lieber sacht den Bauch oder trage es mit angehockten Beinchen herum – so hilfst Du ihm viel besser.

Stoffwindeln oder Wegwerfwindeln?

In der Wickelfrage hast Du die freie Auswahl. Im Drogeriemarkt bekommst Du Einwegwindeln in allen Formen und Farben, von der extradünnen, supersaugfähigen Hightech-Windel bis zum Ökomodell ohne Lotionen und Parfüme. Die umweltfreundlichere Wahl sind allerdings Stoffwindeln, weil wir hierzulande viel mehr ein Müll- als ein Wasserproblem haben. Der Stoffwindelmarkt ist allerdings fast noch unübersichtlicher: In den vergangenen Jahren sind zu den klassischen Bindewindeln nämlich jede Menge innovativer neuer Stoffwindelmodelle hinzugekommen, die im Handling genauso unkompliziert sind wie Wegwerfwindeln, aber viel hübscher und ökologischer. Besonders beliebt bei umweltbewussten jungen Eltern sind heute sogenannte Kombiwindeln, die aus drei einzeln waschbaren Komponenten bestehen: Außenwindel, Innenwindel und Saugeinlage. Stoffwindelberaterinnen helfen bei der Auswahl eines Systems, das optimal zu den Bedürfnissen der Familie passt. Viele Eltern setzen heute auf ein Mischmodell, bei dem sie je nach Lust und Laune beides verwenden: Zum Beispiel Stoffwindeln für zu Hause, Wegwerfwindeln unterwegs. Oder Stoffwindeln tagsüber und Wegwerfwindeln in der Nacht. Hauptsache, Euch geht es gut damit!

SABINE Achtsames Wickeln

Wenn ich ein Baby auf dem Wickeltisch sehe, erlebe ich ein kleines, hilfloses Wesen, das gerade auf den Rücken gelegt wurde. Es rudert mit den Armen und Beinen, es sucht nach Halt und Begrenzung und greift dabei oft ins Leere. Dabei ist dieses kleine Wesen in Wirklichkeit gar nicht hilflos: Es hat schon so viele Fähigkeiten! Wir müssen in unserer Gesellschaft nur erst wieder lernen, diese zu erspüren und zu erkennen. Jungen Eltern rate ich deshalb oft, sich beim Wickeln ganz viel Zeit zu nehmen. Anfangs können sie ihr Kleines in ein Tuch hüllen, dann fühlt es sich sicher und geborgen. Dann ziehen sie es langsam aus und erklären ihm dabei jeden Schritt. So wird aus der Zeit am Wickeltisch eine ganz intensive Übung im gegenseitigen Spüren und Verstehen.

Wann Dein Baby Pipi muss

Babys spüren, wann sie mal müssen – auch wenn das viele Menschen kaum glauben können, weil kleine Kinder doch schließlich immer in die Windel machen. Oder? Na ja: in unserer Kultur schon. In anderen Kulturen sieht das anders aus: Dort sehen Mütter ihren Babys an, wenn sie Pipi machen wollen, und halten sie dazu mal kurz von sich weg, um nicht angepieselt zu werden. Das nennt man Abhalten, und gerade entdecken immer mehr Eltern auch in unseren Breiten dieses alte Wissen wieder für sich. Schließlich kommen Neugeborene überall mit derselben »Grundeinstellung« zur Welt, egal ob in Deutschland oder in Tansania. Und so bringt auch jedes Baby die Fähigkeit mit, Mama und Papa zu zeigen: Ich muss mal aufs Klo!

Das glaubst Du nicht? Dann guck Dir Dein Baby mal an, wenn es nackt auf einer Decke liegt. Kriegt es plötzlich einen ganz glasigen Blick? Maunzt es kurz und pieselt dann los? Bitte schön: Das war sein Ausscheidungssignal. In den meisten westlichen Industrienationen haben die Menschen verlernt, diese Signale zu erkennen und zu lesen. Das ist nicht schlimm, aber schade, weil es oft zu Kommunikationsproblemen zwischen kleinen Babys und ihren Eltern führt. Der angeborene Impuls, nicht die eigene Mama anzupinkeln, ist bei manchen Neugeborenen zum Beispiel sehr stark. Also drücken sie sich mit aller Macht im Tragetuch von Mama weg, wenn sie mal müssen – und Du hast das Gefühl, Dein Baby will nicht getragen werden! Oder Dein Baby weint und meckert und Du denkst, es hat Hunger, und bietest ihm die Brust an, wo es wild und hektisch zu trinken beginnt. Was ist los? Es muss eigentlich Pipi!

Heißt das, dass Du Deinem Baby am besten gar keine Windeln anziehen solltest? Quatsch – die sind eine superpraktische Erfindung. Aber wenn Dein Baby das nächste Mal grundlos unzufrieden wirkt oder sich von Dir wegdrückt oder plötzlich ganz glasig und angestrengt guckt: Versuch doch mal, es unten rum nackig zu machen und mit angehockten Beinchen übers Waschbecken oder eine Schüssel zu halten. Vielleicht muss es ja einfach nur aufs Klo? (Buchtipp zum Weiterlesen: *Julia Dibbern: Verwöhn Dein Baby nach Herzenslust.* Beltz 2016)

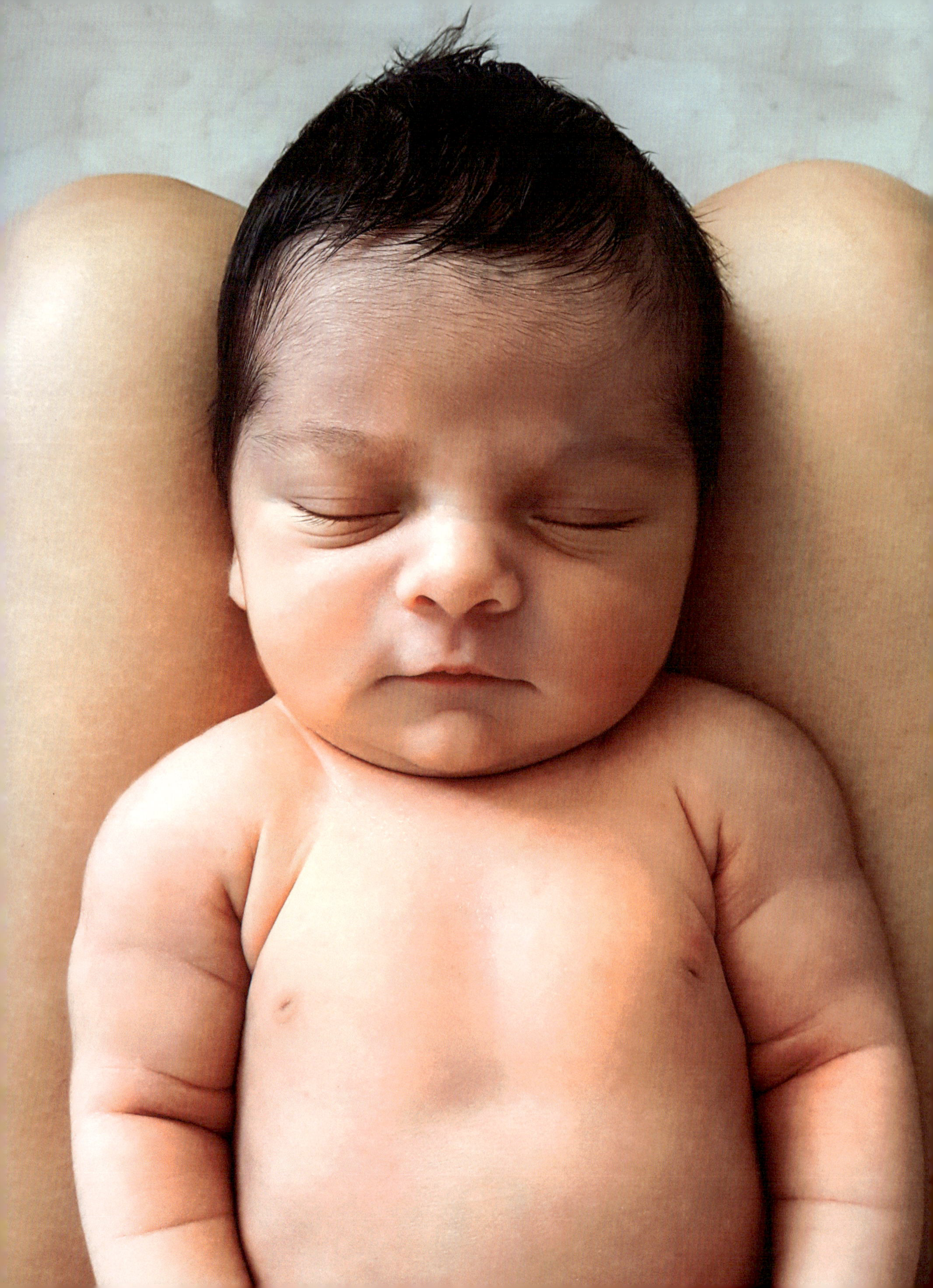

Schlaf gut, Baby!

Es ist das Klischee schlechthin: Junge Eltern sind dauermüde und schleppen sich mit Augenringen durch den Tag, weil ihr Baby so schlecht schläft. Darin steckt ganz sicher ein Funke Wahrheit, denn viele Neugeborene haben tatsächlich ziemlich andere Schlafbedürfnisse als ihre Eltern. Doch vor allem steckt in dem Bild vom schlecht schlafenden Baby auch ein kulturelles Vorurteil. Denn ja, wenn ein Neugeborenes müde, aber wach allein in sein Bettchen gelegt wird, wo es allein einschlafen soll, kann es gut sein, dass das nicht klappt. Auch dass ein kleines Baby nachts immer wieder wach wird und gestillt werden will, ist richtig. Doch wie anstrengend die Nächte mit einem Neugeborenen tatsächlich sind, hat viel damit zu tun, wie Eltern sich die Schlafsituation mit ihrem Baby selbst gestalten. Grundsätzlich gilt:

Babys schlafen nicht gerne allein

Um gut einschlafen zu können, muss ein Neugeborenes sich sicher und geborgen fühlen. Und sicher und geborgen fühlen sich Babys vor allem dann, wenn sie mit Mama oder Papa kuscheln können. Deshalb schlafen so viele Babys gern beim Stillen ein oder beim Tragen im Tragetuch. Das ist keine schlechte Angewohnheit, sondern der ultimative Einschlaftrick der Natur: Wo Eltern nah sind, sind Babys sicher. Also können sie dort einschlafen. Wo Babys allein sind, sind sie potenziell in Gefahr. Also bleiben sie wach. Der erste wichtige Schritt zu guten Nächten ist also, dieses Naturgesetz zu akzeptieren: Die meisten Babys können nicht alleine einschlafen, sondern brauchen dabei Hilfe. Und das ist okay.

Schlafen geht nicht nur im Bett

Neugeborene schlafen ziemlich viel: etwa sechzehn bis zwanzig Stunden pro Tag. Allerdings liegen sie dabei nicht unbedingt im Bettchen, sondern schlafen bevorzugt woanders ein: an Mamas Brust, auf Papas Arm, in der Babyschale im Auto, beim Spazierengehen im Kinderwagen, beim Tragen im Tragetuch. Ist das ein Problem? Nicht, wenn Ihr keines draus macht. Dass Babys im eigenen Bett am besten schlafen, ist ein Ammenmärchen. Anstatt krampfhaft zu versuchen, Euer Baby an seinen Stubenwagen zu gewöhnen, bleibt lieber entspannt und lasst Euer Kleines da schlafen, wo es am leichtesten in den Schlaf findet – selbst wenn das bedeutet, dass es sämtliche Tagschläfchen im Tragetuch zubringt.

Nähe macht das Leben leichter

Nachts aufstehen ist irre anstrengend. Und so ist es nicht verwunderlich, dass viele Mütter ganz schön fertig sind, wenn sie alle zwei, drei Stunden zum Stillen geweckt werden. Doch es ist meist nicht das Stillen selbst, was daran so zermürbend ist, sondern das Drumherum: Aufstehen, Baby aus dem Bettchen holen, in den Schaukelstuhl setzen, stillen, Baby wieder hinlegen, Baby schläft nicht ein, Baby in den Schlaf schuckeln, vorsichtig ablegen, selbst nicht wieder einschlafen können. Die einfachste Lösung dafür lautet: möglichst nah beieinander schlafen, sodass nachts keiner aufstehen muss.

Ob Du Dein Baby zu Dir ins Bett holst oder in einem Beistellbett direkt neben Dir schlafen lässt – Hauptsache, Du kannst Dich nachts einfach umdrehen, das Kleine andocken lassen und weiterschlafen, noch während es trinkt. Klar, es dauert ein bisschen, bis sich das so eingespielt hat, gerade beim ersten Stillkind. Doch wenn es erst mal klappt, ist es genial. Das Stillen im Schlaf ist nämlich nicht nur viel weniger anstrengend, die nächtliche Nähe zwischen Deinem Baby und Dir sorgt auch dafür, dass sich der Schlafrhythmus Deines Babys mit Deinem eigenen synchronisiert. Das heißt: Ihr gleitet gleichzeitig durch Traum- und Tiefschlafphasen und werdet dann gleichzeitig kurz zum Stillen wach. Ist das nicht ein genialer Schlaftrick der Natur?

Beruhigendes zum Thema »plötzlicher Kindstod«

Mit der Liebe kommt die Angst: An dieser schmerzhaften Wahrheit führt kein Weg vorbei. Der Preis für all die Freude, all den Spaß, all die Glücksgefühle mit unserem Kind sind die Sorgen, dass ihm etwas passieren, dass ihm etwas zustoßen könnte, und der unbedingte Wunsch, jede noch so abstrakte Gefahr von diesem kleinen Wesen fernzuhalten – wohl wissend, dass das nicht geht.

Eine der größten und schlimmsten Ängste im ersten Lebensjahr ist für viele Eltern die vor dem sogenannten plötzlichen Kindstod. Ein Grund dafür ist, dass Mütter und Väter mit einem Neugeborenen vor nichts ausführlicher gewarnt werden: Bereits in der Geburtsklinik hören viele Eltern einen Vortrag zum Thema »Sichere Schlafbedingungen«, bei der U2 gibt's dann noch einen Flyer dazu – dann ist die Botschaft wahrscheinlich angekommen: Babys nie auf den Bauch legen, niemals zudecken und bloß nicht mit ins Elternbett nehmen.

Das Problem an diesen gut gemeinten Empfehlungen: Sie geben den aktuellen Forschungsstand zum Thema nur unzureichend wieder und schüren Ängste, die den meisten Eltern im Babyalltag unnötig das Leben schwer machen. Und das vor allem aus einem Grund: Weil sich differenzierte Informationen zum plötzlichen Kindstod nicht in einem immer gleichen Kurzvortrag auf der Wochenbettstation und auch nicht in einem Flyer unterbringen lassen. Deshalb hier die etwas ausführlichere Variante der Gefahrenaufklärung zu diesem wichtigen Thema, mit der wir Deiner Familie und Dir hoffentlich die größten Sorgen nehmen können:

- **Der plötzliche Kindstod ist unglaublich selten.** Weil so viel vor ihm gewarnt wird, fürchten viele Eltern, ihr Baby sei ständig in Gefahr. Dabei ist die Wahrscheinlichkeit, am plötzlichen Kindstod zu sterben, für ein Baby hier und heute verschwindend gering: Sie liegt bei unter 0,02 Prozent.
- **Babys schlafen heute so sicher wie nie.** Die große Angst vor dem plötzlichen Kindstod geht vor allem auf die Siebziger- und Achtzigerjahre zurück, in denen eine vergleichsweise hohe Zahl an Babys im Schlaf verstarb. Die Zahl der Todesfälle ist jedoch seit Jahren rückläufig und in den vergangenen 25 Jahren in den deutschsprachigen Ländern um sagenhafte 90 Prozent zurückgegangen.
- **Dass Babys heute so sicher schlafen, hat vermutlich drei Hauptgründe:** Erstens wird heute nicht mehr so viel geraucht, zweitens werden mehr Babys gestillt, und drittens wird Eltern heute nicht mehr geraten, ihre Neugeborenen zum Einschlafen auf den Bauch zu legen. Eine rauchfreie Umgebung, Stillen, wenn möglich, und eine Schlafposition auf der Seite oder auf dem Rücken sind also die wichtigsten Schutzfaktoren.

- **Keine Angst vor dem Familienbett!** Die meisten Babys, die am plötzlichen Kindstod sterben, liegen zu diesem Zeitpunkt in ihrem eigenen Bettchen. Trotzdem wird Eltern aus Sicherheitsgründen oft davon abgeraten, ihr Baby bei sich im Bett schlafen zu lassen. Der Grund: Es gibt Studien, die darauf hindeuten, dass das SIDS-Risiko im Elternbett erhöht ist. Bei genauerer Betrachtung dieser Studien lässt sich jedoch feststellen, dass der Begriff »Elternbett« in diesem Kontext sehr weit gefasst wird: Wasserbetten zählen ebenso dazu wie alte Klappsofas. Dazu kommt, dass in den Analysen nicht unterschieden wird zwischen regelmäßigen Familienbett-Schläfern und Erwachsenen, die zum ersten Mal neben einem Kind schlafen, das nicht ihr eigenes ist. Konkret heißt das: Schläft eine Babysitterin mit dem Baby im Arm im Sessel ein, gilt ein in dieser Situation auftretender plötzlicher Kindstod als Todesfall unter Co-Sleeping-Bedingungen – und schlägt sich entsprechend in der Statistik nieder. Rechnet man solche Fälle heraus und schaut sich tatsächlich nur Familien an, bei denen das Baby regelmäßig neben seinen leiblichen Eltern in rauchfreier Umgebung im Schlafsack auf einer normalen Matratze schläft, verschwindet das erhöhte Risiko durch Co-Sleeping komplett.
- **Keine Panik vor der Bauchlage!** Es gibt Babys, die kommen in der überall empfohlenen Rückenlage einfach nicht zur Ruhe. Dreht man sie hingegen auf den Bauch, schlafen sie selig ein. Und jetzt? Zunächst einmal: Keine Panik! Auch wenn die Bauchlage statistisch gesehen das höchste Risiko für den plötzlichen Kindstod birgt, ist ein Baby nicht gleich in Gefahr, wenn es so am besten schläft. So zeigt eine aktuelle Studie aus Großbritannien, dass die Bauchlage vor allem dann nicht optimal ist, wenn das Baby über einen längeren Zeitraum ganz alleine schläft. Liegt es hingegen bäuchlings im Familienbett, scheint das das Risiko nicht zu erhöhen.

Einen ausführlichen Artikel von Kinderarzt Dr. Herbert Renz-Polster, der wissenschaftlich fundiert Ängste nimmt, findest Du unter: **https://www.kinder-verstehen.de/mein-werk/blog/neues-zum-plotzlichen-kindstod-sids/.**

Babys verstehen

Gucken, schmatzen, maunzen, rufen: Dein Baby zeigt Dir mit ganz unterschiedlichen Signalen, was es gerade braucht. Dass Ihr Euch dabei ab und zu missversteht, ist ganz normal – schließlich seid Ihr gerade erst dabei, Euch immer besser kennenzulernen. Wichtig ist nur, dass Dein Baby merkt: Du versuchst, es zu verstehen und auf seine Signale prompt und feinfühlig zu reagieren.

Schreien und Trösten

Wenn ein kleines Baby weint, lässt das niemanden kalt. Und das ist auch gut so, denn Babys schreien niemals ohne Grund – es steht immer irgendein Bedürfnis dahinter, das erfüllt werden möchte. Im Zweifelsfall kannst Du die folgende Checkliste durchgehen:

- Einer der häufigsten Schreigründe heißt schlicht: Sehnsucht nach Nähe. Das Baby fühlt sich allein und sehnt sich nach Körperkontakt. Ist es auf dem Arm, hört es auf zu weinen. Manchmal weint Dein Baby aber auch, weil es Hunger hat – dann trinkt es an Deiner Brust mit gierigen Zügen.
- Müdigkeit ist ebenfalls ein häufiger Schreianlass, gerade bei sehr kleinen Babys, denen es manchmal schwerfällt, sich vom Wachsein in den Schlaf gleiten zu lassen und die dafür viel Nähe und Geborgenheit brauchen.
- Natürlich können auch Schmerzen hinter Babyweinen stecken – etwa, weil Dein Kleines mit einem Pups zu kämpfen hat, der einfach nicht hinauswill.
- Dass Babys manchmal auch weinen, weil sie mal Pipi müssen, haben wir schon erwähnt.
- Es kann auch sein, dass Deinem Baby langweilig ist und dass es gerne von Deinem Arm aus die Welt erkunden möchte.
- Oder das Gegenteil ist der Fall: Dein Baby fühlt sich reizüberflutet und braucht Deine Unterstützung, um all seine Erlebnisse verarbeiten zu können.
- Ist Deinem Baby vielleicht zu kalt oder zu warm?

Wenn Babys scheinbar grundlos weinen

Manchmal wird es vorkommen, dass Euer Baby weint und Ihr einfach nicht rauskriegt, wieso. Das geht allen Eltern manchmal so, wir können unsere Kleinsten manchmal einfach nicht verstehen. Aber wir können trotzdem für sie da sein. Denn auch wenn es manchmal so wirkt, als würde es eh keinen Unterschied machen: Für Dein Baby liegen Welten dazwischen, ob es alleine in seinem Bettchen weint oder in Deinen Armen. Vielleicht muss Dein Baby gerade die Anstrengung des Tages hinausschreien, vielleicht muss es auch noch seine eigene Geburt verarbeiten – wir wissen es nicht. Aber was wir wissen, ist, dass Du es durch die schwierige Situation begleiten kannst und dass ihm das guttut, auch wenn es das gerade nicht zeigen kann.

Wenn Babyweinen aggressiv macht

Wenn Babys sehr viel weinen, kommt es vor, dass Eltern mit einem Mal richtig wütend werden und den plötzlichen Impuls spüren, ihr Kind zu schütteln, damit es endlich ruhig ist. Diese Reaktion auf stundenlanges Geschrei ist so menschlich wie gefährlich – jedes Jahr kommen allein in Deutschland mehrere Hundert Babys dadurch zu Schaden. Deshalb ist es uns ganz wichtig, an dieser Stelle zu betonen: Wenn Du das Gefühl hast, Dich nicht mehr liebevoll um Dein Baby kümmern zu können, ist es wichtig, dass Du es in sein Bettchen legst und das Zimmer verlässt, auch wenn es dann erst mal alleine weiterschreit. Dann: durchatmen, ein Glas kaltes Wasser trinken und erst wieder reingehen, wenn Du wieder ruhig und zugewandt sein kannst.

Was für ein Mensch ist Dein Baby?

Genau wie wir Erwachsenen auch sind Babys von Geburt an individuelle kleine Persönlichkeiten mit ihrem ganz eigenen Charakter. So gibt es etwa Babys, die von Anfang an ziemlich autonom unterwegs sind –sie wollen gar nicht so viel kuscheln, sondern auch viel für sich sein. Alleine einschlafen ist für sie gar kein Problem, kurze Trennungen auch nicht, und sie können stundenlang glücklich auf einer Krabbeldecke liegen und die Sonnenflecken auf der Tapete betrachten. Dann gibt es Babys, die sind ganz anders: viel nähebedürftiger und kuscheliger. Sie wollen am liebsten immer auf dem Arm sein, weinen, wenn Mama das Zimmer verlässt, und können sich mit dem Kinderwagen nur zaghaft anfreunden. Und dann gibt es Babys, die haben einen ganz besonderen Mix an Charaktereigenschaften mitbekommen: Sie sind superneugierig und motorisch extrem fit, gleichzeitig aber unglaublich sensibel und irre leicht reizüberflutet. Sie schlafen wenig, weinen viel und treiben ihre Eltern mit ihren außerordentlich starken Bedürfnissen fast in den Wahnsinn – um sie im nächsten Moment irre stolz zu machen, weil sie bereits mit wenigen Wochen so hartnäckig das Drehen üben, als wollten sie demnächst als Kunstturner anfangen.

Wie Dein eigenes Baby ist – schüchtern oder draufgängerisch, sensibel oder robust, nähebedürftig oder autonom, Viel- oder Wenigschläfer – ist keine Frage der Erziehung oder irgendwelcher guter oder schlechter Angewohnheiten. Sondern Teil seiner individuellen Persönlichkeit. Versuche deshalb, Dein Baby nicht mit anderen Babys und Dich selbst nicht mit anderen Müttern zu vergleichen. Ihr seid Ihr, und Ihr seid gut. Fast ein Jahr seid Ihr nun schon ein Spitzenteam – seit Dein Baby als kleine befruchtete Eizelle in Deinem Bauch eingezogen ist. Gemeinsam seid Ihr durch Schwangerschaft und Geburt gegangen, habt Glücksmomente und Ängste geteilt. Und steht damit immer noch erst am Anfang eines noch viel, viel längeren gemeinsamen Weges, der jetzt vor Euch liegt. In der Zeit Deiner Schwangerschaft, der Geburt und des Wochenbetts habt Ihr zusammen das Fundament gelegt für alles, was jetzt noch kommt: all die großen und kleinen Alltagsabenteuer, die Euch über die Jahre immer fester zusammenschweißen werden.

Wir freuen uns, dass wir Dich einen Teil Deines Weges begleiten durften, und wünschen Dir und Deinem Baby von Herzen alles Gute!

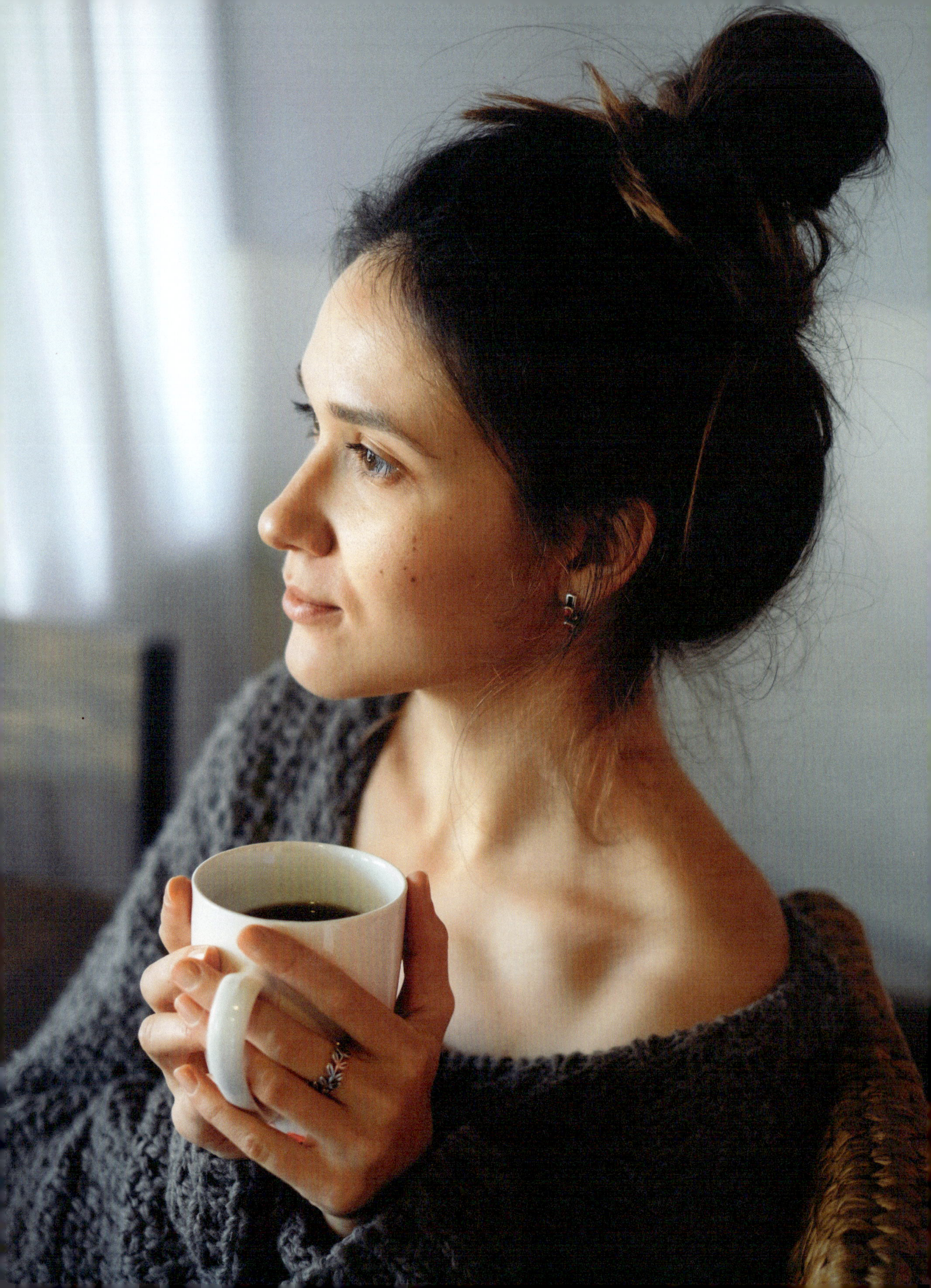

6

WISSEN HILFT GEGEN ANGST

Krank. Ausgerechnet jetzt

Schwangerschaft ist keine Krankheit, die allermeisten gehen gut über die Bühne. Lass Dich nicht verrückt machen von den vielen Bescheidwissern und Panikmachern in Deiner Umgebung. Wenn Du Sorgen hast, egal wie berechtigt, hilft es immer noch am meisten, sich zu informieren – daher findest Du in diesem Kapitel alles Schwierige und Schlimme auf einen Blick.

NORA — Wenn es Probleme gibt — **SABINE**

»Schwangerschaft ist keine Krankheit« – dieser Satz von Dir hat mir bei all meinen Schwangerschaften Mut gemacht. Er kann aber auch verletzend klingen, wenn die Babybauchzeit nicht so reibungslos verläuft.

Das stimmt. Deshalb ist es mir als Hebamme so wichtig, Schwangere ehrlich und umfassend zu informieren. Und zwar nicht nur über die schönen Seiten des Schwangerseins, sondern auch über die möglichen Probleme.

Das ist sicher manchmal ein schwieriger Balanceakt: niemanden zu verängstigen und trotzdem alles Wichtige zu sagen.

Ich finde ja: Wissen hilft gegen Angst. Nichts ist unheimlicher, als irgenwelche seltsamen Symptome zu haben und nicht zu wissen, was dahintersteckt. Deshalb habe ich in diesem Kapitel alles zusammengetragen, was werdende Eltern über mögliche gesundheitliche Beschwerden in der Schwangerschaft interessieren könnte. Und zwar von ganz harmlosen Fragen wie der, was jetzt gegen Schnupfen oder Durchfallerkrankungen hilft, bis hin zu den wirklich schwierigen Themen wie Bluthochdruck oder Gestationsdiabetes.

Oder Hämorrhoiden!

Ja, ich spreche auch all die Themen an, auf die viele Schwangere ihren Arzt lieber nicht ansprechen wollen. Trotzdem ist es mir wichtig, zu betonen, dass auch ein ausführliches Gesundheitskapitel niemals die persönliche Begleitung durch Ärztin oder Hebamme vor Ort ersetzen kann.

Grunderkrankungen

Es gibt sehr viele Frauen mit Grunderkrankungen. Sie hatten also bereits vor der Schwangerschaft gesundheitliche Probleme, die entweder angeboren (z.B. Typ-I-Diabetes) oder erworben (z.B. Allergien) sind. Diese Grunderkrankungen können sowohl körperlicher Natur sein (z.B. Kleinwuchs) als auch seelischer (z.B. Depressionen). Falls Du zur Gruppe der Schwangeren mit einer Grunderkrankung zählst, besteht Deine ideale Begleiter-Trias aus:

- Deinem Facharzt/Hausarzt
- Deinem Facharzt/Gynäkologen
- Deiner Hebamme

Es kann für Dich ratsam sein, sämtliche Vorsorgen durch die Fachärzte durchführen zu lassen, die sich gut mit Deiner Grunderkrankung auskennen, und Deine Hebamme als zusätzliche Begleiterin in Anspruch zu nehmen.

Risikoschwanger?!
Die offizielle Einordnung wird strikt nach formalen Kriterien getroffen und deckt sich oft nicht mit dem persönlichen Empfinden der schwangeren Frau. Der Blickwinkel der Fachleute ist, zu fragen: »Ist diese Schwangerschaft für Mutter und Kind statistisch gesehen gefährlicher als andere?«

Wirst Du als risikoschwanger eingestuft, empfehlen wir Dir also, Dir von Deiner Ärztin oder Deinem Arzt erklären zu lassen, warum diese Einstufung erfolgt ist und wie er oder sie Deine individuellen Risiken einschätzt.

Wichtig: Du als Schwangere bleibst die Expertin für Deine eigene Schwangerschaft und auch für Deine eigene Grunderkrankung.

Infektionen

Erkältung

Eine Erkältung ist unangenehm und lästig, im Normalfall wird sie Deinem Kind aber nicht schaden. Nur eine echte Grippe kann das tun. Ob Du Dich hiergegen impfen lässt, kannst Du nach einem Informationsgespräch mit Deinen fachlichen Begleitern entscheiden.

So kannst Du Dir durch eine Erkältung hindurchhelfen

Was genau Du jetzt brauchst, ist stark von Dir und Deinem persönlichen Umgang mit Krankheiten auch außerhalb der Schwangerschaft abhängig. Es gibt Frauen, die nehmen ohnehin fast nie Medikamente. Andere brauchen einfach kleine Helfer, um sich besser zu fühlen.

- Deine Hebamme hat sicherlich den einen oder anderen naturheilkundlichen Tipp für Dich. Oder Du lässt Dich in der Apotheke beraten.
- Klassiker sind Thymiantee, Nasentropfen für Säuglinge bei verstopfter Nase (nur wenige Tage anwenden!) oder diverse homöopathische Zusammensetzungen.
- Auch Akupunktur kann helfen.
- Starker Hustenreiz kann sich leider auf den Beckenboden auswirken und zu Blasenschwäche führen oder einen Muskelkater in der Zwischenrippenmuskulatur verursachen. Da beides sehr unangenehm ist, könnte es sinnvoll sein, den Hustenreiz einzudämmen. Dies solltest Du nur nach fachlicher Einschätzung machen, da der Husten ja auch seinen Sinn hat, er soll schließlich den in der Lunge befindlichen Schleim hinaustransportieren.

Magen-Darm-Grippe

Eine Diarrhoe (Durchfall), die oft zusammen mit Erbrechen (Emesis oder Vomitus) auftritt, ist in den meisten Fällen sehr unangenehm, aber ungefährlich für Dich und Dein Kind. Es gibt jedoch seltene Ausnahmen. Sobald Dein Kreislauf nicht mehr in Ordnung scheint oder Du länger als drei Tage Durchfall hast, solltest Du deshalb sicherheitshalber eine Ärztin aufsuchen.

So kannst Du Dir durch eine Magen-Darm-Grippe helfen

- Wenn möglich, viel trinken, so spülst Du die Krankheitserreger aus Deinem Körper. Eventuell willst Du Dir Pulver zur Herstellung der WHO-Trinklösung in der Apotheke besorgen. Daraus kann man eine wässrige Lösung herstellen, welche von der Weltgesundheitsorganisation (WHO) zum Ausgleich des Elektrolyt- und Flüssigkeitshaushalts bei Durchfallerkrankungen empfohlen wird.
- Es gibt einiges aus der naturheilkundlichen Ideenkiste, das Dir vielleicht helfen kann – solche Maßnahmen sollten jedoch immer im Einzelfall besprochen werden. Frag doch mal Deine Hebamme, was sie Dir rät.

Kennst Du Embryotox?

Nun bist Du schwanger, und es ereilt Dich eine Erkältung oder Ähnliches. Plötzlich fällt Dir auf: »Mist, ich weiß ja gar nicht, was ich jetzt nehmen kann. Vielleicht schaden die Medikamente, auf die ich sonst immer zurückgreife, ja meinem Kind?«

Eine geniale Einrichtung für schwangere und stillende Frauen, die genau diese Frage umtreibt, ist Embryotox. Dahinter steckt ein öffentliches Institut an der Berliner Charité, welches sich mit der Verträglichkeit von Arzneimitteln befasst, die am häufigsten in Schwangerschaft und Stillzeit zum Einsatz kommen. Embryotox stellt die gesammelten Ergebnisse, die dem neuesten wissenschaftlichen Stand entsprechen und somit meist aktueller als der Beipackzettel sind, sowohl dem Fachpersonal als auch jedem Laien zur Verfügung. Zur leichteren Handhabung gibt es auch eine App.

Die Informationen, die auch Dir als Schwangerer zur Verfügung gestellt werden, solltest Du nicht verwenden, um eigenmächtig Therapieänderungen vorzunehmen. Sie können Dir aber Sorgen nehmen, wenn Du zum Beispiel ein Medikament erhältst und feststellst, dass es für Deine Schwangerschaft gut erprobt ist. Unter Umständen ist Deine Ärztin oder Deine Hebamme mit dem Fachportal von Embryotox nicht vertraut und freut sich über Deinen Hinweis, denn auch diese scheuen aus Angst vor ungewollten Risiken den Einsatz bestimmter Arzneimittel.

Da an Schwangeren keine sogenannten »kontrolliert randomisierten Studien« durchgeführt werden, beruht das Wissen, das Embryotox sammelt, häufig auf Erfahrungswissen. Hierfür findet sich auf der Homepage von Embryotox auch ein Fragebogen, falls Du Beobachtungen melden möchtest.

Pilzinfektionen (Candidosen/Soor)

Juckt, brennt und fühlt sich furchtbar unangenehm an: Eine Scheidenpilzinfektion kann wirklich quälend sein. Leider tritt sie in der Schwangerschaft sehr häufig auf – jede dritte Frau ist in dieser Zeit einmal oder sogar mehrere Male betroffen. Der Grund: Normalerweise liegt das Scheidenmilieu im sauren Bereich, bei etwa pH 4,5. In der Schwangerschaft steigt der pH-Wert an, wodurch der Hefepilz »Candida albicans« ideale Bedingungen zur starken Vermehrung vorfindet – er gehört bei den meisten Menschen zur normalen Hautflora. Auch bei hohen Blutzuckerwerten freut sich der Pilz. Es gibt auch noch andere Pilze, welche die Ursache für das unangenehme Jucken und Brennen sein können, diese kommen jedoch viel seltener vor. Viele Frauen, die schon einmal eine Pilzinfektion hatten, haben das Gefühl, dass auch ein seelisches Ungleichgewicht zu einem erneuten Auftreten der Infektion führen kann. Dieser Zusammenhang ist jedoch nicht erwiesen.

Wichtig zu wissen: Eine Pilzinfektion ist belastend und unangenehm, sie stellt aber keine unmittelbare Gefahr für Dein Baby dar! Leider gibt es jedoch ein indirektes Risiko: Durch die Pilzinfektion ist die Scheidenschleimhaut nämlich so angegriffen, dass sich auch andere Bakterien leichter ansiedeln können. So entstehende Infektionen können im ungünstigsten Fall zu einer Frühgeburt führen. Tritt die Pilzinfektion unmittelbar zum Geburtszeitraum auf, sollte außerdem darauf geachtet werden, dass das Kleine sich bei der Geburt möglichst nicht ansteckt, da es sonst durch dieselben Pilze einen Mund- oder einen Windelsoor entwickeln kann.

Daran erkennst Du eine Pilzinfektion

- vaginaler Juckreiz
- lokale Rötung an der Scheide
- gerötete, evtl. schuppende Haut am Venushügel oder an den Oberschenkeln
- nicht riechender Ausfluss, evtl. Klümpchen bildend
- ggf. Schmerzen beim Wasserlassen oder beim Geschlechtsverkehr

Was Du jetzt tun kannst

Du entscheidest selbst, ob Du Dich gemäß der Leitlinie (S2k) medizinisch behandeln lässt, die naturheilkundliche Variante wählst oder eine Kombination bevorzugst. Den hohen Leidensdruck darf man nicht außer Acht lassen, er bringt manche Frau, die keine Pilzmittel verwenden möchte, in starke Gewissensnöte.

Der medizinische Weg

Nach dem vaginalen Abstrich, der eine Pilzinfektion zeigt, erfolgt eine lokale Behandlung mit einem geeigneten Mittel (zumeist vaginale Zäpfchen und äußerlich anzuwendende Cremes). Bei unsicheren Befunden oder wiederholtem Auftreten wird eine Erregerkultur angelegt (zuvor werden bei einem Abstrich Bakterien entnommen und auf einer Nährlösung angezüchtet) und dann entsprechend therapiert. Eine Therapie im 3. Trimester der Schwangerschaft verringert das Auftreten von Pilzerkrankungen beim Kind im ersten Lebensjahr um acht Prozent. Eine Mitbehandlung des symptomfreien Sexualpartners ist laut Leitlinie ohne Nutzen.

Der naturheilkundliche Weg

Die Wirkung von Sitzbädern, Joghurtauflagen und Ähnlichem ist wissenschaftlich nicht belegt. Da sie sich jedoch sehr günstig auf den seelischen Zustand auswirken können, haben sie absolut ihre Berechtigung. Denn: So kannst Du etwas tun, das Dir hilft, den Juckreiz und somit das Ausgeliefertsein auszuhalten.

Was du noch tun kannst

So kannst Du versuchen, dem Pilz ein Schnippchen zu schlagen.

- Versuche, möglichen Stress zu reduzieren.
- Gönne Dir etwas Gutes! Egal, ob dies ein netter Abend mit Deinem Liebsten

ist oder ob es regelmäßige Entspannungsübungen sind.

- Vielleicht kannst Du den Zucker in Deiner Ernährung reduzieren.
- Auch wenn es nicht bewiesen ist: Vielleicht ist es Dir wichtig, dass sich auch Dein Partner untersuchen und ggf. behandeln lässt.
- Verzichte auf Intimpflegemittel.
- Es ist günstig, luftdurchlässige, kochbare Unterhosen zu tragen.
- Auch ein Verzicht auf luftundurchlässige Slipeinlagen ist hilfreich.

Das Mikrobiom Deines Babys

Im Mutterleib wachsen Babys in einer keimfreien Umgebung heran. Mit der Geburt ändert sich das: Im Geburtskanal gelangen Keime aus der gesunden Vaginalflora der Mutter auf die Haut sowie in den Magen-Darm-Trakt des Babys und fangen an, diese zu besiedeln. So befremdlich diese Vorstellung zunächst auch sein mag: Dies ist ein ganz normaler und wünschenswerter Prozess, der für die Ausbildung des Immunsystems von großer Bedeutung ist.

Die Erforschung des Einflusses dieses sogenannten Mikrobioms auf die unterschiedlichen Teilaspekte der kindlichen Gesundheit steckt noch in den Kinderschuhen. Es ist davon auszugehen, dass unser Wissen über die Bedeutung der Besiedelung eines jeden Menschen mit seiner ureigensten Keimflora in den kommenden Jahren deutlich zunehmen wird. Schon heute nimmt man an, dass jedes Kind bei einer vaginalen Geburt mit einer Keimmischung versorgt wird, die für seine Herkunftsfamilie typisch ist und sein Immunsystem somit perfekt auf diese Familienumgebung vorbereitet. Durch eine Behandlung mit Antibiotika oder Antimykotika (Pilzmitteln) kommt das Kind jedoch mit einer veränderten vaginalen Keimmischung in Kontakt, bei einem Kaiserschnitt sogar mit gar keiner. Welche genauen Auswirkungen dies auf sein Mikrobiom hat, wissen wir momentan noch nicht.

Dass die vaginale Keimbesiedelung wichtig ist, gilt heute jedoch als unbestritten. Deshalb wird in immer mehr Geburtskliniken auf das sogenannte »vaginal seeding« gesetzt, bei dem Mund und Körper von Kaiserschnittbabys unmittelbar nach der Geburt mit einem Tuch eingerieben werden, das zuvor mit der Scheidenflora der Mutter in Kontakt gebracht wurde. Auf diese Weise wird versucht, auch diesen Babys die Ausbildung eines möglichst natürlichen Mikrobioms zu ermöglichen. Frauen, die während der Schwangerschaft Antibiotika oder Pilzmittel angewendet haben, können überlegen, vor der Geburt Probiotika (also natürlich vorkommende Mikroorganismen) einzunehmen, welche die Wiederherstellung einer natürlichen vaginalen Keimbesiedelung begünstigen. Die Empfehlungen diesbezüglich werden sich in den nächsten Jahren vermutlich rasant verändern. Berate Dich deshalb am besten mit Deinen Fachbegleitern.

Toxoplasmose

Toxoplasmose ist eine Infektion, die primär Katzen befällt, jedoch gemeinerweise auch dem ungeborenen Baby gefährlich werden kann. Das Heimtückische an einer Toxoplasmose-Infektion ist, dass die betroffene Katze nicht krank wirkt. Das heißt: Sowohl die zufrieden wirkende Wohnungskatze als auch der muntere Freigänger können infiziert sein.

Wie kommt das? Betroffene Katzen scheiden den Erreger mit ihrem Kot aus, der Erreger verbreitet sich wie Sporen durch die Luft und setzt sich im Mäusepelz und anderen Katzenleckereien fest, aber auch auf Äckern und Weideflächen, in der Gartenerde und im Sandkasten. Durch diese großflächige Verbreitung des Erregers können nicht nur die eigene Hauskatze sowie Rinder, Schafe und Schweine auf Bauernhöfen erkranken, sondern auch wir Menschen. Im Normalfall ist das völlig unproblematisch, denn die Infektion verläuft meist symptomfrei und führt dazu, dass der Betroffene einen natürlichen Immunschutz dagegen ausbildet. Ob ein solcher Schutz vorliegt, lässt sich mit einem einfachen Bluttest ermitteln.

Warum ist die Toxoplasmose in der Schwangerschaft dann so ein großes Thema? Weil der Erreger für ein ungeborenes Baby tatsächlich sehr gefährlich werden kann. Deshalb wird Schwangeren bei der ersten Vorsorge angeboten, zu überprüfen, ob sie Antikörper gegen Toxoplasmose im Blut haben. Ist das nicht der Fall, sollten sie sich an bestimmte Ernährungs- und Verhaltensregeln halten. Darüber hinaus wird ihnen angeboten, noch zwei weitere Male während der Schwangerschaft den Immunstatus auf Toxoplasmose zu überprüfen, da bei einer so nachgewiesenen Infektion sofort eine medikamentöse Behandlung erfolgen sollte, um die Schädigung des ungeborenen Kindes so gering wie möglich zu halten. Die Kosten für die Laboruntersuchungen werden nur bei medizinischer Notwendigkeit von der Krankenkasse übernommen, andernfalls handelt es sich um eine IGeL-Leistung.

SABINE Was wird aus meiner Katze?

Meine geliebte Katze soll mein Baby in Gefahr bringen? Das kann doch gar nicht sein! Die gesamte Verwandtschaft wird von Dir verlangen, dass Du Deine Katze ausquartierst. Ich würde sagen: Auf keinen Fall! Es gibt einfach nur ein paar Dinge zu beachten. Streicheln ist zum Beispiel gar kein Problem, wenn Du hierbei auf Händehygiene achtest. Das Katzenklo sollten in nächster Zeit aber lieber andere reinigen. Genau dieses Vorgehen empfehlen übrigens auch Tierärzte – und die kennen sich mit Deiner Katze besser aus als Deine besorgte Großfamilie!

So gefährlich ist die Toxoplasmose fürs Baby

Je weiter die Schwangerschaft vorangeschritten ist, desto riskanter ist eine Toxoplasmose-Infektion für das Baby im Bauch. So überstehen im ersten Schwangerschaftsdrittel 85 Prozent aller Ungeborenen eine Erkrankung der Mutter unbeschadet. In den 15 Prozent der Fälle, in denen eine Ansteckung im Bauch erfolgt, ist der Verlauf jedoch so schwer, dass er meist zu einer Fehlgeburt führt. Im zweiten Schwangerschaftsdrittel liegt das Ansteckungsrisiko für Ungeborene bei einer infizierten Mutter bei 45 Prozent, im letzten Schwangerschaftsdrittel steigt es auf 65 bis 70 Prozent an. 10 bis 30 Prozent der später in der Schwangerschaft im Mutterleib infizierten Kinder durchleben dabei einen besonders schweren Krankheitsverlauf und kommen in der Folge mit schweren Organschäden, Epilepsie oder kognitiven Problemen zur Welt. Die Wahrscheinlichkeit für einen so dramatischen Verlauf sinkt jedoch beträchtlich, wenn die Krankheit rechtzeitig erkannt und medikamentös behandelt wird.

Die Sicherheitsregeln bei Toxoplasmose-Gefahr

Du verfügst über keinen Toxoplasmose-Schutz oder weißt nicht, ob Du die Infektion schon einmal durchgemacht hast? Dann gelten für Dich die folgenden Verhaltensregeln:

1. Gemüse, Salat und Obst immer gründlich waschen, frisch zubereiten und bald verzehren
2. Lebensmittel, die mit Erde behaftet sind (Kartoffeln!), getrennt von anderen Lebensmitteln aufbewahren
3. Fleisch sollte vor dem Verzehr auf über 67 Grad erhitzt werden, also gut durchgebraten oder -gekocht sein.
4. Bei der Gartenarbeit unbedingt Handschuhe tragen, ebenso beim Umtopfen von Blumen.
5. Nach dem Spielplatzbesuch gründlich Hände waschen.
6. Schuhe putzen nur mit Handschuhen!
7. Finger weg vom Mund – Nägelkauen o. Ä. möglichst abgewöhnen.
8. Tierkäfige und Katzenklos möglichst nicht selbst reinigen. Sonst: Unbedingt Handschuhe tragen.

Listerien

Listerien sind allgegenwärtig: Sie leben in der Silage, mit der Tiere gefüttert werden, auf Lebensmitteln und sogar im Kondenswasser im Kühlschrank. Eine Infektion beim Menschen äußert sich in Erkältungssymptomen, denen einer Magen-Darm-Grippe oder einem Harnwegsinfekt, hat aber normalerweise keine bleibenden Spätfolgen. Anders kann das bei Neugeborenen aussehen, die sich im Mutterleib oder bei der Geburt mit Listerien infiziert haben. Sie können Atemnot entwickeln, apathisch wirken und im schlimmsten Fall eine Hirnhautentzündung entwickeln. Da sich Ungeborene bei ihrer infizierten Mutter anstecken können, wird Schwangeren geraten, die am stärksten betroffenen Lebensmittel zu vermeiden. Dazu zählen nicht durchgegartes Fleisch, roher und geräucherter Fisch, vorverpackte Salate sowie Rohmilchprodukte. Der wichtigste Schutzfaktor ist jedoch die Küchenhygiene, also:

- Spülschwämme und Lappen regelmäßig wechseln
- Schneidebretter nicht erst für Fleisch und dann für Gemüse verwenden
- beim Kochen zwischendurch immer wieder die Hände waschen

Halten sich Schwangere an diese Empfehlungen, ist eine Listerieninfektion in der Schwangerschaft extrem unwahrscheinlich. Wird bei einem neugeborenen Baby trotzdem eine Ansteckung diagnostiziert, kann die Krankheit mit Antibiotika gut behandelt werden.

Streptokokken der serologischen Gruppe B/GBS

Vielen Schwangeren wird heute von ihrer Ärztin oder ihrem Arzt zu einem Streptokokken-Abstrich während der Schwangerschaft geraten, der Aufschluss darüber geben soll, ob die werdende Mutter mit dem Keim infiziert ist. Dahinter steht die Sorge, dass das Baby sich bei der Geburt anstecken könnte. Der Grund: Streptokokken der Gruppe B werden in der Literatur als die häufigste Ursache für schwere Neugeboreneninfektionen genannt. Die Häufigkeit variiert je nach Literatur zwischen 0,1 und 0,8 Prozent. Es wird zwischen einer frühen (early onset – innerhalb von sieben Tagen nach der Geburt) und einer späten (late onset – acht Tage bis drei Monate nach der Geburt) Form unterschieden. Das häufigste Erscheinungsbild beim Neugeborenen ist die Sepsis. Der Verlauf kann dramatisch sein und unter anderem zu einer Beatmungspflicht beim Baby führen. Zum Vorgehen bezüglich einer möglichen Streptokokken-Besiedelung im Vaginal- und Analbereich der werdenden Mutter und einer möglicherweise nachfolgenden Streptokokken-Infektion des Neugeborenen gibt es kein einheitliches Vorgehen.

- In den Mutterschaftsrichtlinien gibt es hierzu keine Vorgaben.
- Es gibt eine S2k-Leitlinie zur Prophylaxe der Neugeborenen-Sepsis, in ihr wird das Screening aller schwangeren Frauen empfohlen und ggf. zur prophylaktischen Antibiotika-Gabe per Tropf während der Geburt geraten.
- In einer 2017 erschienenen Stellungnahme des sog. IGeL-Monitors wird der Nutzen eines generellen Tests als »unklar« beschrieben.
- Beim Blick über unsere Landesgrenzen hinaus sieht man, dass in den meisten europäischen Ländern kein solches Screening erfolgt.

Wichtig zu wissen: Derzeit ist die Untersuchung auf β-Streptokokken keine Leistung der gesetzlichen Krankenkassen und muss als IGeL-Angebot (individuelle Gesundheitsleistung) privat getragen werden, da der Nutzen nicht als gesichert angesehen wird.

Was bedeutet das alles für Dich?

- Besprich Dich mit Deinen fachlichen Begleitern und überlege, ob Dir ein Abstrich Sicherheit gibt oder zu mehr Unsicherheit führt.
- Sei Dir vor der Durchführung darüber im Klaren, dass man Dir bei einem positiven Abstrich vermutlich unter Geburt zur Antibiotika-Gabe raten wird.
- Das Vorgehen Deines geburtshilflichen Teams ist immer gleich, ob mit oder ohne vorhandenen Abstrich: Man wird Dich und Dein Kind primär auf Auffälligkeiten hin betrachten.

Generell gilt: Das Thema ist ein schönes Beispiel für das, was Dich im Verlauf des Lebens mit Deinem Kind erwarten wird: Manchmal musst Du Entscheidungen in Themengebieten treffen, die nicht Dein Fachgebiet sind. Und trotzdem bist Du die Expertin für Dich und Dein Kind.

Kreislauf

Müdigkeit/Erschöpfung

Es ist ganz normal, sich in der Schwangerschaft immer wieder sehr müde und erschöpft zu fühlen – insbesondere in den ersten Schwangerschaftswochen sowie kurz vor der Geburt. Die Ursachen für die typische Schwangerschaftsmüdigkeit sind sowohl die hormonellen als auch die physiologischen Veränderungen in Deinem Körper. So steigen zum Beispiel zu Beginn Deiner Schwangerschaft die flüssigen Bestandteile in Deinem Blut schnell an. Die festen Blutbestandteile – welche unter anderem für den Transport der Sauerstoffträger notwendig sind – brauchen bis zu drei Monate, um sich dieser Umstellung anzupassen. Dein Körper kann so lange nicht warten: Er muss jetzt schnell mehr an Blutflüssigkeit transportieren, um Dich und Dein Baby gut zu versorgen. Diese Mehranstrengung führt dazu, dass Du schnell sehr erschöpft bist.

Das kannst Du Dir bei Schwangerschaftsmüdigkeit selber Gutes tun

- Lass die Erschöpfung zu und versuche diese als normalen Teil Deiner Schwangerschaft anzunehmen.
- Nutze die dringend nötigen Ruhepausen, um mit Deinem Kind in Kontakt zu treten.
- Hol Dir, wann immer es geht, Partner, Freunde und Familie mit ins Boot, um im Haushalt mitzuhelfen.
- Ob Du gerade arbeiten gehen kannst, hängt natürlich vom Grad Deiner Erschöpfung sowie von Deinem Arbeitsplatz ab. Besprich Dich mit Deinen fachlichen Beratern – wenn Du sehr unter Deiner Müdigkeit leidest, ist es vielleicht besser, nicht arbeiten zu gehen.
- Naturheilkundliche Maßnahmen (z. B. Eisenpräparate, Kräftigungsmittel) oder die Behandlung durch traditionelle chinesische Medizin sind eine wertvolle Ergänzung.

Kreislaufbeschwerden

Vielen Frauen ist während ihrer Schwangerschaft immer wieder schwummerig. Hauptgrund für solche Kreislaufprobleme sind die hormonellen Veränderungen, die vor allem am Beginn der Schwangerschaft oft zu einem sehr niedrigen Blutdruck führen, der zu Schwindelanfällen, Sternchensehen und Ohnmachtsanfällen führen kann. Oftmals sind Anwesende darüber so erschrocken, dass sie den Rettungsdienst informieren. In den meisten Fällen wäre das zwar nicht notwendig – trotzdem ist es natürlich verständlich.

So kannst Du Dir bei Kreislaufproblemen helfen

- Isometrische Übungen, bei denen Du Deine Muskeln trainierst, stabilisieren Deinen Kreislauf, weil sie die Muskelpumpe in den Beinen anregen und den Blutrücktransport zum Herzen und zur Lunge verbessern.
- Dasselbe Wirkprinzip kommt bei medizinischen Thromboseprophylaxestrümpfen zum Tragen, die Du Dir verschreiben und im Reha-Fachhandel individuell anpassen lassen kannst.
- Trinken nicht vergessen :-)
- Hinter plötzlichem Schwindel können auch Blutzuckerabfälle stehen. Die kommen zum Beispiel vor, wenn Du vergisst, regelmäßig zu essen – oder wenn Deine Schwangerschaftsübelkeit dafür sorgt, dass Du kaum etwas hinunterbekommst. Wenn Du den Verdacht hast, dass Dein Blutzuckerspiegel schnell zu tief absackt, kannst Du in nahezu jeder Apotheke unkompliziert einen Schnelltest durchführen lassen. Bestätigt sich der Verdacht, sollte der Befund fachlich abgeklärt werden.

So kannst Du Problemen mit dem zu niedrigen Blutzuckerspiegel vorbeugen

Zumeist reicht es, auf die Ernährung zu achten. Hilfreich ist es, unterwegs Müsliriegel oder Traubenzucker dabeizuhaben, damit Du Deinen Blutzuckerspiegel, wenn nötig, schnell anheben kannst.

Nasenbluten

Die hormonellen Veränderungen und die erhöhte Blutmenge in Deinem Körper haben auch Einfluss auf die venösen Gefäße Deiner Nase: Sie sind viel besser gefüllt als sonst. Deshalb schnarchen so viele Frauen in der Schwangerschaft und haben das Gefühl, ihre Nase sei ständig verstopft. Doch die starke Füllung der Blutgefäße macht sie auch besonders empfindlich: So kommt es etwa beim ganz normalen Schnäuzen schnell zu kleinen Verletzungen an den Gefäßwänden, die dazu führen, dass Du Blut im Taschentuch wiederfindest. Manchmal setzt auch richtiges Nasenbluten ein.

Was Du gegen Nasenbluten tun kannst

- Sei vorsichtig beim Naseputzen, damit keine Gefäße einreißen.
- Wenn es blutet, drücke beide Nasenflügel für fünf bis zehn Minuten zusammen, damit die Blutung zum Stillstand kommt.
- Das Blut solltest Du möglichst nicht verschlucken – lieber ausspucken! –, da es zu Übelkeit führen kann. Nimm den Kopf nach vorne, nicht in den Nacken!
- Kühlende Auflagen im Nacken helfen Dir dabei, Dich zu entspannen, und lindern so indirekt den Blutfluss.
- Wenn es aufgehört hat zu bluten, gilt auch Stunden später: Nicht Schnäuzen, da die Wunde sonst wieder aufreißt.

Wichtig: Wenn Dein Nasenbluten länger als zehn Minuten anhält, solltest Du zum Arzt gehen, um auszuschließen, dass doch etwas anderes dahintersteckt. Auch bei häufigem Nasenbluten ist eine ärztliche Abklärung sinnvoll. Zudem wird Dir eine Kontrolle des Blutdrucks angeraten werden, da auch Bluthochdruck zu häufigem Nasenbluten führen kann.

Das Vena-cava-Syndrom

Das Vena-cava-Syndrom ist eine Schwangerschaftskomplikation, die alle Schwangerschaftsbegleiter gut kennen. Um zu verstehen, wie es dazu kommen kann, ist es wichtig, sich ein Bild davon zu machen, was in Dir passiert. Also: Dein Blut zirkuliert in einem Kreislauf durch Deinen Körper. Es trägt Sauerstoff zu Deinen Muskeln und Organen – und auch zu Deinem Baby! – und kehrt dann relativ sauerstoffarm ins Herz zurück. Von dort aus wird es in die Lunge geschickt, wo es mit Sauerstoff angereichert wird. Danach landet es erneut im Herzen und wird von dort aus, mit reichlich Sauerstoff aufgefüllt, erneut in den Körper geschickt.

Die sogenannte untere Hohlvene (Vena cava) ist in diesem genialen System für den Rücktransport des sauerstoffarmen Blutes zum Herzen zuständig. Ein großer Teil dieses Gefäßes liegt leicht rechts versetzt von der Wirbelsäule. Durch das zunehmende Gewicht des schwangeren Bauches und die hormonellen Schwangerschaftsveränderungen kann es nun passieren, dass dieses Gefäß zusammengedrückt wird. Dadurch kann es zu einer Rückflussstörung des Blutes kommen und in der weiteren Folge zu einer Sauerstoffunterversorgung im Körper. Typische Anzeichen dafür sind Schwindel, Kurzatmigkeit sowie Kaltschweißigkeit bis hin zu Ohnmachtsanfällen. Solche Symptome deshalb bitte immer abklären lassen, denn von der mangelnden Sauerstoffversorgung ist sonst relativ bald auch das Ungeborene betroffen, das den Sauerstoff aus Deinem Blut dringend zum Leben braucht. Typischerweise tritt das Vena-cava-Syndrom im letzten Drittel der Schwangerschaft auf, es gibt aber auch ein früheres Auftreten, unter anderem bei Mehrlingsschwangerschaften ist das Risiko dafür erhöht.

Wie kannst Du Dich vor dem Vena-cava-Syndrom schützen?

Einen hundertprozentigen Schutz gibt es leider nicht – das zusätzliche Körpergewicht lässt sich nun mal nicht wegnehmen. Trotzdem kannst Du etwas tun:

- Lege Dich zum Schlafen und Ausruhen am besten immer auf die linke Seite – das nimmt den Druck von der Vena cava, die ja auf der rechten Seite liegt.
- Ein Lagerungskissen kann Dir helfen, auch nachts im Schlaf in dieser Position zu bleiben.
- Vermeide, so gut es geht, auf dem Rücken zu liegen. Wenn Du wegen anhaltenden Sodbrennens jedoch nur noch leicht erhöht schlafen kannst, solltest Du für Dich abwägen, wie Du Dich verhältst. Nicht schlafen ist jedenfalls keine Option!
- Auch die Sitzposition kann ein Auslöser sein. Viele Frauen erleben beim Autofahren die Anflüge eines Vena-cava-Syndroms. Hier kann es helfen,

möglichst aufrecht zu sitzen. Ob Du weiter selbst am Steuer sitzen magst oder Dich nur noch chauffieren lässt, wirst Du mit Dir und Deinem Umfeld klären müssen.

- Das Tragen von Kompressionsstrümpfen kann den Blutrückfluss ebenfalls verbessern, ebenso isometrische Übungen.
- Es gibt auch Arbeitssituationen, die ein Vena-cava-Syndrom begünstigen können, zum Beispiel die gebückte Haltung beim Gärtnern am Blumenbeet. Hier kann eventuell die Inanspruchnahme eines Beschäftigungsverbotes sinnvoll sein.

Wichtig zu wissen

Das Vena-cava-Syndrom ist eine ernst zu nehmende Schwangerschaftskomplikation, die jedoch nur selten massiv auftritt und die fast immer rechtzeitig erkannt wird, weil sie mit starken Anzeichen einhergeht. Der beste Schutzfaktor ist also, gut auf Dich und Deinen Körper zu hören: Sobald Du merkst, dass Dir schwindelig wird oder Ähnliches, kannst Du ganz einfach die Position verändern, bis Du merkst, dass die Symptome weniger werden. Wenn Du Dir Sorgen machst, kannst Du die Versorgung Deines Babys auch jederzeit ärztlich abklären lassen.

Bluthochdruck – Hypertensive Erkrankungen in der Schwangerschaft

Bis zu acht Prozent aller werdenden Mütter bekommen in der Schwangerschaft Probleme mit zu hohem Blutdruck. Deshalb gehört das Blutdruckmessen zu jeder Vorsorge, egal ob bei der Hebamme oder in der gynäkologischen Praxis. Unerkannt kann ein zu hoher Blutdruck für Mutter und Kind nämlich schnell sehr gefährlich werden: Kommt es zu einer sogenannten Schwangerschaftsvergiftung, das ist der umgangssprachliche Begriff für alle Blutdruckerkrankungen in der Schwangerschaft, schweben Mutter und Kind in akuter Lebensgefahr. Wird ein zu hoher Blutdruck hingegen rechtzeitig erkannt, gibt es heute zum Glück sehr gute Behandlungsmöglichkeiten. Wie genau es zu Blutdruckerkrankungen in der Schwangerschaft kommt, ist wissenschaftlich noch nicht vollständig geklärt. Als gesichert gilt jedoch, dass eine gestörte Tätigkeit der Nieren für das Ansteigen des Blutdrucks verantwortlich ist. Bluthochdruck kommt in unterschiedlichen Ausprägungen vor, je nach genauer Diagnose sind verschiedene Therapiemaßnahmen erforderlich.

Gestationshypertonie (Schwangerschaftsbluthochdruck)

Bei einem Blutdruck von ≥ 140/90 ohne Eiweißausscheidung im Urin spricht man von einer Gestationshypertonie. Diese Form des Schwangerschaftsbluthochdrucks hat noch keine gravierenden Auswirkungen auf Dich und Dein Kind. In über 50 Prozent der Fälle entsteht aus diesem Anfangsbefund jedoch eine schwerwiegendere Form von Bluthochdruck. Daher ist es gut, bereits jetzt zu reagieren und eine fachärztliche Behandlung zu beginnen.

Präeklampsie (ehemals Gestose)

Hier liegt eine Gestationshypertonie mit einem Blutdruck von ≥ 140/90 und eine Eiweißausscheidung im Urin vor. (Diese sog. Proteinurie wird mittels eines 24-Std.-Sammelurins ermittelt.)

- Erste Anzeichen einer Präeklampsie sind oftmals verlangsamtes kindliches Wachstum und neurologische Störungen wie Schwindel, Kopfschmerz oder Sehstörungen bei der Schwangeren.
- Es kommt zu Problemen in den Nieren, und der hohe Blutdruck hat Auswirkungen auf die Gefäße der Plazenta.
- Therapie: Oftmals erfolgen eine medikamentöse Blutdruckeinstellung sowie eine Behandlung in einer Klinik.

Eklampsie

Hierbei können zum schweren Krankheitsverlauf auch noch Krampfanfälle auftreten, welche die Gesundheit von Mutter und Kind massiv beeinträchtigen können.

HELLP-Syndrom

Auch diese Erkrankung bringt lebensbedrohliche Erscheinungen mit sich. Die Zahl der sauerstofftragenden roten Blutkörperchen sinkt dramatisch, die Leberwerte steigen drastisch an und die für die Gerinnung notwendigen weißen Blutplättchen sinken extrem ab.

Therapie: Die Präeklampsie, die Eklampsie und das HELLP-Syndrom bedrohen die Gesundheit von Mutter und Kind unterschiedlich stark. Die Therapie erfolgt entweder durch die betreuenden Ärztinnen ambulant, es kann jedoch auch zu einer stationären Aufnahme kommen. Dort werden medizinische Maßnahmen erfolgen, das Kind mittels Ultraschall und CTG-Kontrolle überwacht und die Geburt je nach Schwangerschaftsalter eingeleitet oder per Kaiserschnitt beendet. Zum Glück ist jedoch zumeist eine regelmäßige Blutdruckmessung und eine medikamentöse Einstellung ausreichend.

Zu den **hypertensiven Erkrankungen** der Schwangerschaft gehören außerdem:

Chronische Hypertonie, auch mit einer neu auftretenden oder sich verschlechternden Proteinurie

Da diese Blutdruckerkrankungen bereits vor der Schwangerschaft bekannt waren, trifft der Umstand die meisten Betroffenen seelisch nicht so sehr. Die Behandlungsbedürftigkeit ist selbstverständlich trotzdem gegeben. Auf dem Gebiet der Blutdruckerkrankungen wird es in den kommenden Jahren sicherlich zu neuen Forschungsergebnissen kommen, auch heute schon kann man sagen: Durch die engmaschige Kontrollmöglichkeit bei den Vorsorgeuntersuchungen werden sie hierzulande heute so gut wie immer frühzeitig entdeckt und sind auch behandelbar. Auch eine spontane Geburt ist fast immer möglich. Die Kontrolle und Behandlung betroffener Frauen sollte nicht mit der Geburt enden, sondern setzt sich mindestens im Wochenbett fort.

Unter **www.präeklampsie-hellp.de/start** findest Du die »Arbeitsgemeinschaft Gestose-Betroffene e. V.«

Migräne

Rund zehn Prozent der Bevölkerung in Deutschland leiden unter dieser neurologischen Erkrankung, Frauen sind dreimal häufiger betroffen als Männer. Die Auslöser dieses zumeist einseitigen Kopfschmerzes sind sehr vielfältig, ebenso wie Ausprägung und Dauer. Manche Migränepatienten berichten neben den schlimmen Kopfschmerzen auch von Vorzeichen wie Sehstörungen (typisch: die sogenannte »Aura«, bei der sich das Blickfeld verengt) und Übelkeit. Auch in der Schwangerschaft bleiben Betroffene meist nicht davon verschont, jedoch tritt Migräne etwas seltener auf.

Was Du tun kannst, um Dir als Migränepatientin zu helfen

Auch hier gilt ganz klar, dass Du Deine eigene Expertin bist. Das, was Dir außerhalb der Schwangerschaft hilft, wird auch jetzt das Richtige sein. Hier ein paar Ideen:

- Du weißt zumeist, was Deine auslösenden Faktoren sind, versuche diese zu vermeiden.
- Entspannungsübungen und autogenes Training können die Symptome reduzieren.
- Der Aufenthalt in verdunkelten Räumen und eine Reduzierung der Umgebungsgeräusche hat sich auch als hilfreich herausgestellt.
- Es gibt ausreichend erforschte Medikamente, die auch in der Schwangerschaft eingenommen werden dürfen. Besprich Dich mit Deinem Arzt. Du musst nicht Deinem Baby zuliebe leiden!
- Die Behandlung der Migräne mittels Akupunktur ist nachweisbar erfolgversprechend. Sehr viele Hebammen und Allgemeinmediziner verfügen über entsprechende Zusatzqualifikationen.
- Ob Du Dich arbeitsfähig fühlst, kannst nur Du selbst einschätzen.

Und denke immer daran: Du weißt, dass jeder Migräneanfall vorbeigeht. Deinem Bauchzwerg schadet er nicht!

Muskeln, Gelenke und Gefäße

Wadenkrämpfe/Krämpfe in den Beinen

Wadenkrämpfe sind ungefährlich, aber sehr lästig. Sie gehören zu den häufigsten Schwangerschaftsbeschwerden. Gemeinerweise treten diese Krämpfe oftmals nachts auf, sodass man durch die Schmerzen im Schlaf überrascht wird. Verursacht werden sie vermutlich durch die schwangerschaftsbedingten Veränderungen im Hormon- und Elektrolythaushalt, seltener durch Überanstrengung der Muskulatur. Auch andere Ursachen werden diskutiert.

Das kannst Du gegen Wadenkrämpfe tun

Wenn Du nachts von einem Krampf aufgeschreckt wirst, verlässt Du vermutlich automatisch das Bett und stehst auf. Der Schmerz wird Dich kaum im Bett halten. Nun kannst Du versuchen, den betroffenen Muskel zu strecken (z. B. durch Hochziehen des Vorfußes).

- Wenn Du nicht alleine zurechtkommst, kann Dir vielleicht Dein Partner helfen.
- Bei wiederkehrenden Wadenkrämpfen kannst Du Dich mit Deinen fachlichen Begleitern besprechen, ob eine Magnesiumeinnahme oder die Ergänzung anderer Elektrolyte sinnvoll sein könnte. Dies kann entweder über Präparate aus der Apotheke oder über Deine Ernährung geschehen.
- Beuge den Krämpfen vor, indem Du Deine Muskulatur vor dem Zubettgehen dehnst.
- Bewegung am Tag kann die Wahrscheinlichkeit für Krämpfe verringern.
- Trage bequeme Schuhe und vermeide enge Kleidung wie Röhrenjeans. Schuhe mit hohen Absätzen können die Krampfneigung erhöhen.
- Bitte denke an eine ausreichende Flüssigkeitszufuhr mit mineralischen Getränken.

Bitte beachte: Bei wiederkehrenden Krämpfen, die durch Dehnen nicht weggehen, solltest Du Deinen Arzt um Rat fragen. Kommen Rötungen oder Hautveränderungen hinzu, könnten die Krämpfe auch auf eine entstehende Thrombose hinweisen, also auf einen Blutstau in Deinen Venen. Unbedingt abklären lassen!

Restless-Legs-Syndrom

Beim Restless-Legs-Syndrom handelt es sich um eine neurologische Erkrankung. Der Name – ins Deutsche übersetzt heißt er »Syndrom der ruhelosen Beine« – verrät bereits, was dabei das Hauptproblem ist: Du findest nachts keinen erholsamen Schlaf, weil Deine Beine schmerzen und unwillkürlich zappeln. Manchmal treten das unangenehme Gefühl und der starke Bewegungsdrang nicht nur in den Beinen, sondern auch in den Füßen und den Armen auf. In der Schwangerschaft tritt zumeist die sogenannte sekundäre Form zutage, die unruhigen Beine sind also nur die Begleiterscheinung eines anderen medizinischen Problems.

Als Hauptauslöser gelten niedrige Eisenspeicher. Folsäure- und Vitamin-B_{12}-Mangel sowie eine Schilddrüsenunterfunktion werden jedoch ebenfalls als Verursacher diskutiert.

Das kannst Du gegen das »Restless-Legs-Syndrom« tun

Es gibt keine evidenzbasierte Therapie gegen die Zappelbeine. Hier trotzdem einige Ideen, die erfahrungsgemäß oft Abhilfe bringen:

- Lass Dir Blut abnehmen und Deine Eisen- und Vitamin B_{12}-Speicher und den Schilddrüsenwert überprüfen. Kommt dabei heraus, dass Werte ungünstig sind, behandle sie mit Präparaten aus der Apotheke.
- Verzichte auf Koffein.
- Mäßige Bewegung am Tag (z. B. regelmäßige Spaziergänge) soll ebenfalls helfen.
- Entspannungsübungen können eventuell auch eine Verbesserung bringen.

Rücken- und Beckenschmerzen

Schmerzen im Rücken- und Beckenbereich sind typische Begleiterscheinungen in der Schwangerschaft. Das liegt zum einen am Gewicht des wachsenden Babybauchs, das Dich oft ins Hohlkreuz gehen lässt, zum anderen daran, dass die Schwangerschaftshormone das Bindegewebe in Vorbereitung der Geburt auflockern. So kommt es zu einer erhöhten Flexibilität der sogenannten unechten Gelenke im Beckenring.

Dazu gehört zum Beispiel die sogenannte Schambeinfuge (auch Symphyse genannt), die über dem Schambein sitzt, die rechte und die linke Beckenhälfte miteinander verbindet und dem Becken ermöglicht, sich zu weiten. Der Trick dabei: Zwischen den knöchernen Anteilen des Beckens befindet sich ein Faserknorpel, der sogenannte Symphysenknorpel – und der kann sich dehnen. Weitere flexible Teile des Unterleibsskeletts sind die sogenannten Ileosakralgelenke (ISGs), also die gelenkigen Verbindungen zwischen dem Kreuzbein und den Darmbeinen. Auch hier sind Faserknorpel als Auflagefläche die Verbindung. Die beiden Ileosakralgelenke befinden sich links und rechts im unteren Rücken.

Dass wir diese flexiblen Bestandteile unseres Beckens haben, ist unglaublich wichtig: Stell Dir vor, wie lustig wir laufen würden, wenn unser Becken nicht so beweglich wäre – ganz abgesehen von den Schmerzen, die wir sonst bei jedem Schritt hätten! Vor allem aber bekommt Dein Baby durch das flexible Becken mehr Raum, sich durch den Geburtskanal zu schieben, was die Geburt bedeutend leichter macht.

Doch genau diese geniale Flexibilität kann in der Schwangerschaft eben auch manchmal Probleme machen: Zum einen, weil Dir Stabilität verloren geht. Und zum anderen, weil dabei wirklich heftige Rücken- und Beckenschmerzen entstehen können. Doch wieso eigentlich, wenn sich doch nur das Gewebe für die bevorstehende Geburt lockert?

Nun: Die Auflockerung an sich ist nicht schmerzhaft, da in diesem Prozess jedoch auch Muskeln, Nerven und Gewebe »auseinandergezogen« werden, führt dies unter Umständen zu lokalen Schmerzen. Dazu kommt, dass am Kreuzbein auch Stränge des Ischiasnervs entlangziehen – dadurch können die Schmerzen bis zu den Nervenenden, z. B. in den Füßen und bis hin zum Po ausstrahlen. Diese Schmerzen können sehr belastend sein, das Laufen wirklich erschweren und auch zum »Wegsacken« eines Beines beim Laufen führen.

So stark ausgeprägt sind die Symptome jedoch zum Glück nur selten. Meistens beschränken sie sich auf leichte Beschwerden wie etwa Probleme, auf einem Bein zu stehen oder ein Bein seitwärts wegzustrecken. Zur Sicherung der Diagnose ist der Tastbefund ausreichend.

Das kannst Du bei Rücken- und Beckenschmerzen tun

Da die Beschwerden sehr unangenehm sein können, versuchen sich viele Professionen an der Linderung, leider gelingt meist nur eine zeitweise Verbesserung der Symptomatik. Möglich wären:

- ein Symphysen- oder Beckenringgurt als Unterstützung (vom Orthopädiemechanikermeister anpassen lassen!)
- Massagen
- Akupunktur
- kinesiologisches Tapen
- Homöopathie
- Osteopathie

Ansonsten hilft leider nur, sich im Alltag möglichst viel helfen zu lassen, sei es beim Schuheanziehen oder im Haushalt. Zudem ermutigt es Dich vielleicht, wenn Du Dir immer wieder bewusst machst, dass hinter den Rückenschmerzen letztlich trotzdem etwas Gutes steckt: Dein Baby bekommt gerade mehr Platz gemacht, um leichter auf die Welt kommen zu können!

Wassereinlagerungen/Ödeme

Im Laufe der Schwangerschaft wird bei vielen Frauen vermehrt Flüssigkeit im Gewebe eingelagert, wodurch es zu sogenannten Ödemen, also Wassereinlagerungen, kommen kann. Diese sind überwiegend in den Beinen und Händen sichtbar, es ist jedoch das gesamte Körpersystem einbezogen.

Wie viele Begleiterscheinungen einer Schwangerschaft haben auch diese Wassereinlagerungen ihren Sinn, auch wenn sie unbestritten anstrengend sein können. Die Ödeme dienen nämlich der Sicherstellung des mütterlichen Kreislaufs bei einem hohen Blutverlust unter der Geburt. In diesem Fall kann der Körper nämlich blitzschnell Wasser aus dem Gewebe in die Gefäße zurückholen, sodass wieder mehr Flüssigkeit für den Transport der verbliebenen Sauerstoffträger vorhanden ist. So können Schäden am Gehirn und an den Organen vermieden werden. Ein geniales System – eigentlich …

Manchmal schießt der Körper schwangerer Frauen beim vorsorglichen Anlegen von Flüssigkeitsreserven übers Ziel hinaus. Dann schwellen Deine Beine so stark an, dass es richtig schmerzhaft ist. Dazu kommt es möglicherweise noch zum sogenannten Karpaltunnelsyndrom, das mit Taubheitsgefühlen und schmerzhaftem Missempfinden in den Händen einhergeht und Dir morgens beim Aufwachen das Gefühl gibt, Deine Arme seien eingeschlafen.

Was Du bei starken Wassereinlagerungen tun kannst

- Denk daran: Dein Körper sorgt hier gerade gut für Dich, auch wenn es sich nicht so anfühlt. Nach der Geburt wird er das ganze Wasser von selbst wieder ausschwemmen.
- Eventuell erleichtert Dir das Tragen von Kompressionsstrümpfen das Gefühl der schweren Beine.
- Wenn Du magst, kannst Du einen Besuch beim Osteopathen vereinbaren.
- Sicherlich hat Deine Hebamme noch eine ganze Menge an Tricks auf Lager, was Dir helfen könnte.
- Wichtig zu wissen: Tagelang nur Reis zu essen oder weniger zu trinken sind völlig veraltete Ratschläge, die mehr schaden als nützen!

Hämorrhoiden

Es gibt kaum ein Gesundheitsthema, über das so ungern gesprochen wird wie über Hämorrhoiden. Und das, obwohl sehr viele Menschen davon betroffen sind.

An sich sind Hämorrhoiden nichts Schlimmes, sondern sogar etwas Wunderbares: kleine Gefäßpolster am Enddarm nämlich, welche für den Feinverschluss des Anus zuständig sind. Sie bestehen sowohl aus Blutgefäßen des venösen Systems, das sauerstoffarmes, also dunkles Blut transportiert, als auch aus dem arteriellen System, das helles und sauerstoffreiches Blut führt. Wenn wir diese Gefäßpolster nicht hätten, würden wir uns zu Recht beklagen, da wir ständig inkontinent wären. Denn der Anusschließmuskel kann den Enddarm nur in Maßen dicht halten – dass wirklich nichts nach draußen dringt, dafür sorgen die Hämorrhoiden: Nur durch ein Anschwellen der hämorrhoidalen Gefäße wird es möglich, die volle Stuhlkontrolle zu erlangen. Das Abschwellen dieser Gefäßpolster erfolgt unwillkürlich, wenn wir aufs Klo gehen, und ermöglicht die Entleerung des Darms – ein genialer Trick der Natur.

Wann werden Hämorrhoiden also zum Problem? Nun, aus bislang ungeklärter Ursache kommt es manchmal zu Störungen in diesem genialen System. Als mögliche Gründe werden Ernährungsfehler und Veranlagung diskutiert, aber auch eine Erhöhung des Bauchinnenraumdrucks (etwa durch eine Schwangerschaft) sowie ungünstiges Pressen beim Stuhlgang und das Pressen bei der Geburt. Ob Schwangere tatsächlich häufiger von schmerzhaften Hämorrhoiden betroffen sind, ist wissenschaftlich nicht geklärt, die Erfahrung spricht jedoch dafür.

Was passiert, wenn die Gefäßpolster Schwierigkeiten machen? Es kommt zu einer verminderten Elastizität und einer Verlagerung des Gefäßpolsters in Richtung Anus, sodass Zug auf einzelne Gefäße entsteht, wodurch es zu Durchblutungsstörungen im Gefäßgeflecht kommt. Gefäße im inneren Anusbereich können hierdurch verletzt werden, vor allem bei sehr hartem Stuhlgang, und es kann zu spritzenden hellroten Blutungen kommen. Die meisten Schwangeren klagen jedoch über eine Verlagerung von Gefäßen nach außen (dann spricht man von einer Perianalthrombose); sie erscheinen durch den Druck gelegentlich bläulich, auch sie können bluten. Die Folgen sind Schmerzen, Juckreiz, leichte Stuhlinkontinenz oder Verstopfungsgefühle, auch anhaltende Blutungen können vorkommen – diese sollten in jedem Fall ärztlich abgeklärt werden.

Das kannst Du bei Hämorrhoiden tun

Auch wenn sie wissenschaftlich nicht bewiesen sind, so sind folgende Maßnahmen einen Versuch wert:

- Eine ballaststoffreiche Ernährung und die Einnahme von Flohsamenschalen (keine Sorge: Die haben nichts mit Flöhen zu tun! Es handelt sich dabei vielmehr um eine Pflanze, den Wegerich, dessen Schalen wie kleine Flöhe aussehen, daher der Name) helfen Dir, harten Stuhlgang zu vermeiden.
- Versuche, viel zu trinken, möglichst zuckerfreie Getränke wie Tee und Wasser. Lokal aufgetragene Salben aus Rosskastanienextrakt, Eichenrinde oder Hamamelis nehmen etwas vom Druck und machen die Gefäße etwas elastischer.

- Es gibt auch für Schwangere Arzneimittel mit lokalen Betäubungsmitteln, wenn der Schmerz zu stark ist. Lass Dich hierzu in der Apotheke beraten.
- Vielleicht magst Du mal Akupunktur versuchen.
- Die operative Entfernung von nach außen ragenden Gefäßen ist möglich, wird in der Schwangerschaft jedoch eher selten durchgeführt.

Man kann zum Glück sagen, dass etwa sechs bis acht Wochen nach der Geburt die meisten Perianalthrombosen verschwunden sind und somit auch die Symptome. Gelegentlich bleiben leere Hautläppchen, sog. Marisken, zurück, die jedoch meist keine Probleme mehr bereiten.

Die Analfissur

Blut am Toilettenpapier: Klar, dass da Schwangere besonders erschrecken. Oft stellt sich jedoch heraus, dass das Blut gar nicht aus der Vagina kommt, sondern vom Anus. Dahinter steckt häufig eine sogenannte Analfissur, also kleine Risse in der Analhaut durch harten Stuhlgang. Da die Analhaut dicht von Nerven durchzogen ist, treten häufig starke Schmerzen auf. Die Therapie ist wie bei den Hämorrhoiden, zudem leider langwierig, da die Verletzung ja nicht ruhig gestellt werden kann. In schweren Fällen ist ein Besuch beim Proktologen ratsam.

Krampfadern (Varizen)

Blaue, dicke Adern, die aus der Haut hervortreten: Für viele Schwangere ist das erst mal ein Schock. Dabei ist es gar nicht selten, dass infolge der Auflockerungen des Bindegewebes und des Anstiegs des Blutvolumens in der Schwangerschaft solche Krampfadern entstehen. Diese können an den Beinen oder an den Schamlippen sicht- und spürbar werden. Ursächlich sind eine familiäre Vorbelastung und der zunehmende Druck auf die tief liegenden Beinvenen, z. B. durch das zunehmende Blutvolumen in Verbindung mit der Gewichtszunahme des Kindes. Diese Gefäße sind zuständig für den Rücktransport des sauerstoffarmen Blutes in Richtung Herzen. Wenn nun dieser Rückfluss langsamer vonstattengeht, kommt es zum Versacken des Blutes in den oberflächlichen Gefäßen der Beine und an den Schamlippen.

Sie werden sozusagen als Reservoir genutzt. Zunächst zeigen sich bläulich gefärbte Striche unter der Haut, die sogenannten Besenreiser. Mit zunehmender Versackung treten immer mehr bläuliche Gefäße tastbar hervor, auch in Knäueln. Es kommt zum Kribbeln an der betroffenen Stelle und zu dem Gefühl schwerer Beine.

Das kannst Du gegen Krampfadern tun

Du kannst versuchen, Deine um die Venen liegende Muskelpumpe bei der Arbeit zu unterstützen, dies gelingt unter anderem mit isometrischen Übungen, dem abwechselnden Tragen von Schuhen mit unterschiedlicher Absatzhöhe sowie mit medizinischen Thromboseprophylaxestrümpfen, welche auf Dich persönlich angepasst werden und als Hilfsmittel von Deiner Krankenkasse bezahlt werden.

- Entlaste Deine Beine, indem Du sie häufig hochlegst, und gehe immer wieder barfuß.
- Kühlende Salben und Einreibungen werden oftmals als wohltuend empfunden, z. B. mit Krampfaderöl.

Achtung: Aus an sich harmlosen Krampfadern können lebensbedrohliche Erkrankungen entstehen. Durch die verminderte Fließgeschwindigkeit des Blutes kann es zur Bildung von Blutpfropfen kommen. Diese können lokal Beschwerden verursachen oder sich lösen und in die Lunge gelangen und dort den normalen Blutkreislauf behindern. Das bedeutet:

- Wenn Du Krampfadern hast und Schmerzen in einem Bein auftreten, evtl. rötliche Verfärbungen sichtbar sind oder lokal Wärme spürbar ist, solltest Du unbedingt einen Arzt aufsuchen.
- Wenn Du Atemnot verspürst, rufe sicherheitshalber bitte gleich den Rettungsdienst.

Durch eine schnelle fachkundige Behandlung kann diese für Dich und Dein Kind gefährliche Situation zumeist schnell entschärft werden. Wichtig zu wissen: Vulvavarizen, also Krampfadern an den Schamlippen, stehen einer natürlichen Geburt nicht im Wege! Dass sie dabei reißen könnten, ist ein Ammenmärchen!

Magen und Galle

Sodbrennen

Brennende Schmerzen in Magen und Speiseröhre, häufiges Aufstoßen und Übelkeit: Sodbrennen ist wirklich eine fiese Begleiterscheinung in der Schwangerschaft. Es entsteht, weil die hormonellen Veränderungen in der Schwangerschaft zu einer Verschlechterung des Verschlusses zwischen Magen und Speiseröhre führen. Dazu kommt die Verlagerung der inneren Organe durch die zunehmende Größe Deines Kindes.

In Kombination führt das dazu, dass zum Beispiel beim Aufstehen ein hoher Druck auf den Magen ausgeübt wird, wodurch Magensäure in die untere Speiseröhre schießt.Je häufiger das passiert, desto gereizter wird die Schleimhaut der Speiseröhre.

Die Folge: Sodbrennen, das oft immer heftiger wird. Es beginnt mit Schmerzen in der Magengrube und geht weiter mit Druck hinter dem Brustbein, heftigem Aufstoßen und Brennen auch ohne Nahrungsaufnahme. Die Symptome werden typischerweise über Tag immer mehr, sind am Abend am schlimmsten, in der Nacht kommt es meist zur Regeneration der Schleimhaut der Speiseröhre.

Das kannst Du gegen Sodbrennen tun

- Iss vor dem Aufstehen eine Kleinigkeit (z. B. eine Reiswaffel) und bleibe danach noch etwas liegen. Die Lebensmittel binden nämlich Deine Magensäure und verhindern, dass sie beim Aufstehen in die Speiseröhre aufsteigt.
- Iss mehrere kleine Mahlzeiten am Tag statt weniger Riesenmahlzeiten. Vor allem abends solltest Du möglichst nur noch kleine Mengen zu Dir nehmen. Häufig führen scharfe, stark gewürzte, gebratene und fettreiche Speisen zu Sodbrennen. Höre auf Deinen Körper, er sagt Dir, was Dir jetzt am besten bekommt.
- Unter Umständen solltest Du mit leicht erhöhtem Oberkörper schlafen – zum Beispiel mit zwei Kopfkissen. So kann weniger Magensaft in die Speiseröhre gelangen.

- Typische Hausmittel sind immer einen Versuch wert: vielen Schwangeren hilft es zum Beispiel, langsam Mandeln zu kauen oder ein Glas Milch zu trinken. Dabei die Gesamtkalorienzufuhr im Auge behalten – beide Lebensmittel sind sehr nahrhaft.
- Es gibt auch Medikamente gegen Sodbrennen, die in der Schwangerschaft verwendet werden können und die Du verschrieben bekommen kannst. Besprich Dich dafür mit Deiner Ärztin.

Immer dran denken: Sodbrennen ist belastend, aber mit der Geburt Deines Babys auch mit allerhöchster Wahrscheinlichkeit sofort wieder verschwunden. Direkt danach kannst Du also ohne Probleme Dein Lieblingsessen genießen. Das sind doch geniale Aussichten, oder?!

Die Cholestase

Die Cholestase ist eine Gallestauung, welche im dritten Trimester auftritt und sich durch starken Juckreiz und leichte Gelbfärbung der Haut zeigt. Grund dafür ist ein ungenügender Abfluss der Gallenflüssigkeit in den Darm. Warum diese Stauung passiert, ist unklar, in Deutschland ist jede 500. bis 1000. Schwangere von der Komplikation betroffen. In Lateinamerika erkranken hingegen bis zu fünfzehn Prozent der Schwangeren. Wenn keine Behandlung erfolgt, so ist bei bis zur Hälfte der Betroffenen eine Frühgeburt wahrscheinlich, bei einem Prozent der Kinder kommt es sogar zur Totgeburt.

Das kannst Du bei einer Cholestase tun

- Man wird Dir vorschlagen, regelmäßig Leber- und Gallenwerte im Blut zu kontrollieren sowie zu vermehrter Überwachung Deines Kindes mittels CTG und/oder Ultraschall raten.
- Eine medikamentöse Therapie kann sehr erfolgreich sein.
- Vielleicht magst Du Akupunktur und naturheilkundliche Möglichkeiten zur Bekämpfung des nahezu unerträglichen Juckreizes versuchen.
- Wenn Deine Werte »aus dem Ruder laufen« oder die Symptome immer ausgeprägter werden, kann es sein, dass man Dir zur Geburtseinleitung rät.

Schlimme Schwangerschaftsübelkeit: Hyperemesis gravidarum

Vielen Schwangeren ist vor allem im ersten Trimester immer mal wieder übel. Doch das unstillbare Schwangerschaftserbrechen, auch Hyperemesis gravidarum genannt, ist damit nicht zu vergleichen. Es handelt sich dabei vielmehr um eine sehr ernst zu nehmende Schwangerschaftsstörung, die Schwangeren das Leben wirklich zur Hölle machen kann. Die Krankheit ist bereits seit Jahrhunderten bekannt und gefürchtet und beeinträchtigt massiv die körperliche und seelische Gesundheit der werdenden Mutter.

Das krankhafte Erbrechen beginnt meist mit der 6. Schwangerschaftswoche und endet oft erst mit Erreichen der 15. Schwangerschaftswoche, in seltenen Fällen dauert es sogar noch länger. Wieso genau es bei betroffenen Frauen zu dieser heftigen Reaktion des Körpers auf die Schwangerschaftshormone kommt, ist noch nicht ausreichend erforscht. Typisch ist, dass betroffene Frauen sich schon morgens vor dem Essen übergeben müssen, den ganzen Tag von Übelkeit begleitet werden, sodass sie nichts essen und trinken mögen, sich kraftlos und schlapp fühlen und ihr Blutdruck genauso im Keller ist wie ihre Lebensfreude.

Was kannst Du bei Hyperemesis gravidarum tun?

- Neben der körperlichen Belastung ist für Betroffene vor allem die psychische Belastung immens: Viele Frauen fühlen sich in ihrem Leiden nicht ernst genommen, weil ihr permanentes Erbrechen als ganz normale Schwangerschaftsübelkeit abgetan wird. Umso wichtiger ist es, dass Du Dich jetzt mit Menschen umgibst, die Dich einfühlsam begleiten und respektieren.
- Es gibt Frauen, denen es hilft, arbeiten zu gehen, um sich abzulenken. Anderen ist dies zu viel. Hör in dieser Frage auf Dein Gefühl, ohne schlechtes Gewissen.
- Wenn Du Sorge hast, umzufallen oder ohnmächtig zu werden: Vielleicht kannst Du es in Deinem privaten Umfeld organisieren, dass Du nicht alleine sein musst. Wenn dies nicht möglich ist und sich die Folgen des häufigen Erbrechens in Kreislaufschwierigkeiten bemerkbar machen, kann es sinnvoll sein, einen Klinikaufenthalt zur Therapie in Betracht zu ziehen.
- Lass Dir bei der Versorgung älterer Geschwisterkinder helfen.

- Es gibt diverse Medikamente, welche einen Versuch wert sind, besprich Dich mit Deinen Fachbegleitern.
- Viele Frauen empfinden Akupunktur als sehr hilfreich, vielleicht magst Du es versuchen.
- Deine Hebamme hat sicher noch einige Tricks für Dich. Wenn Du möchtest, kontaktiere sie.
- Aufgrund des häufigen Erbrechens wird unter Umständen Dein Zahnschmelz angegriffen. Deshalb wird man Dir eine regelmäßige Zahnkontrolle nahelegen.
- Stärke Deine Seele. Viele Frauen fühlen sich durch das permanente Erbrechen so elend, dass sie sogar über einen Schwangerschaftsabbruch nachdenken, um ihr Leiden zu beenden. Tue deshalb alles, was Dir möglich ist, um Deine innere Widerstandskraft zu stärken. Was auch immer Dir jetzt guttut, ist wichtig für Dich und Dein Baby!

Gut zu wissen: Eine Hyperemesis gravidarum ist schlimm, doch zumindest eine Sorge können wir Dir nehmen: Deinem Bauchbaby geht es bestens. Wie schlecht es Dir auch geht und wie viel Gewicht Du auch verlierst: Dein Körper ist darauf gepolt, Dein Baby auch in dieser Extremsituation mit allem zu versorgen, was es braucht. Dafür zapft er Deine Nährstoffspeicher aus der Zeit vor der Schwangerschaft an – und nimmt dafür eher in Kauf, dass Du einen Mangel entwickelst, als dass Dein Baby leidet.

Gestationsdiabetes (GDM)

Etwa sechs Prozent aller Schwangeren entwickeln einen sogenannten Schwangerschaftsdiabetes, also eine Form der Zuckerkrankheit, die nur in der Schwangerschaft auftritt, sich üblicherweise kaum bemerkbar macht und nach der Geburt einfach wieder verschwindet. Ursächlich sind Schwangerschaftshormone, welche Gegenspieler des Hormons Insulin sind und zu einer Insulinresistenz in der Schwangerschaft führen können. Da ein Schwangerschaftsdiabetes ein Hinweis auf einen später auftretenden echten Diabetes sein kann, erhalten Frauen, die an Gestationsdiabetes erkrankt waren, die Information, sich auch im Laufe ihres restlichen Lebens regelmäßig auf Diabetes hin untersuchen zu lassen.

Wie wird ein Schwangerschaftsdiabetes erkannt?

Im Rahmen der Mutterschaftsrichtlinien hat jede Frau die Möglichkeit, sich auf Gestationsdiabetes hin überprüfen zu lassen. Bei Frauen, die eine familiäre Vorbelastung haben, und bei sogenannten Risikoschwangeren (z. B.: Schwangere über 35 Jahren, Frauen mit einem Body-Mass-Index über 30, Frauen, die bereits ein Kind mit über 4,5 Kilo geboren haben sowie Frauen mit einem Schwangerschaftsdiabetes in der Vorgeschichte) wird bei der Schwangerschaftsfeststellung oder möglichst vor der 24. Woche der Blutzucker ermittelt. Hierbei kann man bereits eine Vorstellung bekommen, ob derzeit alles in Ordnung ist, ein Schwangerschaftsdiabetes oder ein echter Diabetes Typ II vorliegt. Falls sich hierbei bereits ein Diabetes abzeichnet, werden die weitere Diagnosestellung und Behandlung, meist durch einen Facharzt, durchgeführt.

Allen anderen Frauen wird der sogenannte Glucose-Challenge-Test in der Zeit zwischen der 25. und der 28. Schwangerschaftswoche empfohlen. Bei dieser Untersuchung musst Du zuerst eine zuckerhaltige Lösung trinken und Dir danach mehrfach Blut abnehmen lassen. Auf Grundlage der so ermittelten Werte lässt sich dann feststellen, ob ein Gestationsdiabetes vorliegt.

Weshalb möchten Ärzte das so gerne wissen, wenn ein Schwangerschaftsdiabetes doch oft symptomfrei verläuft?

- Bei einem Gestationsdiabetes wird das ungeborene Kind ständig mit einem

hohen Zuckerangebot konfrontiert. Das klingt erst mal nicht schlimm, führt jedoch dazu, dass es relativ schnell stark an Gewicht zunimmt. Das ungeborene Baby wird dieser Entwicklung mit hohen eigenen Insulinwerten entgegensteuern, um seinen eigenen Blutzuckerhaushalt auf normalem Niveau zu halten. Ist sein Blutzuckerhaushalt so eingestellt, kann es nach der Geburt – wenn das Kind nicht mehr so schnell und einfach mit Zucker versorgt wird wie über die Nabelschnur – zu einer Unterzuckerung beim Neugeborenen kommen. Die Bauchspeicheldrüse des Kindes braucht nämlich ein paar Tage Zeit, um sich auf das niedrigere Angebot einzustellen, und produziert zunächst eventuell zu viel Insulin. Das heißt: Nach einem Schwangerschaftsdiabetes sind beim Neugeborenen Blutzuckerkontrollen notwendig, um Unterzucker und Krampfanfälle zu vermeiden. Was in jedem Fall immer hilft, ist das häufige Stillen beziehungsweise Füttern nach Bedarf.
- Leider kann einen das hohe Gewicht über den Reifezustand des Kindes täuschen. Das heißt: Eventuell ist es gar nicht so weit entwickelt, wie das Schwangerschaftsalter und sein Gewicht vermuten lassen.
- Durch ein hohes Geburtsgewicht kann es zudem zu schwierigeren Geburten und mehr Geburtsverletzungen kommen.
- Da sich der Gestationsdiabetes auch auf die Gefäße der Plazenta auswirkt, kann es im schlimmsten Fall zu einer Mangelversorgung des Kindes kommen, die eine Frühgeburt auslösen kann und in ganz seltenen Fällen sogar das Baby im Bauch das Leben kostet.
- Leider steigt für Babys, deren Mütter an Gestationsdiabetes erkrankt waren, das Risiko, im Laufe ihres Lebens selbst eine Insulinresistenz zu entwickeln, an Diabetes zu erkranken und Übergewicht zu bekommen.

Wie die Diagnose Gestationsdiabetes Deine Schwangerschaft verändert

Wird bei Dir ein Schwangerschaftsdiabetes festgestellt, gilst Du automatisch als risikoschwanger und wirst es vermutlich schwerer haben als bisher, eine entspannte Schwangerschaft zu genießen. Trotzdem ist es ganz wichtig, dass Du weißt: Gut begleitet und eingestellt kannst Du auch jetzt zuversichtlich auf die kommenden Schwangerschaftsmonate blicken. Gleichzeitig musst Du Dich auf folgende Veränderungen einstellen:

- Deine Ernährung wird plötzlich genau unter die Lupe genommen, und Du bekommst detaillierte Vorschriften, was Du nun noch essen sollst und was nicht.
- Dazu kommt sicherlich auch die Sorge, welche Auswirkungen der Diabetes auf Dich, Dein Kind und Euer künftiges Leben hat.
- Eventuell kommen auch noch Begleiterkrankungen wie z. B. erhöhter Blutdruck und Harnwegsinfektionen dazu.
- Möglicherweise wirst Du aufgrund des Diabetes nun mit den Themen Geburtseinleitung und Kaiserschnitt konfrontiert, mit denen Du Dich daraufhin auseinandersetzen musst.
- Als Folge der Diagnose wird Dir Deine Ärztin zu einem sogenannten Fehlbildungsultraschall raten und ab dem 3. Trimester alle zwei bis drei Wochen eine sogenannte Biometrie, also eine Vermessung Deines Babys per Ultraschall, sowie einen Gefäßultraschall anbieten. Diese Maßnahmen gehören zur Vorsorgeroutine bei Schwangeren mit Diabetes, um frühzeitig ungünstige Veränderungen zu bemerken. Sie bedeuten nicht, dass es tatsächlich Auffälligkeiten gibt.
- Eine CTG-Kontrolle wird laut Leitlinie erst ab dem errechneten Termin empfohlen, da sie erst dann nützliche Befunde bringt – auch wenn viele Frauenarztpraxen früher damit beginnen wollen.

Wichtig zu wissen: Mittels einer Ernährungsumstellung, mehr Bewegung, selten auch durch Insulingaben können diverse Folgen eines Schwangerschaftsdiabetes verringert oder verhindert werden. Zudem findet der Test auf Gestationsdiabetes so früh im Verlauf der Schwangerschaft statt, dass die Folgen für Mutter und Kind sehr gering gehalten werden können. So dramatisch die möglichen Folgen einer Diagnose also auch klingen werden: Versuch, entspannt zu bleiben und nicht in Panik zu geraten. Du wirst nach der Feststellung des Diabetes so engmaschig begleitet werden, dass alles gut gehen wird!

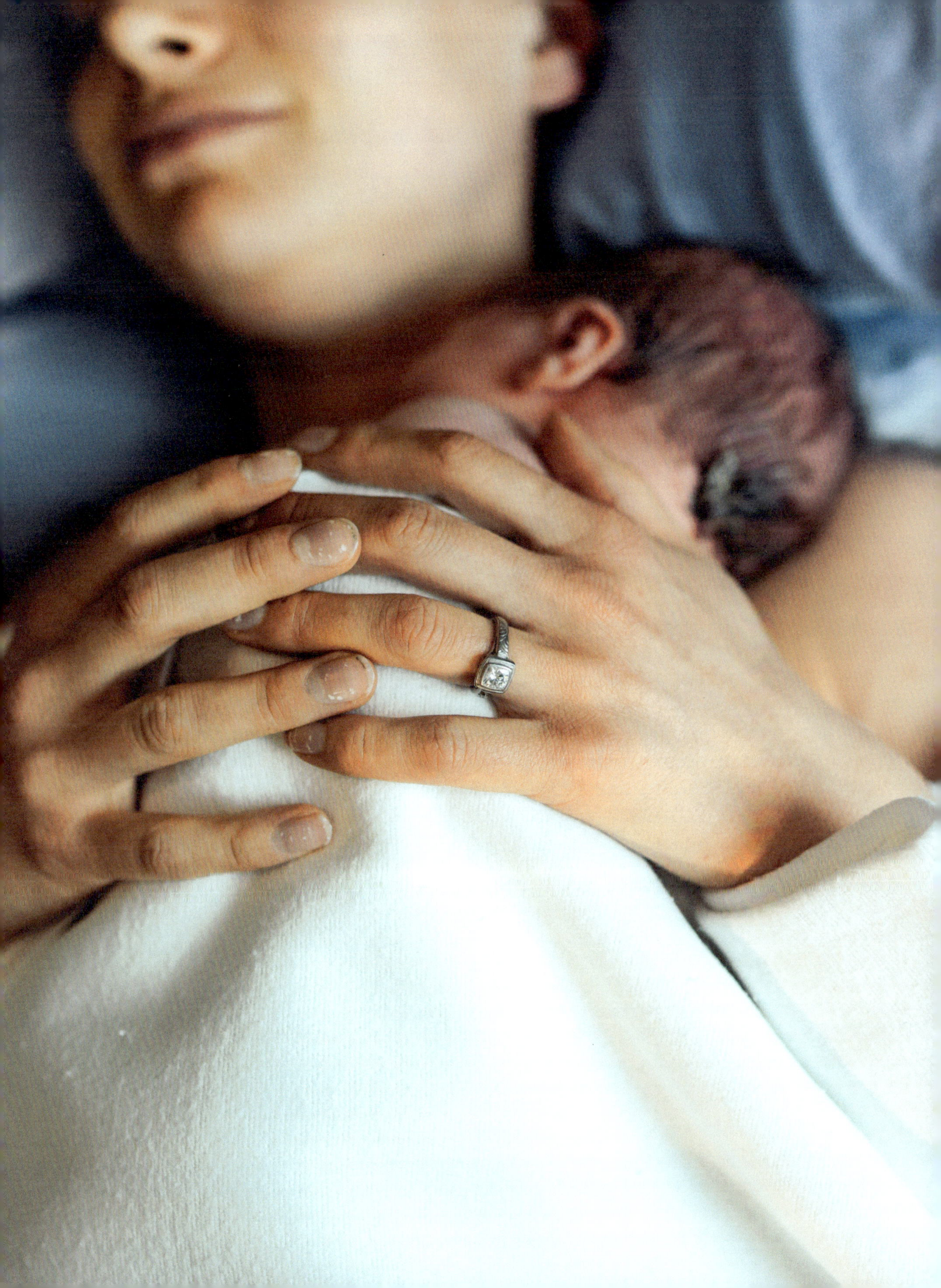

Schwierige Geburten

Die Plazenta praevia

Bei der sogenannten Plazenta praevia ist es zu einer Fehlanlage des Mutterkuchens gekommen. Statt sich im mittleren oder oberen Anteil der Gebärmutter einzunisten, hat sich die Plazenta teilweise oder ganz über dem Muttermund angesiedelt. Auch eine Anhaftung in der Nähe des Muttermundes ist möglich. Als Ursachen für dieses sehr seltene Phänomen kommen diverse Dinge in Betracht. Zum einen sind Frauen, die bereits geboren haben, aus unbekannten Gründen statistisch eher betroffen als Erstgebärende, zum anderen kann sich das befruchtete Ei an einer aufgerauten Gebärmutterinnenwand einfacher einnisten. So kommt die Plazenta praevia gehäuft nach einer vorausgegangenen Ausschabung oder einer Kaiserschnittgeburt vor.

Wichtig zu wissen: Die endgültige Diagnose sollte erst mit der 24. Schwangerschaftswoche erfolgen! Denn bis dahin kann sich die Plazenta durch ihr Wachstum noch »verziehen«, wie bei einem Luftballon, auf dem ein Herz aufgemalt ist, dessen Position sich beim Aufpusten verändert. Heute wissen die meisten Schwangeren durch die oft routinemäßig stattfindenden Ultraschalluntersuchungen viel früher von diesem seltenen Plazentaphänomen und machen sich dadurch oft unnötig Sorgen: Von der 14. bis zur 24. Woche kann in Sachen Plazentasitz noch so viel passieren!

Was tun, wenn tatsächlich eine Plazenta praevia vorliegt?

Es ist einfach ungünstig: Der natürliche Geburtsweg ist für Dein Baby durch seinen eigenen Mutterkuchen ganz oder teilweise versperrt. Bei Wehen und/oder einer langsamen Eröffnung des Muttermunds kann es zu Blutungen durch Risse in mütterlichen oder kindlichen Plazenta-Anteilen kommen. Und das wäre sowohl für Dich als auch für Dein Baby echt gefährlich. Wenn Du eine Plazenta praevia hast, wird man Dir deshalb empfehlen:

- im Alltag nicht zu ungestüm zu sein
- eventuell eine Haushaltshilfe anzunehmen (die Kosten werden häufig von der Krankenkasse übernommen!)
- möglicherweise in ein sogenanntes Beschäftigungsverbot einzuwilligen
- das Wohlbefinden Deines Babys regelmäßig per Ultraschall zu kontrollieren
- Dich bei Blutungen und/oder Wehen umgehend in eine Klinik zu begeben; eventuell lässt Du Dich vom Rettungsdienst im Rettungswagen transportieren (es sollte eine Klinik mit angeschlossener Kinderklinik sein).

Wichtig: Du brauchst jetzt nicht nur medizinische, sondern auch psychosoziale Begleitung! Wer ist der/die Richtige für Dich, um Deine Gefühle bezüglich der veränderten Schwangerschafts- und Geburtsaussichten zu besprechen? Deine Hebamme vielleicht? Oder eine Doula?

Deine Geburtsperspektive mit Plazenta praevia

Je nachdem, wie genau Deine Plazenta angewachsen ist, werden Deine Ärzte je nach Schwangerschaftswoche und Blutungsstärke noch versuchen, Zeit für Dein Baby im Bauch zu gewinnen, ohne es zu gefährden. Ist der Muttermund nahezu oder vollständig versperrt, bleibt Dir als Geburtsmöglichkeit nur ein Kaiserschnitt. Bei einem sehr tiefen Sitz der Plazenta oder wenn nur minimale Anteile am Muttermund anliegen, kann unter klinischer Überwachung der kindlichen Herztöne und unter Ultraschallkontrollen eventuell auch eine natürliche Geburt versucht werden. Sollte es hierbei zu verstärkten Blutungen kommen, kann immer noch ein Kaiserschnitt gemacht werden.

Ein Gedanke als Trost: Viele Frauen fühlen sich durch die Plazenta praevia um ihre Chance auf eine natürliche Geburt betrogen. Gleichzeitig ist es natürlich klar, dass gerade bei dieser Diagnose die heutigen medizinischen Möglichkeiten ein großes Glück sind: Früher bedeutete eine Plazenta preavia meist den Tod von Mutter und Kind. Heute hingegen kannst Du darauf vertrauen, dass sowohl Du als auch Dein Baby dank moderner Diagnostik und Kaiserschnitt diese Schwangerschaft gesund und sicher überstehen werdet. Und bis dahin hat Dein Kleines im Bauch ein besonders weiches Kissen für sein Köpfchen.

Vorzeitige Wehentätigkeit und Frühgeburt

Von vorzeitiger Wehentätigkeit wird gesprochen, wenn die Wehen muttermundwirksam sind, also den Geburtskanal öffnen und es noch zu früh für die Geburt ist. Aber was ist denn zu früh? Der normale Zeitraum, in dem Kinder zur Welt kommen, ist ab der 37. Woche. Nun ist das Kind so weit entwickelt, dass es eigenständig atmen und Nahrung gut aufnehmen und verwerten kann. Es darf also jederzeit den Vollservice in Deinem Bauch verlassen. Auch die Woche davor ist vermutlich bereits unproblematisch, auch wenn man noch von einer Frühgeburt spricht.

Von einer frühen Frühgeburt wird im Zeitraum der Schwangerschaftswoche 32+0 bis 36+6 gesprochen. Zu diesem Zeitpunkt wäre es gut, wenn Dein Kind noch im Bauch bleiben würde. Da jedoch bereits alles für das Leben Notwendige angelegt ist, werden die zu erwartenden Probleme jedoch nicht zu Schäden im Leben Deines Kindes führen. Es könnte aber sein, dass es anfangs noch Schwierigkeiten mit dem Atmen hat und hierfür eine Hilfestellung bekommt. Sehr wahrscheinlich wird es im Brutkasten liegen, da viele Kinder, die zu früh geboren werden, die Körpertemperatur nicht genügend halten können. Und natürlich möchte niemand, dass Dein Baby friert, denn dann kommen weitere Schwierigkeiten hinzu.

Auch die Nahrungsaufnahme kann noch Probleme bereiten, sodass Du mit Deinem Frühchen das Stillen oder Trinken aus der Flasche möglicherweise noch üben musst. Es wäre nicht ungewöhnlich, wenn es eine Magensonde oder eine Infusion bekommt, bis es ein Trinkmeister geworden ist.

Zwischen der Schwangerschaftswoche 28+0 bis 31+6 geborene Kinder gelten als sehr früh geboren. Ihnen fällt es meist nicht leicht, selbst zu atmen, auch essen und verdauen sind noch sehr anstrengend und die Welt ist einfach viel zu kalt. Die Maßnahmen, welche notwendig sind, werden zunächst auf einer Intensivstation erfolgen. Dies ist für Dich und Deine Familie sicherlich eine seelische Belastung, Du kannst jedoch sicher sein, dass man alles Nötige tun wird, um Folgeschäden für Dein Kind zu vermeiden.

Kinder, die vor der Schwangerschaftswoche 27+6 geboren werden, sind extrem früh zur Welt gekommen. Ihr Überleben und die Folgen der Frühgeburt hängen von vielen verschiedenen Faktoren ab. Hierzu gehören zum Beispiel die Ursache der Frühgeburt, die Konstitution jedes einzelnen Kindes und die Schwangerschaftswoche. Falls Du und Dein Kind hiervon betroffen seid, wird man Dich, wenn möglich, noch vor der Geburt in eine Geburtsklinik mit Maximalversorgung verlegen, an die eine entsprechend spezialisierte Kinderklinik angeschlossen ist. Dort wird in Absprache mit Dir und Deinem Partner alles unternommen, was notwendig ist. Da der Klinikaufenthalt langwierig sein kann und eine Belastung für alle darstellt, kann es hilfreich sein, Kontakt zum Sozialdienst der Klinik aufzunehmen. Dieser unterstützt Euch bei Antragstellungen rund um die Versorgung und Betreuung des Kindes. Wen Du zusätzlich ins Boot holst, um seelisch im Gleichgewicht zu bleiben, während Du so viele Stunden in Sorge verbringst, kannst nur Du wissen. Das Stationspersonal wird Dir sicherlich hilfreich zur Seite stehen und kann Dir selbstverständlich auch psychologische Hilfe vermitteln.

Warum es zu einer Frühgeburt kommen kann

Zu den Ursachen für vorzeitige Wehentätigkeit und Frühgeburt gehören chronischer Stress, starke Belastung, mütterliche Grunderkrankungen wie Bluthochdruck oder auch diverse Infektionen. Auch die Mehrbelastung des Beckenbodens und somit auch des Muttermundes durch Mehrlinge, eine hohe Fruchtwassermenge sowie bei einem sehr schweren Kind (wozu es unter anderem beim Gestationsdiabetes kommen kann) können ursächlich sein.

Was kannst Du tun, um eine Frühgeburt hinauszuzögern oder zu vermeiden?

- Versuche, wenn möglich, die Ursache zu beeinflussen – oft kann Dir Deine Hebamme oder Deine Ärztin oder Dein Arzt dafür wertvolle Tipps geben.

Sorge für mehr Pausen. Wenn Du zu Hause nicht zur Ruhe kommst, kann die Aufnahme in eine Klinik sinnvoll sein.
- Wenn Du mit dem Haushalt oder Geschwisterkindern stark gefordert bist: Überlege mit Deinem Partner, wer Dir helfen könnte oder wie sich Dein Partner mehr einbringen kann. Auch eine professionelle Haushaltshilfe kann Entlastung bringen.
- Lass Dich von Deinen Fachbegleitern beraten, was Du noch tun kannst. Sie werden Dir auch nahelegen, welche Überwachung sinnvoll sein kann.
- Wenn Du möchtest, kannst Du Deine Hebamme um Rat fragen, was die vorzeitigen Wehen noch beeinflussen kann. Sie hat sicher noch einige naturheilkundliche Ideen und hilft Dir durch diese schwierige Zeit.
- Die medikamentöse Behandlung einer möglichen Infektion und der Versuch der Eindämmung der vorzeitigen Wehentätigkeit erfolgen nach ärztlichem Ermessen und entsprechend den Leitlinien.

Wichtig zu wissen: Es gibt einige Maßnahmen, mit denen Du versuchen kannst, eine Frühgeburt aufzuhalten – es ist aber niemals Deine Schuld, wenn die Geburt sich trotzdem weiter anbahnt. Es gibt einfach auch Babys, die streben auf die Welt, egal was Du tust. Deshalb grüble nicht über die Frage, was Du falsch gemacht hast: Eine Frühgeburt ist immer eine Schicksalsfrage, für die Du als Mutter keine Verantwortung trägst.

Wenn eine Frühgeburt wahrscheinlich ist

Liegt der Verdacht nahe, dass sich Dein Baby bald nicht mehr im Bauch halten lassen wird, kannst Du immer noch einiges für einen möglichst guten Start tun.
- Eventuell wird Dir nahegelegt, einer Lungenreifungsspritze zuzustimmen. Dies bedeutet, dass Du Cortison erhältst, welches die sogenannte Lungenreife beim Kind früher anstößt, sodass es als Frühgeborenes den Sauerstoff beim Atmen besser verwerten kann.
- Suche nach einer guten Geburtsklinik, die Erfahrung mit Frühchenmedizin hat und Wert legt auf Bonding auch unter erschwerten Bedingungen.
- Je weniger weit die Schwangerschaft fortgeschritten ist, desto intensiver

werden sich Deine Ärztinnen und Ärzte darum bemühen, Dein Baby noch etwas im Bauch zu halten. Nach Erreichen der 34. Woche wird eine beginnende Geburt voraussichtlich nicht mehr aufgehalten.

Die Beckenendlage (BEL)

Das Wichtigste zuerst: Nur vier von hundert Babys liegen bis zum definitiven Geburtsbeginn nicht mit dem Kopf voraus bereit.

Wenn Frauen spüren oder gesagt bekommen, dass ihr Kind in BEL liegt, geraten sie dennoch oft in einen Kreislauf aus Angst und Verunsicherung: Muss es jetzt zum Kaiserschnitt kommen? Habe ich etwas falsch gemacht, dass sich das Kind nicht dreht? Was soll ich denn jetzt machen?! Die Wahrheit ist: Vermutlich kannst Du in diesem Augenblick wenig daran ändern, dass Dein Baby liegt, wie es liegt. Trotzdem hast Du noch einige Möglichkeiten, aus denen Du wählen kannst! Dafür ist es jedoch erst einmal wichtig, zu verstehen, was Beckenendlage überhaupt bedeutet.

Also: Im Verlauf der Schwangerschaft turnt das ungeborene Kind munter im Bauch hin und her, es übt hierbei die notwendigen Bewegungsabläufe für die Geburt. Etwa ab der 32. Schwangerschaftswoche beginnen die meisten Kinder dann, unterstützt durch die Senkwehen, den Kopf ins Becken hineinzulegen. Sie nehmen eine Längslage ein, mit dem Kopf nach unten. Bis zur Geburt haben dies 96 Prozent aller Kinder getan. Liegen Babys hingegen zum Geburtszeitpunkt zwar längs im Bauch, aber mit dem Kopf nach oben, spricht man von einer Beckenendlage. Unter diesen Sammelbegriff fällt das ganze Spektrum der folgenden Varianten:

- **reine Steißlage:** Beide Beine sind hochgeklappt, das Kind sitzt auf dem Po (60 bis 70 Prozent aller BEL).
- **vollkommene Steiß-Fuß-Lage:** Das Kind hockt im Becken (selten: nur 4 Prozent der BEL).
- **unvollkommene Fußlage:** Ein Bein ist gestreckt, ein Bein angezogen (etwa 10 bis 14 Prozent aller BEL).
- **vollkommene Beinlage:** Beide Beine sind – bei abgegangenem Fruchtwasser – gestreckt im Becken (15 bis 20 Prozent aller BEL).

- **Knielage:** Das Kind kniet im Becken (extrem selten: kommt nur bei 1 Prozent aller BEL vor).

Nicht alle Varianten erlauben eine natürliche vaginale Geburt.

Wie kommt es zu Beckenendlagen?

Wieso manche Kinder in Beckenendlage verbleiben, ist nicht gesichert. Vielleicht hast Du ein Turnkind im Bauch, das auch noch nach der 32. Woche Purzelbäume schlägt, obwohl der Platz im Bauch immer weniger wird, bis es sich dann für die Geburt nicht entscheiden kann, welche Position besser ist. Manche finden es vielleicht ungemütlich, den Kopf ins knöcherne Becken zu legen, oder sie wollen den Kopf gemütlich auf das Plazentakissen betten und dieses liegt ja häufig im oberen Gebärmutteranteil. Oder Dein Baby hat sich schlicht entschieden, es anders zu machen als die meisten Kinder. Wir wissen es einfach nicht.

Manchmal gibt es aber eine sicht- oder messbare Ursache: Wenn sich Mehrlinge zum Beispiel gegenseitig »im Weg liegen«, kann es sein, dass ein Kind unfreiwillig in Beckenendlage gerät. Und auch eine Beckenverformung oder eine besondere Gebärmutterform könnte ein Grund dafür sein, dass der Kopf Deines Kindes nicht ins Becken hineinrutscht. Selbst Verspannungen in der Muskulatur des Beckens können zu einer Beckenendlage führen. Immer wieder wird auch eine seelische Ursache der Mutter ins Gespräch gebracht. Wenn Du also viel Stress hast, Dich Sorgen wegen der Geburt umtreiben oder etwas anderes Dich plagt und Dein Kind in Beckenendlage liegt: Vielleicht magst Du Dir Unterstützung suchen, um Dein inneres Chaos aufzuräumen. Setz Dich dabei aber nicht unter Druck: Du bist nicht schuld, dass Dein Baby so liegt, wie es liegt, und wenn es sich nicht dreht, bedeutet das nicht, dass Du nicht hart genug an Dir gearbeitet hättest. Mögliche psychische Ursachen nicht außer Acht zu lassen ist gut, doch es birgt auch die Gefahr, die Beckenendlage zu »überpsychologisieren« – schütze Dich davor, indem Du Dir klarmachst, dass Dein Baby ein eigener kleiner Mensch ist, der seine eigenen Gründe für sein Verhalten hat, auch wenn wir sie nicht immer verstehen.

Was ist das Problem mit der Beckenendlage?

Wenn Ärztinnen und Ärzte eine Beckenendlage feststellen, gucken sie meist ziemlich besorgt. Warum? Nun, bei einer Beckenendlage liegt das Baby zwar längs im Bauch, wie es für eine nahende Geburt günstig ist, doch treten sie eben mit dem Po oder den Füßen zuerst in den Geburtskanal ein – und das kann eine natürliche Geburt unter Umständen etwas komplizierter machen. In den vergangenen Jahrzehnten galt eine Beckenendlage deshalb in den meisten westlichen Industrienationen als klare Kaiserschnitt-Indikation. In der jüngeren Vergangenheit wurde diese Praxis jedoch zunehmend hinterfragt. Heute ist klar, dass unter folgenden Voraussetzungen eine normale Geburt erfolgen kann:

- Es muss eine ergebnisoffene und individualisierte Beratung stattfinden.
- Die Geburtsklinik muss geeignet sein, also erfahren im Umgang mit natürlichen Geburten aus Beckenendlage.
- Die Geburtshelfer müssen hinter der Entscheidung stehen.
- Wenn Du Dich dann mit Deinem Partner und Deinem Kind auf eine normale Geburt einlässt, so wird diese möglichst in einer aufrechten Position oder im Vierfüßlerstand geschehen. Denn dann kann Dein Kind einfach aus Dir herausflutschen. Sollte es unter der Geburt zu Auffälligkeiten kommen, so ist dies nicht anders als bei jeder Geburt. Deine fachlichen Begleiter werden Dir unterstützend zur Seite stehen.

Was Du tun kannst, wenn Dein Baby in Beckenendlage liegt

Du musst gar nichts machen, aber Du darfst, wenn Du willst. Wenn Dein Kind auch nach der 34. Woche noch mit dem Po voraus im Bauch liegt, so kannst Du zum Beispiel:

- Einfach einmal mit Deinem Kind in Kontakt treten und es bitten, sich umzudrehen.
- Nutze den Spieltrieb Deines Kindes! Locke es mit Licht (zum Beispiel von einer Taschenlampe) in Richtung Becken.
- Vielleicht kann Dein Partner mit dem Kind sprechen und mit seiner Hand in die Richtung streicheln, in die es sich drehen soll – vielleicht folgt es ihm …
- Deine Hebamme kann Dir bestimmte Körperhaltungen zeigen, die Deinem

Kind die Schädellage schmackhaft machen können. Hierunter fällt z. B. der Knie-Ellenbogen-Stand.

- Wenn Du es ausprobieren magst, so könntest Du es mit Akupunktur und Moxibustion, dem Erwärmen von Akupunkturpunkten unter Verwendung von Beifußfasern, versuchen.
- Vielleicht magst Du einen Osteopathen aufsuchen. So könnten Verspannungen und Schiefhaltungen entdeckt und behandelt werden, was sich günstig auf jede Geburt auswirkt.
- Die in Kliniken durchgeführte sogenannte äußere Wendung, bei der mittels bestimmter Handgriffe auf dem Bauch das Kind im Bauch gedreht wird, ist eine seit Jahrhunderten durchgeführte Maßnahme. Sie hat ein hohe Erfolgsquote, wird jedoch selten vor der 38. Schwangerschaftswoche durchgeführt.

Manchen Schwangeren widerstrebt es aber auch, irgendwelche Maßnahmen durchzuführen oder durchführen zu lassen. Sie haben das Gefühl: Mein Kind wird schon seinen Grund haben, so zu liegen, wie es liegt. Dann darfst Du selbstverständlich auch einfach abwarten und Dein Baby entweder natürlich aus Beckenendlage gebären oder per Kaiserschnitt auf die Welt holen lassen. Auch dafür gibt es gute Gründe:

- Bei einer vollkommenen oder unvollkommenen Fußlage wird man Dir von einer Spontangeburt abraten, da sie Risiken bergen. So dichtet der Steiß das Becken nicht ausreichend ab, es kann z. B. zum Vorfallen der Nabelschnur kommen, was beim Kind zu Sauerstoffversorgungsproblemen führen kann.
- Ein hohes kindliches Gewicht, ein sehr großer kindlicher Kopf oder eine Frühgeburt können einen Kaiserschnitt zur sichersten Option werden lassen.
- Wenn Deine fachlichen Begleiter Bedenken haben und in Richtung Kaiserschnitt tendieren, höre Dir ihre Gründe an und beziehe sie in Deine Entscheidung mit ein.
- Immer dann, wenn Du keine ausreichend qualifizierten Geburtshelfer für eine natürliche Geburt aus Beckenendlage finden kannst, setze besser auf einen Kaiserschnitt.
- Wenn sich ein Kaiserschnitt für Dich einfach sicherer anfühlt, ist auch das ein guter Grund.

Wichtig zu wissen: Nach den Diskussionen der vergangenen Jahre steigt die Zahl der natürlichen Beckenendlagengeburten wieder deutlich an, und immer mehr Geburtskliniken verfügen über gute Erfahrung in ihrer Begleitung.

Die Schräglage

Bei der Schräglage hat sich das Kind zur Geburt statt in eine Längs- in eine Schräglage begeben – es liegt also diagonal im Bauch. Das ist ungünstig, da bei einsetzender Wehentätigkeit das Kind in einer echt blöden Position, z. B. mit der Schulter voran, in den Geburtskanal hineinrutschen kann. Wenn sich das Kind nicht davon überzeugen lässt, eine Längslage einzunehmen, wird es deshalb zu seiner und Deiner Sicherheit zum Kaiserschnitt kommen. Die Schräglage ist jedoch zum Glück extrem selten, nahezu alle Kinder nehmen rechtzeitig vor der Geburt doch noch eine Längslage ein.

Die Querlage (QL)

Auch die Querlage ist extrem selten. Sie kommt gehäuft bei Mehrlingsschwangerschaften und nach der Geburt mehrerer Kinder vor. Aber auch eine Plazenta praevia, viel Fruchtwasser oder körperliche Besonderheiten können die Ursache für eine Querlage sein. Das Kind liegt dabei wie in einer Hängematte im Bauch, der Kopf und der Po sind links und rechts der Körpermitte deutlich tastbar. Die meisten Frauen empfinden diese Lage als sehr unangenehm, der Bauch spannt einfach extrem.

Bei Kindern, die sich nicht in eine Längslage bringen lassen, wird es zu einem vorgezogenen Kaiserschnitt kommen, um zu verhindern, dass das Kind ungünstig in den Geburtskanal rutscht. Bei Mehrlingsgeburten kann es nach der Geburt des ersten Kindes bei einem nachfolgenden Kind zur Querlage kommen, da plötzlich so viel Platz vorhanden ist. In diesem Fall wird versucht, das Kind im Bauch in eine Längslage zu bringen. Nur wenn dies nicht gelingt, ist ein Kaiserschnitt notwendig.

Wichtig zu wissen: Es ist ganz normal, dass Dein Baby im Lauf der Schwangerschaft immer wieder ganz unterschiedliche Positionen im Bauch einnimmt. Spürst Du, dass Dein Baby »verkehrt herum« liegt, versuche entspannt zu bleiben: Es ist völlig normal, dass sich so ein Bauchzwerg zum Ausruhen nach einer seiner Turnübungen wie ein kleiner Hammerhai quer in Deinen Bauch legt – das heißt aber noch lange nicht, dass eine echte Querlage gegeben ist. Also nicht vergessen: Nur vier von hundert Babys liegen zum Geburtsbeginn nicht mit dem Kopf voraus bereit!

Die intrauterine Wachstumsretardierung

Im Rahmen der Schwangerschaftsvorsorgeuntersuchungen wird regelmäßig das Wachstum Deines Babys kontrolliert. Bei der Gynäkologin erfolgt dies zumeist per Ultraschall, eine erfahrene Hebamme wird dies durch Abtasten des Bauches machen. Wenn hierbei eine untypische Wachstumskurve auffällt, spricht man von einer intrauterinen Wachstumsretardierung. Diese kann jedoch nur im Verlauf, nicht bei einer einzelnen Untersuchung ausreichend diagnostiziert werden. Wenn dieser Begriff in der Schwangerschaft fällt, so ist schnell große Sorge im Spiel. Es handelt sich um eine sogenannte vorgeburtliche Entwicklungsstörung, bei der es sowohl bei der Körpergröße als auch beim Gewicht des Kindes zu Abweichungen kommen kann. Das klingt erst mal viel beunruhigender, als es in den allermeisten Fällen tatsächlich ist.

Wie kommt es zu Problemen mit dem Wachstum? Dass ein Baby im Bauch nicht so gut wächst, kann ganz verschiedene Ursachen haben: Manchmal stecken Stoffwechselstörungen beim Baby dahinter, oft sind jedoch auch mütterliche Faktoren wie Blutgerinnungsstörungen, Plazentafehlfunktionen oder Infektionen verantwortlich für die Wachstumsverzögerung. Auch eine Mangelernährung der Mutter sowie Rauchen oder Alkoholkonsum können dazu führen.

Was Du bei einer Wachstumsstörung tun kannst

- Man wird Dir regelmäßige Kontrollen empfehlen, um im Falle einer Situationsverschlechterung unter Umständen die Geburt einleiten und die Schwangerschaft vorzeitig beenden zu können.
- Wenn die Ursache nicht bekannt ist, so wird man sich mit Dir gemeinsam auf die Suche begeben und eine entsprechende Behandlung einleiten.
- Man wird Dir vermutlich nahelegen, nicht zur Arbeit zu gehen und Dich körperlich zu schonen.
- Wenn Dich der Verdacht oder die Diagnose Wachstumsretardierung stark belastet, kann es sinnvoll sein, sich mit Menschen zu umgeben, die Dir guttun und Dir helfen, mit dieser emotionalen Ausnahmesituation umzugehen.
- Dies können ganz praktische Haushaltshelfer sein, aber auch Menschen, die immer ein offenes Ohr für Dich haben, wie zum Beispiel Deine Hebamme.
- Sorge für Deine eigene gesunde Ernährung und ausreichend Bewegung.
- Es kann sein, dass Dein Kind nach der Geburt in einer Kinderklinik behandelt werden muss. Stell Dich hierauf ein und wähle eine passende Geburtsklinik aus.

Wichtig zu wissen: Die meisten Babys können bis zum Geburtstermin im Bauch bleiben, auch wenn sie kleiner und zarter sind als andere Kinder. Es ist nur wichtig, dass regelmäßig nach ihnen geschaut wird. So stellen Deine Ärzte sicher, dass Dein Kleines im Bauch immer gut versorgt ist. Sollten Deine medizinischen Begleiter der Meinung sein, dass es Deinem Kind außerhalb des Bauches besser gehen würde als drinnen, werden sie in Ruhe mit Dir und Deinem Partner über das weitere Vorgehen – wie etwa eine Geburtseinleitung – sprechen.

Zu viel Fruchtwasser (Polyhydramnion)

Als Polyhydramnion wird ein Zuviel an Fruchtwasser bezeichnet. Es handelt sich also nicht um eine Erkrankung an sich, sondern um ein Symptom, das bei einer Vielzahl von Erkrankungen auftreten kann. Dein Arzt oder Deine Ärztin werden also versuchen, herauszufinden, was genau bei Dir die Ursache ist, um entsprechende Therapiemaßnahmen einzuleiten. Gelegentlich wird eine Fruchtwasserentlastungspunktion durchgeführt, bei der unter lokaler Betäubung mit einer dünnen Kanüle vorsichtig überschüssiges Fruchtwasser aus der Gebärmutter entnommen wird, um den immensen Druck, der zu einer Frühgeburt führen kann, zu verringern.

Zu wenig Fruchtwasser (Oligohydramnion)

Wenn Deinen fachlichen Begleitern auffällt, dass Du weniger Fruchtwasser hast, als Du eigentlich haben solltest, werden sie ebenfalls auf Ursachensuche gehen. Besonders wichtig ist dabei, rauszukriegen, ob Dein Körper weniger Fruchtwasser produziert oder ob Du bereits Fruchtwasser verloren hast, etwa durch ein bisher unbemerktes Leck in der Fruchtblase. Wenn die Fruchthöhle noch intakt und »nur« zu wenig Fruchtwasser vorhanden ist, ist die erste simple Maßnahme, mehr zu trinken. Ist die Fruchtblase tatsächlich nicht mehr intakt, wirst Du engmaschig überwacht werden, da Dein Bauchbaby eventuell nicht mehr vor Keimen geschützt ist und möglicherweise eine Frühgeburt droht.

Der vorzeitige Blasensprung

Beim vorzeitigen Fruchtwasserabgang entleert sich die Fruchtblase, bevor die Geburt eigentlich losgehen sollte, es sind keine regelmäßigen Wehen vorhanden. Als Ursache gelten neben möglichen Infektionen des Urogenitaltraktes mit nachfolgender Keimbesiedelung der äußeren Fruchtblasenschicht unter anderem auch eine sehr hohe Fruchtwassermenge oder Mehrlinge. Der vorzeitige Fruchtwasserabgang kommt in etwa fünf bis zwanzig Prozent aller Schwangerschaften vor (die Datenlage hierzu ist ungenügend). Je früher in der Schwangerschaft es zum Fruchtwasserabgang kommt, desto dramatischer und lebensbedrohlicher ist die Lage für das Kind. Die Folgen eines vorzeitigen Fruchtwasserabganges sind vielfältig. Sie reichen von einer zu frühen Geburt bis hin zur aus der Vagina aufsteigenden Infektion, die sich auf das Kind (Amnioninfektionssyndrom/AIS) und die Mutter auswirken kann. Diese Infektionen können beim Kind nach der Geburt zunächst zu Störungen der Atmung führen.

Was tun bei einem vorzeitigen Blasensprung?

Falls Du zu den Frauen gehörst, bei denen sich die Fruchtblase zu früh öffnet, gelten für Dich folgende wichtigen Hinweise:

- Versuche ruhig zu bleiben und nimm Kontakt zu Deinem Kind auf: Es ist jetzt bestimmt genauso aufgeregt wie Du!
- Informiere Deinen Partner und die Geburtsklinik.
- Kümmere Dich um Dich! Das Fruchtwasser fließt eventuell munter weiter, verwende große Binden (Strampelpeter) und setze oder lege Dich auf ein dickes Handtuch.
- Vor der 38. Schwangerschaftswoche, bei Beckenendlage oder Schräg- und Querlage: Lass Dich vom Rettungsdienst liegend in die Geburtsklinik bringen. Wenn es sehr früh in der Schwangerschaft ist, wäre es gut, eine Klinik mit Maximalversorgung und angeschlossener Kinderklinik zu wählen. Bereite Dich innerlich darauf vor, bald nicht mehr schwanger zu sein: Ohne intakte Fruchtblase kann Dein Kleines vermutlich nicht mehr sehr viel länger im Bauch bleiben.
- Stelle Dich innerlich darauf ein, dass Dein Baby eventuell nach der Geburt in die Kinderklinik kommen wird. Denke daran, dass dort sämtliche Menschen unermüdlich daran arbeiten, ihm den bestmöglichen Start ins Leben zu schenken.

Da es in den vergangenen Jahren zu wesentlichen Fortschritten in der Behandlung von Infektionen unter der Geburt gekommen ist, kann man ganz eindeutig sagen: Kopf hoch! Ein vorzeitiger Blasensprung mit einer nachfolgenden kindlichen Infektion ist ein anderes Schwangerschaftsende, als wir es Dir gewünscht hätten, doch Dein Baby und Du habt allerbeste Chancen, die sich jetzt abzeichnende Geburt genauso gut zu überstehen wie ohne vorzeitigen Blasensprung. Ihr schafft das!

Abschied – wenn die Schwangerschaft nicht gut ausgeht

Stopp! Nicht einfach weiterlesen!
Während wir Dich auf den vergangenen Seiten durch Schwangerschaft, Geburt und die erste Zeit mit Deinem Baby begleitet haben, war es uns ein großes Anliegen, Dich nicht mit Ängsten zu belasten, sondern Dir Mut zu machen und mit Dir gemeinsam guter Hoffnung zu sein.

Deshalb wollen wir auch nicht ohne einen persönlichen Hinweis in das letzte und schwerste Thema unseres Buches einsteigen: Die Frage, was passiert, wenn das ungeborene Baby im Bauch stirbt.

Denn auch wenn das nur extrem selten vorkommt, gibt es Mütter und Väter, die diese traurige Erfahrung machen müssen. Und es ist uns ein großes Herzensanliegen, auch sie auf ihrem schwierigen Weg zu begleiten. Wenn das Thema Tod für Dich gerade ganz weit weg ist oder wenn Du gerade sehr viel Angst hast, Dein Baby zu verlieren, überlege Dir bitte gut, ob Du die nächsten Seiten liest oder ob Du dieses Buch an dieser Stelle nicht lieber zuschlägst. Achte gut auf Dich!

Wenn ein Kind im Bauch stirbt

Das eigene Kind zu verlieren gehört zu den schlimmsten Erfahrungen, die ein Mensch machen kann. Erleben Eltern diesen Verlust bereits während der Schwangerschaft oder unmittelbar nach der Geburt, kommt zu ihrem Abschiedsschmerz noch eine zweite große Belastung dazu: das Gefühl, überhaupt kein Recht zum Trauern zu haben. Denn leider bekommen Mütter und Väter nach dem Tod ihres Ungeborenen noch heute häufig vermittelt, ihr Verlust wiege nicht so schwer wie der eines bereits geborenen Kindes. Als habe ein Baby im Bauch noch gar nicht richtig gelebt, als sei es gar nicht wirklich da gewesen. Doch für eine werdende Mutter beginnt das Leben ihres Kindes nicht erst mit dessen Geburt. Die Liebe und die Vorfreude sind viel früher da. Und so stirbt mit jedem Baby im Bauch nicht nur ein Kind, sondern auch die Hoffnung auf das gemeinsame Leben, auf das die Frau sich bereits vorbereitet hat und auf das sie und ihre Umwelt sich gefreut haben.

Eine Fehlgeburt ist nie (!) die Schuld der Schwangeren

Viele Frauen spüren bereits von dem Moment an, in dem sie von ihrer Schwangerschaft erfahren, ein Gefühl tiefer Liebe und Verbundenheit zu diesem kleinen Wesen in ihrem Bauch, selbst wenn es zu diesem Zeitpunkt erst aus wenigen Zellen besteht. Das vorzeitige Ende einer erwünschten und willkommenen Schwangerschaft ist deshalb für jede Frau schlimm, auch wenn der Abschied relativ früh, also im ersten Schwangerschaftsdrittel passiert. Denn dass Fehlgeburten in diesem Schwangerschaftsstadium verhältnismäßig häufig sind, bedeutet nicht, dass ein solcher früher Verlust nicht trotzdem für die einzelne Frau ein extrem einschneidendes und trauriges Erlebnis sein kann. Gleichzeitig hilft es vielen Frauen insbesondere nach einer frühen Fehlgeburt, den Verlust nicht als schrecklichen Schicksalsschlag, sondern als Teil eines natürlichen Prozesses zu begreifen.

Anders als man früher dachte, verabschieden sich Babys in diesem frühen Stadium der Schwangerschaft nicht aufgrund irgendwelcher äußerer Belastungsfaktoren wie zu viel Stresses oder zu schweren Hebens. Stattdessen wissen wir heute, dass der mütterliche Körper das ungeborene Baby in diesem Zeitfenster auf Genanomalien und Fehlbildungen durchcheckt, die mit dem Leben unvereinbar sind. Eine Fehlgeburt ist also keine Strafe und nichts, was durch mustergültiges Schwangerenverhalten zu verhindern wäre, sondern schlicht ein Zeichen dafür, dass die Natur einen Fehler im Baukasten des Lebens entdeckt hat und eine neue Chance einfordert. Das ist traurig und schmerzhaft – und gleichzeitig ein normaler, natürlicher Vorgang.

Wie eine Frau einen solchen frühen Verlust verarbeitet, ist individuell sehr verschieden: Manchen tut eine Phase der intensiven Trauer um ihr »Sternchen« gut, während der sie bewusst keine erneute Schwangerschaft riskieren. Andere versuchen, möglichst schnell wieder schwanger zu werden – nicht um das verlorene Baby zu ersetzen, sondern um zu spüren, dass das Leben weitergeht. Doch ganz gleich, wie genau eine Frau mit einer frühen Fehlgeburt umgeht: So gut wie alle Mütter reservieren ein Leben lang einen besonderen Platz in ihrem Herzen für jene Kinder, das nur kurz angeklopft haben, aber nicht bleiben konnten. Sorgfältig hüten sie die wenigen Erinnerungsstücke, die ihnen bleiben: den Test mit den zwei rosa Streifen, vielleicht das erste und einzige Ultraschallbild. Besonders am Jahrestag des positiven Schwangerschaftstests sowie des errechneten Entbindungstermins, aber manchmal auch einfach zwischendurch, ist das Baby häufig auch nach vielen Jahren plötzlich in Gedanken ganz präsent. Denn auch wenn die Erinnerung an die frühe Fehlgeburt meist irgendwann aufhört wehzutun: Vergessen kann eine Mutter ihr Sternenbaby nie.

Frühe Fehlgeburten

Häufig beginnt eine Fehlgeburt mit plötzlichen Blutungen sowie krampfartigen Bauchschmerzen, die die Schwangere bereits erahnen lassen, was gerade passiert. Manchmal stirbt ein Embryo aber auch ganz unbemerkt ab, sodass die Schwangere erst von dem Verlust erfährt, wenn beim Ultraschall plötzlich kein Herzschlag mehr zu sehen ist.

Stellt die Ärztin oder der Arzt fest, dass das winzige Ungeborene im Bauch gestorben ist, besteht keine Notwendigkeit, sofort zu handeln. Im persönlichen Gespräch mit ihrer Hebamme können betroffene Frauen herausfinden, wie es jetzt für sie weitergehen soll. Prinzipiell ist eine natürliche hebammenbegleitete Fehlgeburt zu Hause in den meisten Situationen genauso sicher wie eine Ausschabung im Krankenhaus. Bei der Entscheidung sollte unbedingt die individuelle Lebenssituation der Frau im Zentrum stehen: Eine Schwangere, die ihr erstes Kind gehen lassen muss, braucht dafür vielleicht einen ganz anderen Zeitraum und einen anderen Rahmen als eine Mutter, auf die zu Hause bereits drei Kinder warten.

Bei frühen Fehlgeburten (vor der 12. Woche) folgt heutzutage meist eine Ausschabung in der Klinik. Bei diesem kurzen Routineeingriff unter Vollnarkose wird alles Embryonalgewebe aus der Gebärmutter entfernt, die Frau darf danach meist am selben Tag wieder nach Hause. Dass dieses Vorgehen im Fall einer Fehlgeburt in den vergangenen Jahren zum Standard geworden ist, hat zwei Gründe. Einen körperlichen: Durch eine Ausschabung soll vermieden werden, dass möglicherweise Gewebereste im Uterus verbleiben, die im schlimmsten Fall zu einer Entzündung führen könnten. Entscheidender, vor allem bei einer Fehlgeburt in den allersten Schwangerschaftswochen, ist jedoch der seelische Aspekt: Mit einer Ausschabung können Ärzte eine Fehlgeburt »kurz und schmerzlos« beenden. Die Frau erlebt also weder tagelange Blutungen, noch muss sie das Wissen aushalten, ein winziges totes Baby in sich zu tragen – so die Argumentation. Tatsächlich erleben viele Frauen jedoch gerade dieses abrupte Schwangerschaftsende als ausgesprochen belastend.

Aus diesem Grund plädieren in den letzten Jahren immer mehr erfahrene Geburtshelfer dafür, Frauen bei einer Fehlgeburt auch eine zweite Wahlmöglichkeit vorzustellen: die sogenannte kleine Geburt. Dabei lässt die Frau ihren Körper das Ende ihrer Schwangerschaft selbst regeln, mit Blutungen und Wehen wie bei einer ganz normalen Geburt. Ein Klinikaufenthalt ist dafür meist nicht notwendig, die Frauen können einfach zu Hause bleiben und sich dort, wenn gewünscht, von einer Hebamme begleiten lassen. Auf diese Weise erleben sie den Verlust ihrer Schwangerschaft langsamer und intensiver, aber auch bewusster und selbstbestimmter als bei einer Ausschabung. Für die Verarbeitung kann das sehr wertvoll sein: Gerade weil die Fehlgeburt auf diese Weise nicht so ruckzuck geht, bleiben genügend Zeit und Raum, um zu realisieren, was passiert ist, und um sich bewusst zu verabschieden.

Auch für den Körper der Frau ist eine natürliche kleine Geburt oft schonender: Die Gebärmutter wird dabei nämlich deutlich weniger stark belastet als bei einer Ausschabung. Deshalb spricht auch nichts dagegen, bereits im ersten Zyklus nach einer kleinen Geburt wieder schwanger zu werden, während nach einer Ausschabung meist zu einer drei- bis sechsmonatigen Wartezeit geraten wird.

Stellt der Frauenarzt in der Frühschwangerschaft fest, dass das Baby im Bauch nicht mehr lebt, haben Frauen also immer noch eine Wahl: Sie können den Abschied schnell und operativ hinter sich bringen oder ihrem Körper die Zeit lassen, sich selbst zu verabschieden. Beide Wege sind legitim, für beide gibt es gute Gründe, beide können genau die richtige Entscheidung sein. Wichtig ist dabei letztlich nur eines: dass die Frau für sich die Wahl trifft, mit der sie selbst am besten leben kann.

SABINE Auch kleine Geburten verdienen Begleitung

Als Hebamme begleite ich immer wieder auch Frauen durch einen frühen Verlust. Die meisten von ihnen gehen nach dem traurigen Ultraschallbefund einfach nach Hause und warten ab – Tage, manchmal Wochen. Nachdem ich mich regelmäßig mit ihnen ausgetauscht habe, rufen sie mich an: »Es hat angefangen zu bluten.« Dann fahre ich hin und begleite den Abschied wie jede andere Geburt auch. Ich habe die Erfahrung gemacht, dass vielen Frauen diese Zeit des Abwartens und Loslassens hilft, den Verlust zu verarbeiten. Sie kommen nicht einfach aus dem Krankenhaus und sind nicht mehr schwanger, sondern ihr Körper hat die Schwangerschaft in Eigenregie beendet. Wie auch immer eine Frau sich entscheidet: Ihr steht auch nach einer Fehlgeburt Hebammenbegleitung zu, denn jeder noch so frühe Verlust ist eine kleine Geburt.

Fehlgeburten medikamentös unterstützen

Neben der Ausschabung und dem abwartenden Verhalten gibt es auch noch die Möglichkeit, die Geburt mittels Medikamenten einzuleiten. Hierfür werden wehenauslösende und muttermundöffnende Mittel eingesetzt. Die hierdurch ausgelösten Blutungen und Krämpfe können deutlich stärker sein als bei einer natürlichen Fehlgeburt. Daher erfolgt diese Variante in den meisten Fällen in einer Klinik. Je nach Schwangerschaftsdauer muss mit einer Dauer von einigen Stunden bis zu etwa drei Tagen gerechnet werden.

Verluste nach der 12. Woche

Das Ende des ersten Schwangerschaftsdrittels ist für viele Frauen ein wichtiger Meilenstein: Jetzt sind die gefährlichen ersten Wochen vorbei, jetzt ist mein Baby sicher! Unterstützt wird dieses Gefühl durch die gesellschaftliche und kulturelle Norm, die Schwangerschaft in den ersten Wochen möglichst geheim zu halten, um sie dann nach genau drei Monaten endlich offiziell zu machen. Als sei mit Erreichen der Zwölf-Wochen-Marke der gute Ausgang einer Schwangerschaft quasi garantiert.

Tatsächlich nimmt die Wahrscheinlichkeit für einen Verlust nach dem ersten Schwangerschaftsdrittel stark ab – das bedeutet aber nicht, dass eine Mutter nicht auch danach noch ihr Baby verlieren könnte. Etwa eine von hundert Schwangeren erlebt eine solche späte Fehlgeburt, wie Mediziner den Tod eines Babys im Mutterleib nach der zwölften, aber vor der 24. Schwangerschaftswoche nennen. Für die betroffenen Eltern meist ein furchtbarer Schock. Gerade weil sie sich bereits im »sicheren« zweiten Schwangerschaftsdrittel wähnten, trifft sie der Tod ihres Ungeborenen meist völlig unerwartet. Dazu kommt, dass zu diesem Zeitpunkt das Ungeborene im Bauch längst kein konturloses Wesen mehr ist, von dessen Existenz die werdenden Eltern zwar wissen, aber noch nicht viel sehen oder spüren können. Nein, im zweiten Schwangerschaftsdrittel war das Baby für sie schon richtig da: Auf dem Ultraschallschirm war ein richtiges kleines Kind zu sehen mit Armen, Beinen und einer süßen Stupsnase, die Herztöne waren deutlich zu hören, der Bauch der Mutter hatte sich bereits zu wölben begonnen, vielleicht hat sie sogar schon Kindsbewegungen gespürt – all das macht den Tod des Babys umso erschütternder und unbegreiflicher.

Verluste im letzten Schwangerschaftsdrittel

Mit dem Erreichen des 3. Trimesters hat das Baby im Bauch statistisch gesehen so hohe Überlebenschancen wie nie zuvor. Dennoch verlieren 0,3 bis 0,5 Prozent aller Schwangeren ihr Baby kurz vor – oder gar an – dem errechneten Geburtstermin, meist völlig überraschend. Das Leid einer Mutter, die diese Erfahrung machen musste, ist mit Worten kaum zu beschreiben. Denn so kurz vor der Zielgeraden das eigene Kind zu verlieren bedeutet einen Schmerz, der sich mit keinem anderen Schmerz der Welt vergleichen lässt. Der hochschwangere Bauch, die Tritte aus seinem Inneren, der aufgebaute Wickeltisch – all das war bereits so konkret, so real, dass sich die schreckliche Wahrheit kaum fassen lässt: »Dieses Baby wird niemals seinen ersten Schrei machen, nie an meiner Brust trinken, nie in seinem nagelneuen Kinderwagen liegen. Stattdessen werde ich ein totes Kind zur Welt bringen, einen Sarg aussuchen, eine Beerdigung organisieren. Und niemand kann mir sagen, wie ich das überleben soll.«

Das Baby darf erst mal im Bauch bleiben

Wenn sie erfahren, dass ihr ungeborenes Baby gestorben ist, haben viele Schwangere zunächst den Impuls, das leblose Kind in ihrem Bauch so schnell wie möglich raushaben zu wollen. Bloß weg – mit dem Kind, mit dem Schmerz, mit allem. Dazu kommt die weitverbreitete Angst, ein totes Kind in sich zu tragen könnte auch körperlich gefährlich sein und die Mutter quasi von innen heraus vergiften. Doch das ist nicht wahr: Solange die Fruchtblase geschlossen ist, kann das Ungeborene sicher noch mehrere Tage, in besonderen Fällen sogar Wochen im Bauch verbleiben (unter Überwachung der Infektionswerte der Mutter), ohne dass der Mutter dadurch Gefahr droht. Und das heißt: Bei allem Schock, allem Schmerz, aller Trauer – es bleibt zumindest Zeit. Um zu weinen, zu schlafen, die eigenen Gedanken zu sortieren, mit anderen Menschen zu sprechen und so eine Vorstellung davon zu entwickeln, wie es nun weitergeht.

Der Ablauf einer stillen Geburt

Auch wenn ihr Baby im Mutterleib gestorben ist, haben Frauen die Wahl, wie und wo sie es zur Welt bringen. Prinzipiell sind sowohl klinische als auch außerklinische Geburten möglich. Da sich viele Frauen in dieser Ausnahmesituation jedoch wünschen, von den Geburtsschmerzen möglichst wenig mitzukriegen um sich ganz auf ihren inneren Schmerz konzentrieren zu können, kommen die meisten Sternenbabys unter großzügiger Schmerzmittelgabe in einer Klinik zur Welt. Dabei ist es heute in den meisten Krankenhäusern zum Glück Standard, der Gebärenden Geburtsbedingungen bereitzustellen, die ein möglichst ungestörtes Trauern und Verabschieden ermöglichen: Sie bekommt eine eigene Hebamme zur Seite gestellt, die sie die ganze Zeit begleitet, und darf nach der Geburt so lange im Kreißsaal bleiben, wie es sich für sie richtig anfühlt. Danach wird die Mutter bewusst nicht auf der Wöchnerinnenstation untergebracht, sondern auf der Gynäkologie, wo sie weder mit glücklichen jungen Familien noch mit gesunden Neugeborenen konfrontiert ist.

Das Baby ansehen und berühren

Aus den Augen, aus dem Sinn – nach diesem Prinzip wurde in der deutschen Geburtshilfe bis vor wenigen Jahrzehnten im Umgang mit Totgeburten verfahren. Nach der Geburt bekamen die Mütter ihre Babys oft nicht einmal zu sehen, geschweige denn, dass sie sie im Arm halten oder ihnen einen Namen geben konnten. Das mache den Abschied nur schwerer, glaubte man. In der Folge leben heute viele Frauen noch immer mit dem Trauma ihrer Totgeburt und der quälenden Frage, wie ihr Baby wohl ausgesehen hat. Was beweist: Ein Kind zu verlieren ist immer schrecklich – und keine Zeit, keinen Raum und kein Recht zum Trauern zugestanden zu bekommen macht die Sache nur noch schlimmer.

Heute wird Müttern nach einer stillen Geburt deshalb immer dazu geraten, ihr Baby trotz allem anzusehen und zu berühren. Weil das Eltern oft sehr schwerfällt, arbeiten viele Kliniken dabei mit einem sogenannten Moseskörbchen. Dabei wird das Baby, in ein Tuch gewickelt, in ein kleines Körbchen gelegt, sodass Mutter und Vater es im Arm halten können, ohne dabei seinen leblosen Körper berühren zu müssen. Dadurch können sie sich ihrem Baby nach und nach ganz behutsam in ihrem eigenen Tempo annähern: das Tuch zurückschlagen, mit einem

Finger vorsichtig das Gesicht berühren, vielleicht das Baby auch herausnehmen, vielleicht aber auch nicht. Entscheidend ist, dass die Eltern ihrem eigenen Gefühl folgen können und sich zu nichts zwingen müssen, was diese Extremsituation für sie noch unerträglicher macht.

Erinnerungen festhalten

Dass nach dem Tod des Babys nichts mehr von ihm bleibt, ist eine der größten Ängste verwaister Eltern. Umso wichtiger ist es, Erinnerungen festzuhalten, solange das noch geht. Aus diesem Grund machen Hebammen und Krankenschwestern in den meisten Kliniken nicht nur Fotos von Sternenkindern, sondern nehmen auch deren Fußabdrücke. Diese Bilder und Erinnerungsstücke bewahren sie selbst dann auf, wenn die Eltern nach der Geburt ihr Baby weder ansehen noch berühren, sondern einfach nur nach Hause wollen. Oft kehren ebendiese Eltern dann Jahre später an den Geburtsort zurück und erbitten sich die Fotos und die Fußabdrücke – oft sind sie unendlich dankbar, wenn es zu dem Zeitpunkt, an dem sie bereit zum Trauern sind, noch Erinnerungsstücke an ihr Baby gibt.

Sind sich Sternenkind-Eltern bereits in der ersten Zeit nach der Geburt ihres Babys bewusst, wie wichtig ihnen greifbare Erinnerungen an ihr Kind sind, können sie zusätzlich in einer besonderen Schachtel ihre ganz eigenen Erinnerungsstücke sammeln: den Mutterpass und die Ultraschallbilder, das Tuch, in das ihr Baby direkt nach der Geburt eingewickelt war, der erste und einzige Strampler, den es je trug.

Besonders wertvolle Erinnerungsstücke sind außerdem professionelle Fotos des eigenen Babys. Aus diesem Grund engagieren sich viele großartige Fotografen ehrenamtlich bei Organisationen wie »Dein Sternenkind e.V.« (**www.dein-sternenkind.eu**) und »Now I Lay Me Down To Sleep« kommen kurzfristig und kostenlos für individuelle Fototermine in der Klinik oder zu Familien nach Hause, um dort die Erinnerung an ein Sternenkind auf würdevolle Weise für immer festzuhalten.

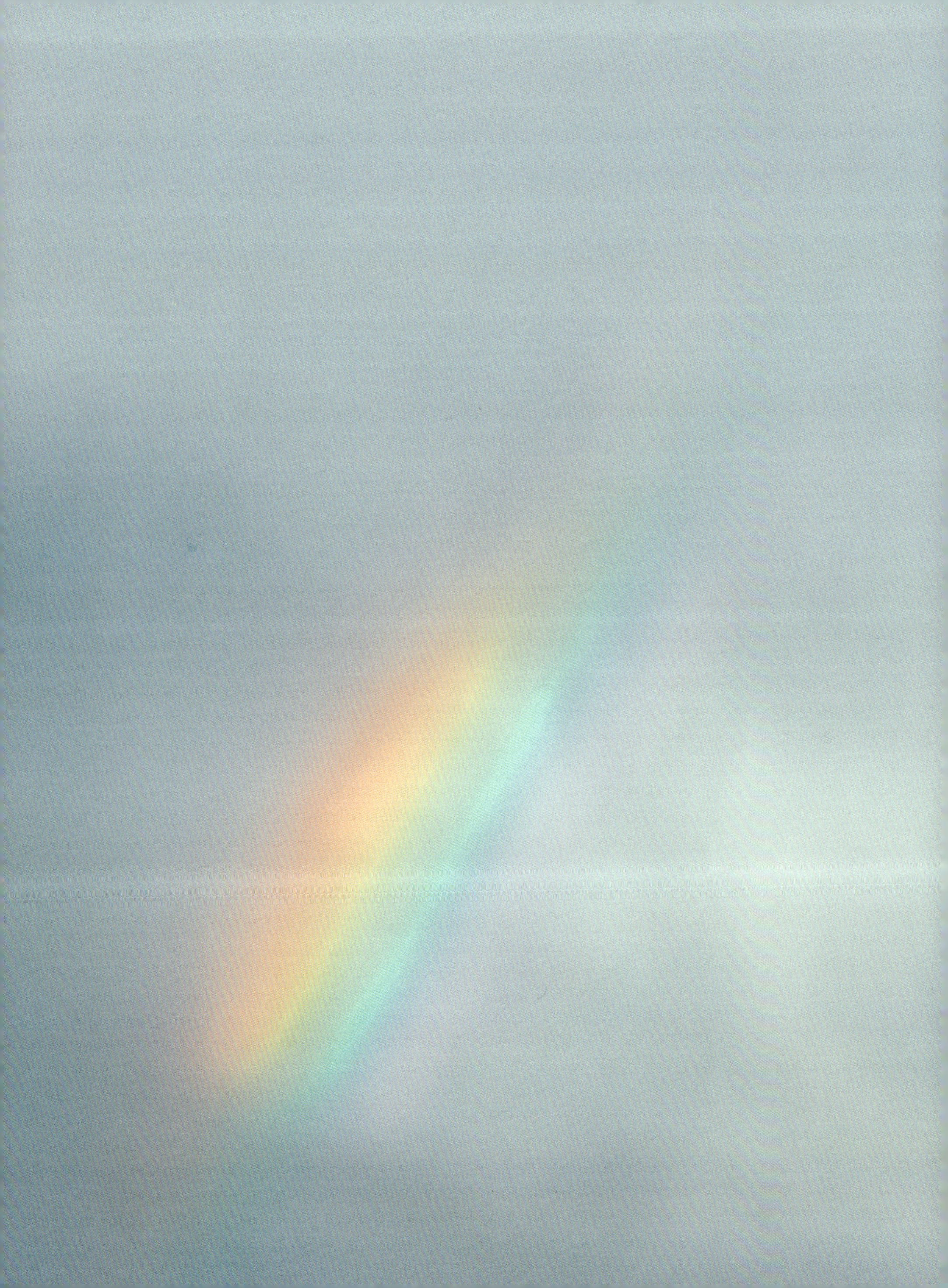

Unsere Geschichte

Mehr als fünfzehn Jahre ist es nun her, seit wir uns das erste Mal gegenübersaßen: Die schwangere Studentin, die davon träumte, irgendwann mal ein Buch zu schreiben. Und die erfahrene Hebamme, die nicht im Traum daran dachte, irgendwann mal ein Buch zu schreiben. Seitdem ist viel passiert: Über vier gemeinsam durchlebte Schwangerschaften und Geburten sind wir nicht nur gute Freundinnen geworden, wir haben auch festgestellt, dass uns beide in unseren Jobs ganz ähnliche Themen umtreiben. Denn die Frage, wie Frauen und Paare heute entspannt, zuversichtlich und selbstbewusst Eltern werden können, beschäftigte Sabine in ihrem Hebammenalltag ebenso wie Nora als Fachjournalistin für Familienthemen. So entstand die Idee, unsere beiden Perspektiven zusammen zu bringen in einem Buch für Schwangere und ihre Wegbegleiter, das unser Wissen, unsere wertschätzende Haltung, und unser bedingungsloses Vertrauen in jede Mutter und jedes Baby miteinander vereint. Das war die Geburtsstunde der »Babybauchzeit«.

Mit der Arbeit an unserem gemeinsamen Herzblutprojekt begann für uns ein spannender Rollenwechsel: War es in den ersten Jahren nach unserem Kennenlernen vor allem Sabine, die Nora an die Hand nahm und ihr Sicherheit gab wie bei einer Reise in ein unbekanntes Land, war beim Bücherschreiben nun auf einmal Nora die Erfahrenere und Sabine der Neuling. Doch in der Schwangerschaftsbegleitung wie beim Schreiben landeten wir schließlich immer da, wo wir uns beide am wohlsten fühlten: bei einer vertrauensvollen Zusammenarbeit auf Augenhöhe, bei der beide voneinander und miteinander lernen konnten.

Und so ist unsere »Babybauchzeit«, die Du nun in Deinen Händen hältst, nicht nur ein Buch übers Schwangersein und Elternwerden. Sondern auch ein lebendiger Beweis für die ganz besonderen Beziehungen, die in dieser verletzlichen Zeit voller Unsicherheiten und Umbrüche entstehen können, wenn wir einander respektvoll und gleichwürdig begegnen. Dass Deine Schwangerschaft auch für Dich solche Begegnungen bereithält, die Dein Vertrauen in Dich, Deinen Körper und Dein Baby stärken – das wünschen wir Dir beide von ganzem Herzen.

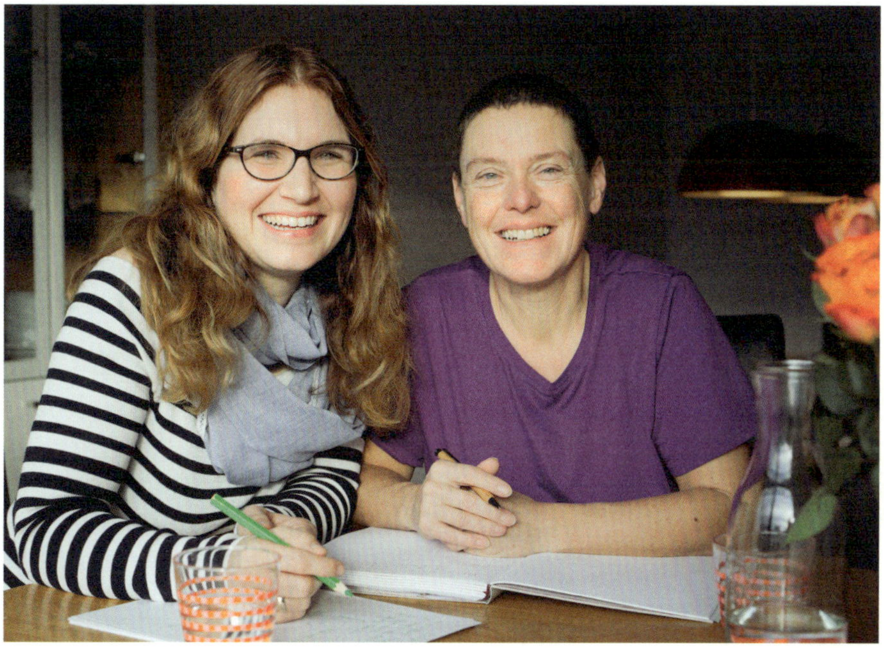

babybauchzeit

Du wünschst Dir noch mehr Anregungen und Austausch rund um Deine Schwangerschaft?

Dann folge Nora am besten auf Instagram (@noraimlau) und markiere Deine eigenen Posts rund ums Thema Schwangerschaft, Geburt und Elternwerden mit dem Hashtag **#babybauchzeit**, damit wir uns untereinander finden und vernetzen können.

Wir freuen uns auf Dich!

Nora Imlau

Sabine Pfützner

Register

H

I

J

K

T

U

V

Bildnachweis

S. 2: © Johner Images/gettyimages, **S. 10:** © Léa Jones/stocksy.com, **S. 16:** © Shalom Ormsby/gettyimages, **S. 21:** © plainpicture/Kniel Synnatzschke, **S. 32:** © Deirdre Malfatto/stocksy.com, **S. 50:** © Mosuno/stocksy.com, **S. 54, 177, 209:** © BONNINSTUDIO/stocksy.com, **S. 59:** © Nika Darchia/EyeEm/gettyimages, **S. 62:** © plainpicture/harry + lidy/harry lidy, **S. 95:** © Hinterhaus Productions/ gettyimages, **S. 99:** © daaarta/photocase.de, **S. 102:** © Mike Harrington/ gettyimages, **S. 135:** © Evil Pixels Photography/stocksy.com, **S. 140:** © Per Swantesson/stocksy.com, **S. 143:** © Jelena Jojic Tomic/stocksy.com, **S. 146:** © Milles Studio/stocksy.com, **S. 153:** © PAULA G. FURIÓ/stocksy.com, **S. 160, 276:** © Raymond Forbes LLC/stocksy.com, **S. 167:** © Joanne Forst, **S. 170:** © plainpicture/Cavan Images, **S. 184:** © AleksandarNakic/gettyimages, **S. 199:** © Willie B. Thomas/gettyimages, **S. 202:** © Studio Firma/stocksy.com, **S. 212:** © Westend61/gettyimages, **S. 236:** © Cameron Zegers/stocksy.com, **S. 247, 257, 283, 343:** © Rob and Julia Campbell/stocksy.com, **S. 252:** © Lexia Frank/stocksy.com, **S. 258:** © VICTOR TORRES/stocksy.com, **S. 263:** © Bruce and Rebecca Meissner/stocksy.com, **S. 298:** © ACALU Studio/stocksy.com, **S. 306:** © ZHPH Production/stocksy.com, **S. 343:** © plainpicture/Cavan Images, **S. 367:** © Blue Collectors/stocksy.com

Statt einer Danksagung

Auf der letzten Seite sagen die Autorinnen danke – so ist es Tradition. Und natürlich wollen wir uns gerne bedanken für all die Unterstützung, die wir während unserer Arbeit an diesem Buch erfahren haben: von unseren Partnern, unseren Freunden und von unserem Verlag.

Doch anstatt das Buch mit privaten Dankesworten zu beschließen, möchten wir in einer Zeit, in der immer mehr Schwangere keine Hebamme mehr finden, diese Zeilen auch für einen Appell nutzen: Es ist nicht egal, wie der Start ins Leben verläuft! Machen wir uns deshalb gemeinsam für eine menschenfreundliche Schwangerschaftsbegleitung, Geburtshilfe und Wochenbettbetreuung stark.

Liebe Hebammen – danke, dass Ihr mit diesem Ziel fest im Blick durchhaltet, allen Widerständen zum Trotz. Danke auch an all die Ärztinnen und Ärzte, die solidarisch an ihrer Seite stehen! Und liebe (werdenden) Mütter und Väter – wenn Euch dieses Thema so am Herzen liegt wie uns, dann legen wir Euch eine Mitgliedschaft bei der Elterninitiative Mother Hood e. V. ans Herz, deren Botschafterin Nora ist. Denn auch wenn es sich oft nicht so anfühlen mag: Ihr entscheidet heute mit darüber, wie unsere Kinder und Enkelkinder später einmal ihre Babybauchzeit erleben werden. Stellen wir jetzt die Weichen dafür, dass ihre Erfahrung eine gute sein wird.

Grenzen, die Familien stärken

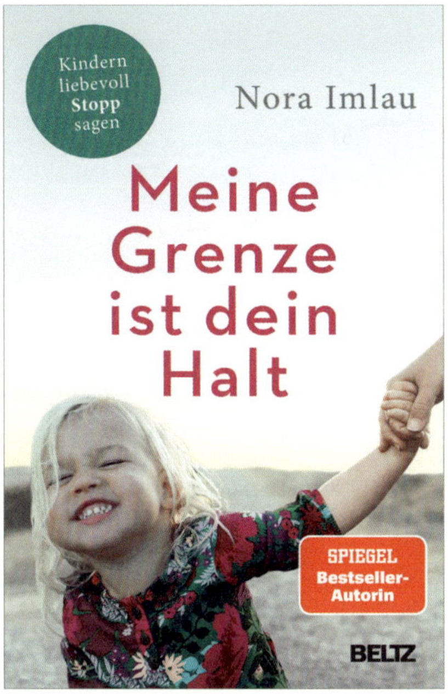

Nora Imlau ist eine der wichtigsten Stimmen in der deutschsprachigen Erziehungslandschaft. Grenzen setzen ist einer der Brennpunkte bedürfnisorientierter Erziehung, für den sie neue, überraschende Lösungen bietet und zeigt, wie Eltern innerhalb der Familie Grenzen setzen, ohne autoritär zu sein.

Bevor sie mit ihren Kindern das Erkennen und Wahren persönlicher Grenzen üben, sollten Mütter und Vätern zuallererst lernen, ihre eigenen Grenzen zu erspüren. Nora Imlau bietet dazu praktische Übungen und Tipps und begleitet auch den nächsten, genauso wichtigen Schritt: die erkannten Grenzen im Familienalltag hochzuhalten, auch gegen den Widerstand der Kinder. Sie zeigt, wie es gelingt, die Kinder mit ihrem Frust über die Grenzziehung nicht allein zu lassen und dabei nicht nur liebevoll und bedürfnisorientiert, sondern gleichzeitig fest und klar zu bleiben. Autonomiephasen, Stress beim Einkaufen, Probleme in Kita und Schule oder der gesellschaftliche Druck, wenn Eltern Grenzen so setzen, wie sie es für richtig halten – bei alldem unterstützt die Erziehungsexpertin in ihrer bewährt empathischen, informativen Art.

Nora Imlau
Meine Grenze ist dein Halt
Kindern liebevoll Stopp sagen
Klappenbroschur, 240 Seiten
ISNB 978-3-407-86742-1

www.beltz.de **BELTZ**

Die Quellen kindlicher Entwicklung

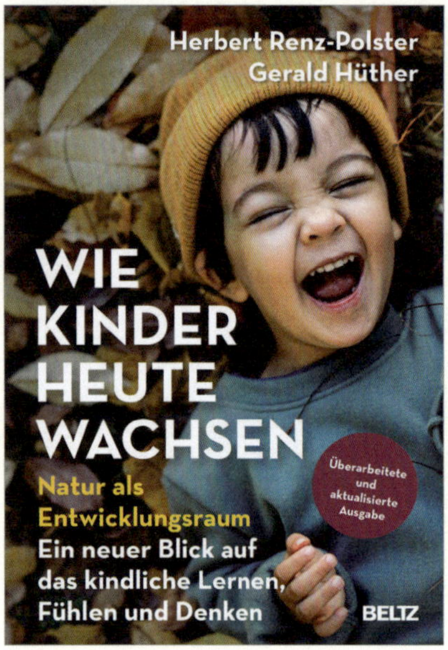

Herbert Renz-Polster und Gerald Hüther führen uns zu den Quellen, von denen eine gelungene Entwicklung unserer Kinder abhängt. Zu finden sind diese Quellen – in der Natur!
Natur ist dort, wo Kinder Freiheit erleben, Widerstände überwinden, einander auf Augenhöhe begegnen und dabei zu sich selbst finden. Aber ist Natur nur das »große Draußen«: Wiesen, Wälder und Parks, Spielstraßen und Hinterhöfe? Oder lässt sie sich auch drinnen finden – zum Beispiel in der großen weiten Welt hinter den Bildschirmen? Anschaulich und eindrucksvoll entwickeln die beiden Bestsellerautoren eine neue Balance zwischen Drinnen und Draußen, zwischen realer und virtueller Welt.

»Dies Buch hat viel von einer Sommerwiese, bunt, vielfältig und voller Leben.«
Deutschlandradio Kultur

»Den beiden Wissenschaftlern ist ein gut lesbares Werk gelungen. (...) Ein durch schöne Fotos ansprechend gestaltetes Lesebuch, das sich auch zum Verschenken eignet.«
Gehirn und Geist

Herbert Renz-Polster
Gerald Hüther
Wie Kinder heute wachsen
Natur als Entwicklungsraum.
Ein neuer Blick auf das kindliche Lernen, Fühlen und Denken
Gebunden, 258 Seiten
ISNB 978-3-407-86738-4

www.beltz.de BELTZ

Montessori für zuhause

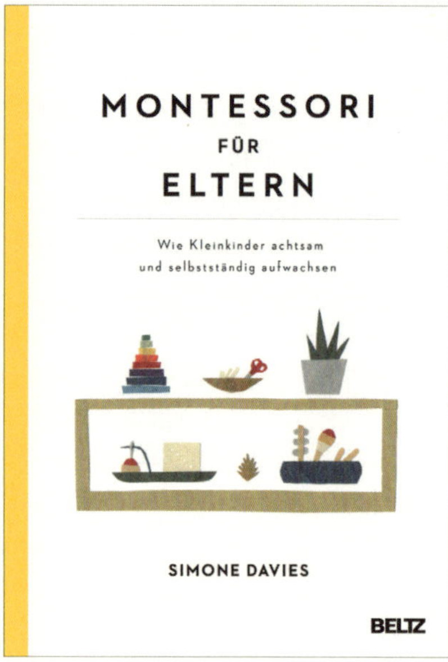

Simone Davies unterstützt Familien darin, Ruhe, Schönheit und Achtsamkeit in den Alltag zu bringen. Vom Babyalter an schaffen Eltern eine Umgebung für Kinder, in der sie frei und doch geborgen aufwachsen können. Anhand vieler Beispiele, Fotos und Illustrationen zeigt die Autorin Wege, Kinder spielerisch in das tägliche Leben der Familie einzubeziehen. Ohne ständige Bespaßung und umgeben von ausgewählten Materialien wird das Kind sein eigenes Tempo und den eigenen Rhythmus finden. Trotz- und Stress-Situationen gemeinsam bewältigen, Bindung und Nachhaltigkeit in der Familie leben – das Buch hilft, diesen Anspruch auch mit dem Leben berufstätiger Eltern zu verbinden.

»Dieses Buch wird Sie auf ganz wunderbare Weise Ihren Kleinkindern näherbringen. Auf der Grundlage von Montessori bietet es eine Fülle von Tipps und Informationen für eine liebevolle Förderung der natürlichen Kompetenzen unserer kleinen Entdecker.«
Danielle Graf & Katja Seide

Simone Davies
Montessori für Eltern
Wie Kleinkinder achtsam und selbstständig aufwachsen
Aus dem Amerikanischen von Karin Wirth
Mit Illustrationen von Hiyoko Imai
Klappenbroschur, 304 Seiten
ISBN 978-3-407-86612-7

www.beltz.de BELTZ

Der Montessori-Weg für das erste Lebensjahr

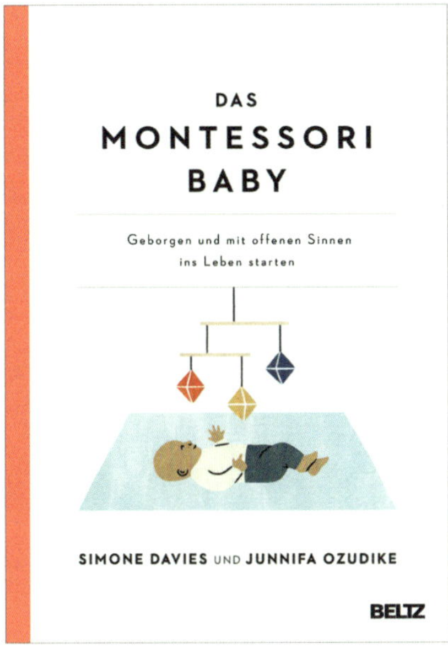

Vom ersten Tag an das Baby in seinem natürlichen Entwicklungsprozess achtsam begleiten, es mit Liebe, Schönheit, Respekt und Geborgenheit umgeben, um all seine Sinne zu öffnen – darin unterstützen die international bekannten Montessori-Expertinnen Simone Davies und Junnifa Uzodike frischgebackene Eltern.

- Das Elternsein begrüßen – körperlich, geistig, emotional und spirituell die Aufgabe, unser Baby zu begleiten, annehmen.
- Uns mit unserem Baby verbinden und es willkommen heißen.
- Das Zuhause im Montessori-Stil gestalten und »Ja«-Räume schaffen, die unser Baby sicher und selbstbewusst erkunden kann.
- Aktivitäten anbieten, die Babys körperliche und sprachliche Entwicklung in seinem eigenen Rhythmus unterstützen.
- Ein Baby begleiten, das die Welt um sich herum voller Selbstvertrauen und Zuversicht erforscht.

Simone Davies · Junnifa Uzodike
Das Montessori Baby
Geborgen und mit offenen Sinnen ins Leben starten
Aus dem Amerikanischen von Karin Wirth
Mit Illustrationen von Sanny van Loon
Klappenbroschur, 332 Seiten
ISBN 978-3-407-86715-5

www.beltz.de **BELTZ**